Ilizarov外固定
器械、方法和理念

朱跃良　郑学建　著

北京大学医学出版社

Ilizarov WAIGUDING: QIXIE, FANGFA HE LINIAN

图书在版编目（CIP）数据

Ilizarov外固定：器械、方法和理念 / 朱跃良, 郑
学建著. — 北京：北京大学医学出版社, 2022.5（2023.8重印）
ISBN 978-7-5659-2487-3

Ⅰ.①I… Ⅱ.①朱… ②郑… Ⅲ.①骨疾病—矫形外
科手术 Ⅳ.①R687.3

中国版本图书馆CIP数据核字(2021)第168151号

Ilizarov 外固定：器械、方法和理念

著　　者：朱跃良　郑学建
出版发行：北京大学医学出版社
地　　址：（100191）北京市海淀区学院路 38 号　北京大学医学部院内
电　　话：发行部 010-82802230；图书邮购 010-82802495
网　　址：http：//www.pumpress.com.cn
E － mail：booksale@bjmu.edu.cn
印　　刷：北京金康利印刷有限公司
经　　销：新华书店
责任编辑：冯智勇　　责任校对：靳新强　　责任印制：李　啸
开　　本：889 mm×1194 mm　1/16　印张：20.5　字数：530 千字
版　　次：2022 年 5 月第 1 版　2023 年 8 月第 2 次印刷
书　　号：ISBN 978-7-5659-2487-3
定　　价：190.00 元

谨以本书献给无数的肢体伤病患者。他们的痛苦、泪水和笑容是我们走下去的动力。

　　谨以本书献给对 Ilizarov 技术感到好奇且依旧在摸索中前进的医生们。他们是这一伟大技术的薪火传承者。

前言一

修证者，修习与证悟也。

伊架实为外固定皇冠上的明珠，历经风沙而光华四射。近甲子内骨科六技：显微、创伤、关节、脊柱、运动、伊架。其中，显微和伊架之病患尤以穷苦居多。显微者，再植补缺、飞花摘叶、乾坤挪移也。伊架者，接骨搬移、矫形延长、再生逆天也。此两者左臂右膀，可治烂手弯腿。

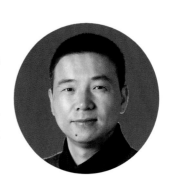

外固定，辗转流传。国内以孟、李为先行，然以秦、夏二人推动最大，数十年摸索转化，奔走呼号，始有今日星火燎原之格局。戛戛乎其难也哉！

学伊架者众，究其理者少。学架三月，不说精髓，皮毛尚难得；用架三年，方知针环杆链，牵压搬延，蕴妙无穷也。伊技庞杂，上手不易。有感于此，穷经皓首，拙见行履，乃成此书。不求全大，但求发其心要。吾之学架，起步于徐，以李之半环入，后求教于张、彭、夏、林、郑、秦等，磋磨雕琢，始得伊氏心要。

"穷诸玄辩，若一毫置于太虚；竭世枢机，似一滴投于巨壑。"如是如是。然一技在身，毕竟造福。书中观点，因时而异。且置对错，读者有所得，便是欣慰。

实修实证，方契如如。

朱跃良

前言二

自 Ilizarov 技术问世以来，数十年历久弥新，一直散发着无穷的魅力。它具有使用简便、适应证广、疗效确切等优点，极大地开阔了我们的思路和应用范围，在许多疑难骨病和组织缺损修复中具有不可替代的作用。

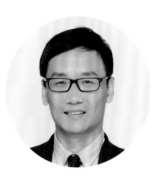

我于 2001 年在秦泗河老师的推荐下进入北京骨外固定技术研究所学习。早期没有系统的教科书，也没有固定的操作模式，所以经常去工厂自己动手加工，还在医院设立了一个简易的操作间，反复拆装组合，探寻最合适的外固定构型，正所谓勤能补拙。

光阴荏苒，从当年无知无畏到今天走向成熟，虽然没有辉煌的建树，但就像 Ilizarov 技术一样，缓慢、持久、渐变、行稳致远。每每翻阅伊利扎洛夫教授等前辈名家的著作，总会被先驱者的开创精神所折服。"虽不能至，然心向往之。"于是也萌发了属文立言的愿望，特此将自己应用外固定数十年的临床经验归纳总结，整理成章，希望对刚刚接触和正在应用的同道们有所启迪。

外固定的临床应用，使用者都有自己的理解和习惯，书中一些新见解的提出和诠释，如有不当之处，请同道们提出批评和指正，以期共同进步。同时非常感谢朱跃良教授给予这次编撰的机会，使笔者在整理书稿的过程中认识到自己的不足，改进自己的思路，更加感受到 Ilizarov 技术的魅力。

今天，Ilizarov 技术已经浇灌出一棵肢体重建大树，临床应用中既有共性也有个性，极其微创的操作，腐朽化神奇的疗效，蕴含着许多现代科学无法诠释的能量。在这个神奇的领域，还有许多未解之谜，我们依然是"探秘者"！

郑学建

寄语一

在中国出版的无数骨科学著作中，第一次见到用诗词语言做学术表述。杨振宁说：伟大的物理学定律极度浓缩性与包罗万象的特点与诗律接近，只能够用诗来表明。爱因斯坦说：在科学思维中常常伴有诗的因素，真正的科学和真正的音乐要求同样的思想过程。《Ilizarov 外固定：器械、方法和理念》清新脱俗，一气呵成，读之幸甚至哉，拍案惊奇！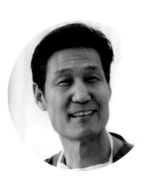

本书十章中每个章的题目仅有四个字：伊氏传奇、基本原理、基本部件、装环穿针、牵张加压、纵向搬移、微切复固、足踝矫形、横搬之谜、理念心法。词条组合搭配，成为一首指导外固定与肢体重建原则的四言诗。本书总结提炼出的这些诗话名句，将成为 Ilizarov 技术和肢体重建外科文献与临床应用中的成语、格言。

为何能够编写出这样的学术著作？达人识医理，通真仿自然；身是菩提树，心如明镜台。两位作者从中国哲学中解析与理解肢体重建，在探究 Ilizarov 技术时产生了慧力。作者从全"心"的角度解读该技术，诚为瓜熟蒂落，水到渠成。

自然性与否是一切医疗结果满意与否的最终评判；医术最高的境界是师法自然、仿生重建。两位作者"得道"了，领会到了肢体重建的要义。心生万法，方能一通百通。不管做什么，可以恰到好处、进退自如——出现医者的至上感、优越感、快乐感。积累自然成篇、创新自然流出。

人体蕴含着自然的语言。Ilizarov 教授之所以有那么多伟大的创造，就在于悲悯众生疾苦，洞悉生命运行的规律，读懂了患肢的自然密码，因势利导，应力控制，模仿自然，生态重建。伊氏的出现，使得延续200 多年的矫形外科发生了革命性改变——进入一个"肢体形态与功能自然重建"时代。

英国诗人、启蒙主义者 A. Pope 为牛顿写墓志铭：

Nature and nature's law，（自然和自然的规律，）
Lay hid in night.（隐藏在黑夜里。）
God said，let Newton be！（神说，让牛顿去吧！）
And all was light.（然后一切都照亮。）

我仿诗而赋：

肢体秘密中的秘密，
隐藏在生命演化里。
造物主说，让伊利扎洛夫来吧！
然后——
肢体重建的新时代诞生了。

由此，全球医学界涌现出大批 Ilizarov 技术的痴迷者、解析者、发展者，朱跃良、郑学建就是其中的精英代表。

秦泗河

国际 ASAMI 与 ILLRS 中国部　主席
中国外固定与肢体重建委员会（CAOS-CEFS）　主任委员

寄语二

人们对美好生活的追求越来越具体，社会对骨科诊疗技术的要求越来越高。本书详细阐述 Ilizarov 技术的应用原理和技术要点，运用大量精彩的临床病例，展现了中国骨外固定技术的新水平。两位作者有着深厚的古典文学功底，怀着对大师深深的敬意，入心化髓地将 Ilizarov 技术与悠久的中国传统文化深度融合，摩擦出智慧的火花。作者用哲学的思维去探索肢体修复重建技术的精髓，立足大量的临床实践，化繁为简，使初学者更容易掌握该技术。作者细腻的笔触诠释了文明与科技的传承与交融。人法地，地法天，天法道，道法自然。

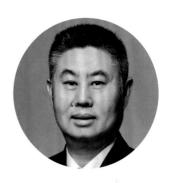

徐永清

中华医学会显微外科学分会　主任委员

联勤保障部队第 920 医院骨科研究所　所长

寄语三

In June 2021 the world will commemorate 100 years anniversary of professor Gavriil Ilizarov. All his great research and practical work was made in west Siberia in Asia part of Russia. In 1991 Ilizarov visited China with lectures but unfortunately, he passed in 1992. Chinese orthopedic surgeons have been making a tremendous and high-quality development of Ilizarov 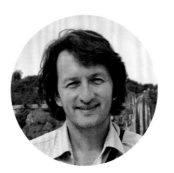 techniques. With huge population and good quality of medical service and equipment production China became an active hub for external fixation use. But what is more important: Chinese doctors deeply understand the philosophy of the biological Ilizarov Approach to tissue management which is very close to Chinese culture. That's why doctor Zhu began the book with the chapter "The legends of Ilizarov". This high-quality manuscript was written by the real Ilizarov stalwart whom I can call "Ilizarov minded person" with big practice and love to his patients and work. That's why the book is a good everyday guide for clinical use. You can find all useful information about frames, techniques and tricks of external fixation. From the other point it gives very personal and important information about theoretical issues of Ilizarov approach such as distraction and compression. This combination of history, theory and practice makes this book an excellent example of Chinese traditional approach to one of the most difficult technique in orthopedics.

Alexander Gubin

Russian Ilizarov Scientific Center for Restorative Traumatology and Orthopedics CEO.

AOSPINE Russia Chairman

寄语三

  2021 年 6 月全世界将纪念 Ilizarov 诞生 100 周年。Ilizarov 所有伟大的研究和临床工作全部是在俄罗斯亚洲大陆的西西伯利亚地区完成的。1991 年，Ilizarov 访问了中国并做了演讲，但不幸的是，他于 1992 年离世。中国骨科医生做了大量的高质量工作，促进了 Ilizarov 技术的发展。由于人口众多、医疗服务和装备好，中国成为外固定使用的活力港湾；但更重要的是，中国医生深度理解了蕴含在 Ilizarov 生物效能和组织控制中的哲学——该哲学和中国传统文化息息相通。这正是朱医生以"伊氏传奇"为本书开篇的原因。这本高质量的书是由 Ilizarov 技术真正的铁杆支持者（我把这些支持者称作"伊行者"）写成的。这些"伊行者"经验丰富、热爱病人和临床工作。本书是 Ilizarov 技术的日常参考书——包含了所有的有用知识：各种构型、技术和技巧。另一方面，本书又有许多作者个人的重要经验和理论，如牵张和压缩。本书成为历史、理论和实操结合的典范，使得中华传统文化和骨科领域中最难技术之一的 Ilizarov 技术融为一体。

亚历山大·古宾

俄罗斯 Ilizarov 中心创伤修复和矫形骨科   主任

AO 脊柱俄罗斯部   主席

目　　录

第一章 伊氏传奇

伊利扎洛夫（Ilizarov）是一个独特的医生，独特到几乎无以类比。其生平本身就是一部传奇。

骨科界有许多教父级别的医生，比如英国的 Charnley，奠定了现代人工关节的基本理论和手术技术，因而被尊为人工关节之父；比如法国的 Cortel-Dubousse 发明脊柱椎弓根螺钉固定，使得脊柱内固定从哈氏棒、鲁氏棒的弱固定变成强固定，进入一个新纪元；再比如瑞士的 Müller，组织研究骨折内固定物的理论和实践，他所领导成立的 AO 组织至今引领着创伤骨科的发展。这些人是骨科每一个分支中的开拓者。那么苏联的 Ilizarov 呢？他并不是一个、一种技术的开创者。

Ilizarov 是骨科及非骨科领域一大片技术、方法、原理和工具的开拓者！

他创立的环形固定系统和牵张成骨原理不仅应用到骨折、骨缺损、骨髓炎、肢体延长、畸形矫正、脊柱、颌面外科，还因为其再生和其他尚不能完全解释的原理，而应用到先天性骨病、退变性关节炎、髋重建、脑缺血、肢体缺血、糖尿病足等领域。在医学界，经常用人名来命名一种技术、工具或疾病，比如 Hoffmann 拉钩、Volkmann 缺血挛缩。如果是这样，Ilizarov 的名字出现 30 个命名都算是谦虚的。所以，一个名词"Ilizarov 技术"其实包含的是一片技术。

就是这样一个医生、开拓者、伟人，他和他的技术不断被仿造和抄袭，但从未被超越！

对他的来龙去脉清楚了，才能真正理解他的技术。

Ilizarov 的全名是 Gavriil Abramovich Ilizarov，1921 年出生于白俄罗斯西部的一个叫 Beloveghsk 的小镇上。家贫，其父为生计搬到塔吉克斯坦南部的 Kussary，那也是他父亲的出生地。家中 6 个孩子，Ilizarov 是老大。为了照顾弟妹，他 11 岁才上学。穷人的孩子早当家，贫寒的家境培养了他坚忍的毅力，为他之后百折不挠的品格奠定了基础。他只上了 5 年的普通学校，用 2 年时间学了 3 年的 Rabfack 课程（相当于西方的大学），所以 18 岁就毕业了。和当时的西方国家相比，他所受教育的时间是如此之少，但这个缺陷也许正是他打破常规，进行原创发现的主要原因。

1939 年他被克里米亚的克里木 Simpheropol 医学院录取（图 1-0-1）。

两年后，即 1941 年，德国和苏联战争爆发，他所在的医学院转移到苏联中东部的 Kzyl-Orda 镇上（今位于今哈萨克斯坦境内）。此时该校教师大部分参战，教学混乱，无临床实习。当时医生奇缺，Ilizarov 于 1944 年毕业，参加了 6 个月的战地手术后被分配到西伯利亚库尔干（Kurgan）地区 Dolgovka 村当全科医生。可以想象那个时候的情况有多艰苦：设施落后，药品和设备都缺乏。Ilizarov 在那里单独行医 5 年，克服重重困难，自学了内外妇儿多种学科的专业知识，其间也掌握了一些骨折的保守治疗的方法。

1950 年，他被调到在库尔干的军残医院（州立卫国战争伤残人员医院）。当时，那里有第二次世界大战后成千上万的伤残老兵，主要是骨髓炎、骨不连、肢体畸形患者。当时的主要治

1

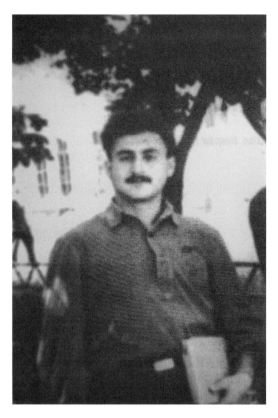

图 1-0-1　Gavriil Abramovich Ilizarov 早年在克里米亚的克里木 Simpheropol 医学院的照片

有的俄文骨科书籍，但也没有找到能改善疗效的方法。Ilizarov 决定突破常规，尝试新方法。

有一天，当他坐着马车去行医时，发现连接着马和车部分的叫做"Duga"的结构（图1-0-2），有弓有杆，稳定而灵活地保持了马和车的距离。他由此想到了骨牵引弓。于是他进一步想到了用平行的螺纹杆来连接弓，组成一个结构用于骨的固定。一个夜晚他突然醒来，灵光一现：使用环和两根交叉克氏针进行骨的固定。他立即动手实验：断成两截的扫帚柄（另一种说法是铁锹），他用克氏针交叉穿过柄，固定在一个简单的环上。结果断裂的柄固定并不稳定，但灵活性具备了。这是最初的一个尝试。他继续想用两个环来分别固定骨折或骨不连的上下端，然后用金属棒连接环。就这样，他这个最初的结构逐渐发展成了能够压缩、牵引和骨折片复位的环形外固定装置。

1950 年，他已经学习了力学（研究物质机械运动规律的科学），对交叉钢针结合外固定的力学稳定性有了更深入的理解。于是，他让当地的一个钢铁厂工人做出了这套新的骨科固定器械，并再一次在扫帚柄上做了实验。这次他确信该装置能稳定地固定骨折。当时，他

疗方法是石膏或牵引，疗效不佳。由于抗生素缺乏，内固定很少使用。因此骨折治疗时间漫长，而且效果也不理想。他认真阅读了当时所

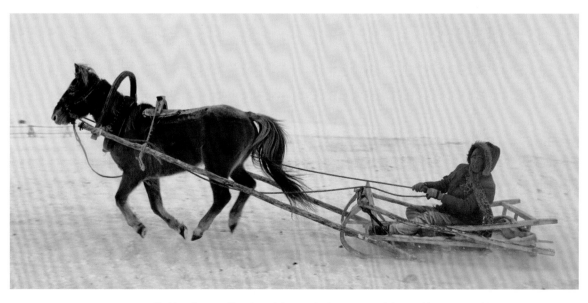

图 1-0-2　西伯利亚草原上的马拉雪橇。注意连接马和雪橇之间的"Duga"结构

还尝试了使用各种不同强度和弹性的材料来不断完善这个固定装置。[作者注：可以看到 Ilizarov 设计的这个原始结构，即先环后杆连接的手术方法直到今天在库尔干地区都没有变化，然而全世界其他地方大多采用了先组装后穿针的做法，节约了时间。但先环后杆的组装方法有其固有的优点。从他的著作 Transosseous Osteosynthesis（图 1-0-3）中我们看到他的许多病例的骨折两端只有 1 个环，即便胫骨双处骨折他也只用 3 个环固定，这些病例也获得了良好的愈合。]

这个外固定架治疗的第一个患者恰是那个为他制作部件的钢铁厂的一个工人，工人的骨不连治愈了。之后，他把该装置用于膝关节结核后的融合上面。效果出乎他的想象，很短时间内膝关节融合完成了（图 1-0-4）。

他自己克服困难，设计了一系列辅件。开始时，为了环的稳定和支持，他把环和布朗架一起使用，然后他又不断完善环形系统（图 1-0-5），使之成为多用途器械，这些都是在缺乏官方支持下完成的。所有的这些小部件都是他的患者们为了感激他而贡献的，有些来自当地的小厂子，有些来自于修汽车的配件，还有一些是患者们从工厂里一点点拿来的。无数的艰辛后，他终于取得了第一批患者良好的治疗效果。

1952 年，Ilizarov 来莫斯科申请专利，被安排与一个卫生部门的高官（未曾透露姓名）见面，该官员想要与他联合申报，但遭到 Ilizarov 的拒绝。虽然专利在 1954 年得到了批复，但是那次申报之后，各种山寨版的外固定架就出来了。其中 1955 年，就有 CITO（The Central Institute of Traumatology and Orthopaedics, 莫斯科创伤与矫形研究所）的 O. N. Gudushauri 医生设计出了半环式外固定架，当局为之大开绿灯，

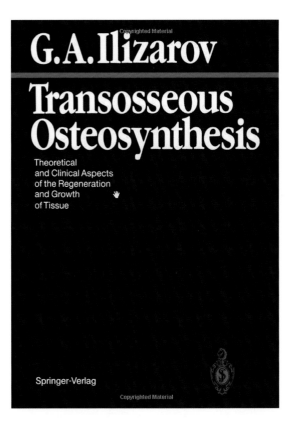

图 1-0-3　Ilizarov 编著的唯一一本英文专著 Transosseous Osteosynthesis

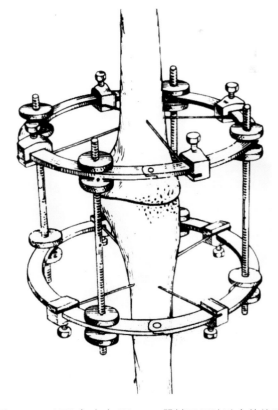

图 1-0-4　1950 年左右 Ilizarov 器械用于膝融合的构型

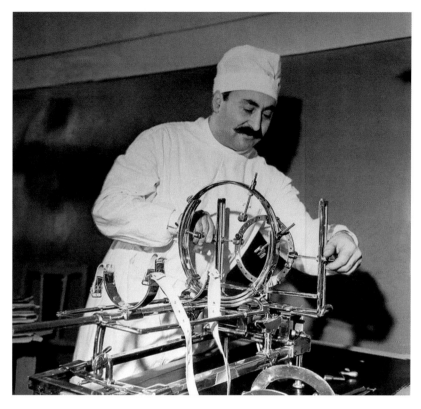

图 1-0-5　1951 年，Ilizarov 在测试和改进器械

成为官方使用的外固定架。1957 年，恰好也是我国学者李起鸿教授在 CITO 学习期间。回国后，李起鸿率先在国内设计并应用了半环槽式外固定系统。

1958 年，Ilizarov 带着他的外固定架（图

1-0-6）来到莫斯科，给当时莫斯科的骨科权威们展示。当时允许他在 Botkin 总医院演示一次，属于实验性质，并给他配备了一个年轻的住院医生做助手，是 Vladimir Golyakhovsky。这个人后来在 Ilizarov 技术的传播中起到了重要的作

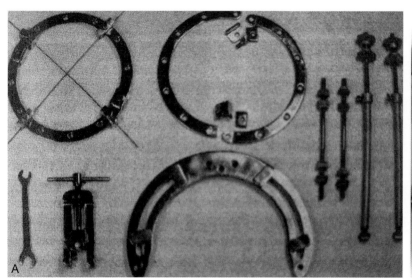
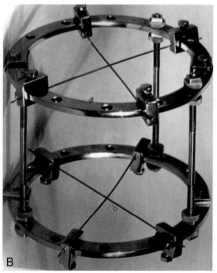

图 1-0-6　A. 1951 年 Ilizarov 设计的部件；B. Ilizarov 最早安装的外固定器

用。那时他的外固定架依然和布朗架结合在一起，需要同时借助布朗架的牵引来展示环形外固定的作用。手术很成功，但当时莫斯科的权威们对他并不"感冒"，甚至还有点抵制。他毕竟是来自遥远的西伯利亚的一个乡村医生，歧视在所难免。他非常失望地离开了莫斯科。

1961 年，M. V. Volkov 成为 CITO 的主任，他带头抵制 Ilizarov 的原创外固定。1968 年他自己本人和 Oganesyan 联合申报了类似的外固定系统。在随后的岁月里，他成为抵制和打压 Ilizarov 技术的带头人，私下里却推广自己的半环形外固定。他于 1985 年被免职，免职的主要理由是：长期打压 Ilizarov 医生和他的技术。

Ilizarov 没有放弃，他精力旺盛，意志坚定。他继续不断完善这种技术，扩大其适应证。几年后，他声名远扬，大家通过各种小道消息知道了这个人有奇迹般的魔力，能治疗各种肢体畸形。全国各地的病人都慕名而来。病人们称他为"库尔干的魔术师"。虽然他业余时间也确实喜欢表演魔术作为消遣，但这个称呼完全是患者们对他神奇医术的评价。

Ilizarov 绝大多数的发明来自实践，而非理论。当时有一个二战后的伤兵，膝以下残端过短，无法佩戴假肢。病人苦苦哀求，但骨量过少，连"魔术师"都一筹莫展。他拗不过病人，在小腿残端的胫骨截骨，在其远端穿了两根克氏针，用环缓慢牵拉。他本想拉开后植骨，这是当时唯一的办法。所以截骨时很小心，注意保护好骨髓的血供。术后 3 个月复查 X 线片时他大吃一惊：牵引间隙长出了新骨。他马上意识到，是缓慢的牵引催生了骨痂。Ilizarov 立即感觉到这一发现的巨大潜力：牵引产生了骨的生长（作者注：Ilizarov 对新现象的敏感和弗莱明当时发现青霉素一样，非常敏感，没有错过一丝机会）。他继续进行这种实验，在小心截骨然后缓慢牵引后，长骨总能长出新骨痂。这一发现催生了张应力法则和新的技术：皮质骨截骨或密质骨截骨（corticotomy or compactotomy）。那时他自己搭建了一个小实验室，独自实验。他首先发现了牵引，而不仅仅是加压，也是骨不连和假关节愈合的主要原因。骨组织本身自然的无限强大的再生能力被诱发。（作者注：六祖云，何期自性，本自具足；何期自性，能生万法。又有多少人类的潜能未被发现？）凡此种种，最终 Ilizarov 开创了张应力法则下的缓慢组织牵引理论。

20 世纪 60 年代，Ilizarov 就史无前例地报告了短腿延长 25 cm 的病例。可以理解，这么重要的发现换做任何一个小医生都希望能获得同行的认可，尤其是莫斯科骨科权威的认可。他也不断找人，找机构汇报成果。但他研究的核心思想——张应力而非压应力产生了治疗作用，这一点完全和经典骨科理论相矛盾，让遵循传统的有关权威很不爽，也很嫉妒，因此他的成果没有在当时的苏联骨科界得到承认和播散。

就这样，Ilizarov 默默地从医了 20 年。慢慢地他名气越来越大……1965 年，连莫斯科的骨科权威们也坐不住了，于是决定派人去库尔干考察。任务交给前面提到的 Vladimir Golyakhovsky 医生，当时他是莫斯科创伤骨科中心的高年资主治医师。抵达库尔干后，Golyakhovsky 惊讶地发现库尔干已经成为残疾人的麦加圣地：小城里面到处都是拄着拐杖来找 Ilizarov 治疗的病人。当时排在 Ilizarov 手术名单上的患者超过了 1000 人！此时正好是西伯利亚的寒冬（温度在 –20℃ 以下），在接下来的两个月，Golyakhovsky 和 Ilizarov 一起在简陋的手术室内工作，受益匪浅。他发现和 7 年前在莫斯科手术演示时相比，Ilizarov 已经大大改进了技术和工具：布朗架早就不需要了，其外固定独立安装，自成一家。当时的场景是：医院又老又小，病房黑暗沉闷，每个房间住着数十个残疾人，上下肢体带着架子，病床挨着病床。但治疗结果令人难以置信地好！Golyakhovsky 对这个"库尔干的魔术师"充满崇拜，结为好友。他回到莫斯科，报告了 Ilizarov 外固定技术及其优越效果。他带回了两套架子开始用在病人身上，奔走呼吁大家和当局支持和大力发展这种世界一流的技术。然而一切徒劳，由于报告与权威们的初衷完全背道而驰，他被扣上"原则性错误"的帽子，给予降职处分，禁止开展Ilizarov手术。

然而皇天不负有心人。Ilizarov先是发明了洞孔环和细针为代表的外固定器械治疗骨折

和骨不连，后是发现了牵张成骨现象。这两个发明和发现是后续一切神奇治疗效果的基础。Ilizarov技术的传播因为两个关键性的病人，一个帮他在苏联正身成名，另一个帮他名扬世界。

第一个关键病人：苏联奥运会跳高冠军Valery Brumel（图1-0-7）。

Valery Brumel小腿复杂骨折后反复渗液，骨髓炎，胫骨缺损3.5cm（图1-0-8）。当时成

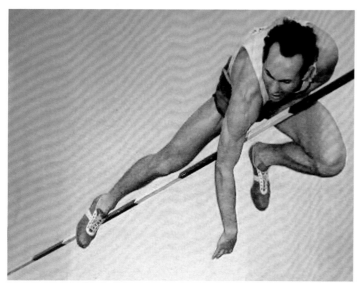
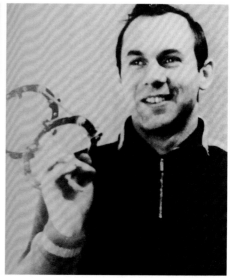

图 1-0-7 　苏联人民崇拜奥运会跳高冠军 Valery Brumel 如同民族英雄

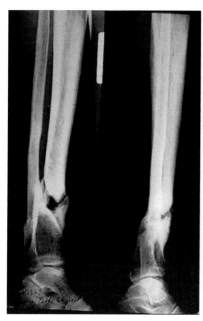
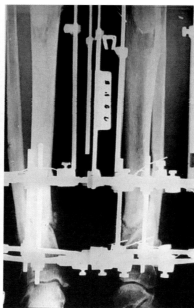
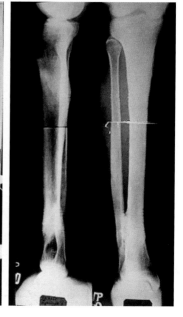

图 1-0-8 　Brumel 的原始资料。显示骨髓炎、胫骨远端骨不连，缺损 3.5 cm，使用骨纵向搬移技术后，骨不连治愈

千上万的粉丝关注着他的病情。莫斯科专家建议截肢。Golyakhovsky 向 Valery Brumel 的女朋友推荐了 Ilizarov。Ilizarov 不仅治好了他的腿，还让他重返赛场（图 1-0-9）。Ilizarov 因此声名远扬，终于冲破了卫生部门和学术权威们对他的限制。由这个事件，Ilizarov 技术从库尔干走向全国（图 1-0-10）。

经过 20 年的默默工作，他终于被祖国认

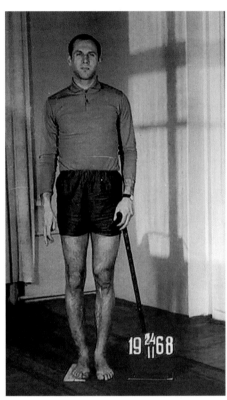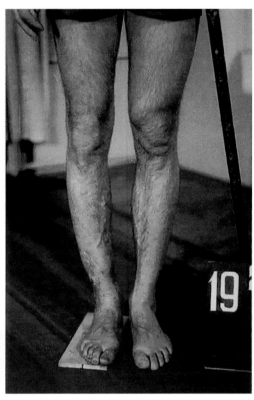

图 1-0-9　Brumel 术后愈合外观

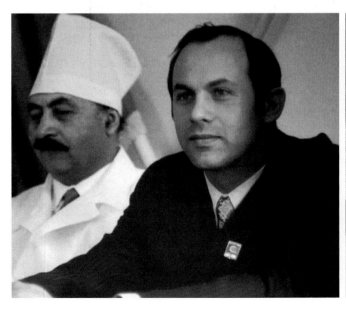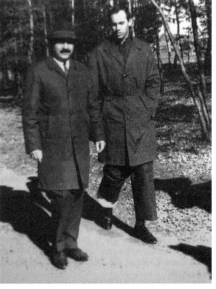

图 1-0-10　Ilizarov 和 Brumel 在一同开会，在林间散步

可，成为科学院院士。国家拨款在库尔干建立了临床骨科和实验中心。建立了 800 张床位的大医院，包含康复设施和各种实验室。莫斯科的 Golyakhovsky 医生也被允许开展这种手术，该技术随之也逐渐在苏联开展。1978 年 Golyakhovsky 医生移民美国，并出了两版 *Textbook of Ilizarov Surgical Techniques: Bone Correction and Lengthening*，本书就引用了他的许多图片和原理，他也是美国最早开展 Ilizarov 技术的医生之一（比 Paley 早），只不过早年在美国的推广也是困难重重，主流骨科医生对这种技术的认可毕竟需要一段时间。

第二个病人：意大利 Lecco 的著名作家和探险家 Carlo Mauri；时间：1980 年。其小腿患创伤性骨髓炎多年未愈合，形成了"感染性骨不连 + 胫骨短缩 + 马蹄内翻足畸形"。当时所有西欧的知名医生都建议他截肢。他最终辗转到

库尔干。1980 年 4 月 Ilizarov 为他实施了手术，一期手术治愈了 Mauri 的感染性骨不连、胫骨短缩、马蹄内翻足（图 1-0-11）。

Mauri 将他在苏联治愈的经历，首先在意大利的报纸发表。Mauri 称 Ilizarov 为"骨科界的米开朗基罗"（图 1-0-12）。

1980 年 11 月，意大利 Lecco 医院邀请探险家 Mauri 为骨科医生报告他在苏联治疗的经历。Ilizarov 方法首次在西方国家报告，报告者竟然不是一名医生，而是一名记者。为了进一步搞清楚这种技术，意大利罗马大学的 Monticelli 教授派遣 Spinelli 医生前往俄罗斯考察，然而不幸的是，Spinelli 医生在短期考察回来后没有认真阐述这种技术，相反，在不久后的巴西 SICOT 会议上，他自己报告了截骨术和环形外固定，几乎没有提及 Ilizarov 医生。

在国际内固定研究学会（AO/ASIF）的赞

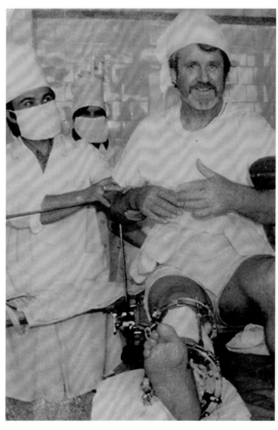 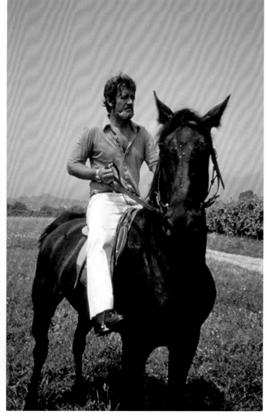

图 1-0-11　Mauri 治疗中和治疗后

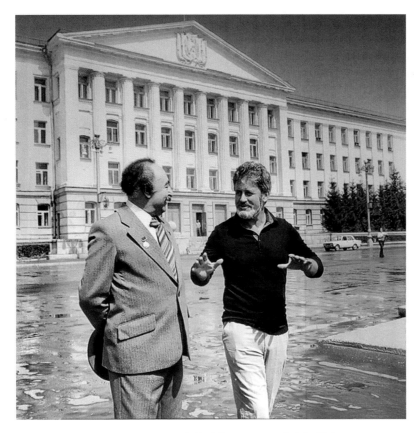

图 1-0-12　Mauri 治愈后和 Ilizarov 成为好朋友

助下，1981 年意大利医生邀请 Ilizarov 前来授课，并获权在意大利生产了他的器械。1982 年 1 月在意大利成立了"Ilizarov 技术应用研究学会（ASAMI Italy）"，西方国家的骨科医生多数在意大利获得 Ilizarov 技术信息及学习机会。

从此，Ilizarov 名声传播到全世界。1987 年加拿大的 Dror Paley 前往库尔干学习，回来后在加拿大率先开展了 Ilizarov 技术，后来他移居美国，他编著的 *Principles of Deformity Correction* 一书成为矫形外科的圣经，该圣经基本原理全部来源于 Ilizarov 技术。1987 年第一届世界 Ilizarov 技术大会在纽约召开，由纽约特种外科医院（HSS）和施乐辉公司赞助。大会成为 Ilizarov 的辉煌表演：300 多位美国骨科医生听了他的授课开始学习这种技术。施乐辉公司开始在美国生产 Ilizarov 的器械。Ilizarov 发表了 600 多篇论文和

唯一的专著 *Transosseous Osteosynthesis*，并在全世界申请了 300 多个专利。

今天，成千上万的医生在使用 Ilizarov 技术造福病人。许多国家加入了专门研究 Ilizarov 技术的组织——国际 Ilizarov 技术应用研究学会（ASAMI）。1991 年，Ilizarov 曾经来过中国（唯一的一次）（图 1-0-13），并在解放军总医院做了学术报告。

1992 年 7 月 24 日，Ilizarov 因心脏病去世，享年 71 岁。全世界失去了一位伟人、开拓者和老师。但他开创的技术正在逐步走向辉煌（图 1-0-14）。无数的骨科医生成为他的追随者和他开创技术的发扬者，无数的患者正源源不断地从这个技术中获益。

Ilizarov 和他的技术必将是人类医学史上里程碑式的革新之一。

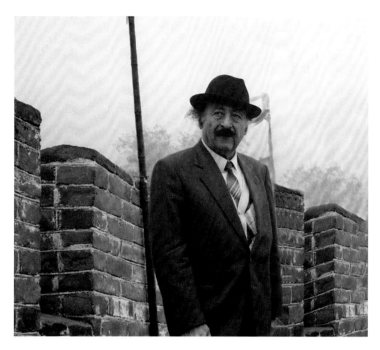

图 1-0-13   1991 年，Ilizarov 在北京（经俄罗斯库尔干 Ilizarov 中心主任 Gubin 惠允；Ilizarov 中心版权所有）

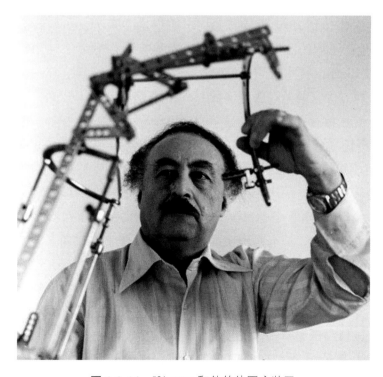

图 1-0-14   Ilizarov 和他的外固定装置

第二章 基本原理

医生们总是重视 Ilizarov 外固定架，轻视 Ilizarov 技术原理。这个错误过去一直在发生，今天还不断在发生。国内很多，国外也不少。结果是：疗效下降，并发症多，而将之鲁莽地归纳为"这种技术不行！"

原理不明白，技术不会到家。因此我们把这章放在全书正文开篇来阐述。

Ilizarov 外固定部件多样，功能强大，可对骨任意牵引、压缩、矫形。几乎可以治疗任何一种肢体畸形。比起单边或双边外固定，这套外固定有极其优越的生物力学性能，是骨科固定器械中的杰作。连接到骨以后，Ilizarov 外固定架就是管状骨的一个环形放大，只不过直径大了几倍（理解这点很重要）。这个作用让固定架能承受巨大的轴向、旋转和压缩应力。这样的作用不仅其他外固定器械没有，内固定器械也没有。各种钢板，包括锁定钢板都是偏心固定。髓内钉接近于这种力量，是中心固定，但直径缩小了，而不是放大了。同时由于髓内钉的上下锁定属于静态固定，因此整个力量不符合生物力学原理。灿烂的星空下，无数的思考，我们认为 Ilizarov 外固定架的环形固定结合其全针牵张后的卓越性能，具备两个最明显的特征：

1. 中心固定，放大直径；

2. 刚柔相济，符合自然。

再次强调：这两个特征，全世界的任何其他内外固定系统都还没有具备。

Ilizarov 在其著作 *Transosseous Osteosynthesis* 的序言中写道："我们在医学、生物学、工程学的研究中产生了 800 多种独特的、极其有效的治疗方法。这些方法的内涵超越了创伤

和骨科的范畴。"他亲自命名了"张应力法则"（Tension-Stress Effect），并定义为："**缓慢而稳定的牵引重新激活了组织的代谢、增生和愈合。**"这种再生不仅包括骨，也包括肌肉、肌腱、筋膜、血管、神经和皮肤。通过对几千名患者的观察，Ilizarov 发现新骨形成首先是膜下成骨（inframembranous ossification），并和作用的牵引力平行，即成骨始于膜下，并和作用力平行。这个结论成为第二个生物学法则："**成骨取决于应力大小和局部血供**"。这个原则对截骨技术和安装架子的具体构型有直接的指导作用。一切手术操作必须按照这个原则来。

新骨胶原的形成和排列沿着机械力作用的方向。通常 2/3 的血供来源于骨髓滋养血管。如骨髓血供中断，膜周血管便会增长成为主要血供。因此局部血液循环保护，无论是膜下还是膜周的血供保护都非常重要。这点和其他任何外固定系统不同，仔细操作、保护血供、刺激血供是 Ilizarov 外固定的最基本条件。有了这个条件，才会有后续的各种效果。Ilizarov 技术基本是一个无血操作的技术，大部分患者只需要微创或小创切口。克氏针穿针的出血按滴来计，大部分骨折块可以闭合复位。因此，绝大部分手术的出血量在 100 ml 以内。

Ilizarov 发明的皮质骨截骨术需要一个小切口。环形截断皮质骨，尽量保留骨髓和骨膜血供（这种操作其实难度很高，后续章节会有更详细的说明）。应该先穿针固定外架，然后进行截骨。这样截后的骨不会移位。

Ilizarov 外固定架允许术后早期活动，大部分情况下可以完全负重或部分负重，这样可以

最大程度地保留肢体功能。笔者还没有发现其他内外固定有这种功能和自信。在学习了 AO 的各种内固定技术以后，我们发现，即使是最强的锁定钢板，按照"长钢板、少螺钉"的原则用 MIPPO（Minimal Invasive Percutaneous Plating Osteosynthesis）方法置入来固定骨干骨折，其切口依然比环形外固定大，其固定后的肢体早期活动也不如 Ilizarov 外固定放心。即使能够早期床上关节活动，这些内固定的承重效果也不如 Ilizarov 环形外固定那样可靠。

我们也确实发现过克氏针断裂的病例，但那通常发生在手术几个月以后，断裂的部位在锁针器接口处，属于疲劳断裂，由于只是一处，其他还有克氏针单元，所以影响不大，只需要更换克氏针，或把断裂的部位调整一下，再次固定即可。国外的文献和书籍中没有提到这种疲劳断裂。也许是克氏针钢材的原因？这还有待研究。总之，环形外固定在术后早期活动方面比任何一种钢板、髓内钉或组合外固定架都来得可靠和结实，偶尔出现的克氏针疲劳断裂其影响也远远比钢板、螺钉、髓内针断裂小、少、可弥补。而这，只不过是 Ilizarov 外固定技术众多优点之一。

在内固定技术横扫全球骨科的今天，也许大家依然觉得有点奇怪：这种 1.5 mm 和 1.8 mm 的克氏针，经过牵张后能承受如此大的体重，而且是俄罗斯人的体重，还要在治疗过程中承受各种矫形的拉推力量。不仅笔者感到奇怪，连西方的医生也感到惊讶，至今如此。

Ilizarov 外固定独特的全针全环结构降低了肢体的轴向刚度，把各种应力均匀地分布到整套外固定的每一个部位和零件上去，所以这是僵硬的半针外固定系统（比如 Hoffmann Ⅱ，就是国内大多数医生喜欢的弹簧夹、杆、半针系统）无法做到的。除了轴向应力，这套系统还能同时应对牵张之力，所以稳定固定非常重要，使用全针和全环非常重要，不能轻易改变这个原则。这恐怕也是库尔干的医院至今不大愿意

使用半针和改变构型的原因。

牵张后的全针力量坚韧，对骨折或截骨端产生周期性微刺激。由于这种张力（半针没有这种特性），骨持续受到应力。而钢板或其他内固定实际上是静态固定，即便是拉力螺钉、加压钢板，其产生的力量也局限在术中，术后并没有持续的动力。Ilizarov 外固定则有，且可调；力量、频率和方向都可调。像一个小机器人，通过这个机器人，医生和患肢进行"互通"。这种细胞间微活动刺激增生的机制，现代医学尚不能完全解释。

虽然不能解释，但不影响治疗效果。好的技术，总是技术跑在理论前面。显微外科是这样，外固定也是这样。

作为 Ilizarov 技术的生物力学原则之一就是钢针必须给予合适的牵张固定到环上。骨愈合和再生的质量取决于钢针的张应力。合适的克氏针牵张让环在弹性和稳定之间取得一个平衡，也就是刚柔相济。牵张力的大小取决于环构型、骨条件（疏松或非疏松）和克氏针的功能（是稳定还是推拉作用）。只有牵张的克氏针才能承受应力，才能在长期带架过程中起到稳定环的作用。下面是西方人的牵张数据，可以作为我国医生的参考：

① 半环：50～70 kg。
② 辅助克氏针：50～80 kg。
③ 单环 2 克氏针（儿童）：100～110 kg。
④ 单环 2 克氏针（成人）：120～130 kg。

由于国内市场上难以购买到有刻度的牵张器械，大多是工业上用的拉铆器，可以网购买到。因此这些数据可以作为参考，也有待于国内厂家研发简单有效而且价廉的刻度牵张器。国内医生目前大多凭手感。外固定架的强度和稳定不仅取决于材料（高质不锈钢），也取决于构型。因此我们之后要反复讲到构型的重要性。

牵张克氏针的力量并不是在治疗过程中一成不变的。可以随着组件的移动增强或减弱。牵张力量减弱的表现之一就是：疼痛和针道感

染。X 线片显示张力增加的表现是克氏针在加压时出现向加压点的凹形弯曲，在牵引时出现牵引凸形弯曲。

对松弛的克氏针再次牵张的方法是用两把扳手同时同方向转动针夹螺栓 1/4 圈或 1/2 圈。也就是所谓的"俄罗斯牵张技术"。但是这种方法只能给予有限的牵张。如果需要更强牵张，可以更换克氏针，使用牵张器加压。

骨搬移的骨块往往会偏离方向。可以使用导针来预防。如果是顺行搬移，导针往往从骨缺损远端进入，经过缺损区域，在近端髓腔内置入。导针钻入过程中会变弯，会破坏骨髓组织，所以导针尖进入骨小梁后应该立即停止电钻，导针剩下的部分用锤子打入。

只有橄榄针或尾端有折弯阻挡的针才能用作斜拉。两根针必须均衡置入。如果使用一根针牵拉，则必须要髓内导针的辅助。斜拉针的置入必须在截骨前完成，截骨后置入会很麻烦，因为此时截下的骨是晃动的。

如前所述，Ilizarov 的初心是使用环形外固定架固定骨折。其早期版本使用布朗架辅助牵引复位，然后使用环形外固定架固定。之后 Ilizarov 完全丢开了牵引架，单独依靠环形外固定架就完成了所有的操作。关于骨折，实质上 Ilizarov 系统都可以适用，但对下列骨折有特别的优越性：

① 开放性骨折。
② 关节内骨折，骨折块过小，螺钉固定困难者。
③ 粉碎骨折。C3 型骨折（有时可以直接骨搬移）。
④ 多部位骨折，减少切开和创伤。
⑤ 陈旧骨折，复位困难者，或术后需要缓慢调整力线者。
⑥ 软组织条件不好的闭合骨折。
⑦ 老年人，或全身条件不好，不能耐受切开复位内固定者。
⑧ 儿童骨折。

⑨ 不愿意二次手术行内固定取出的患者。

在其对骨折治疗的基础上，Ilizarov 发展出了牵张成骨术。牵张成骨的效果取决于两个因素：局部血供是否足够；牵张后的克氏针产生的微振动效应。从我们胫骨横向搬移的效果来看，第一个因素值得继续补充完善，因为其不仅取决于局部血供，反过来刺激了局部大量血液的聚集，譬如中医的拔火罐产生皮肤淤血一样，只不过这种效果比拔火罐的效果增加了上千倍。机制不明。成骨的速度和质量取决于以下因素：

① 外固定的稳定性。
② 骨髓、骨膜和周围组织血管是否最大程度地被保护。
③ 牵引速度。
④ 牵引频率。
⑤ 牵引力在骨的分布。

Ilizaorv 经过多年的苦心观察最终确定了牵张成骨的速度和节奏。如果每天牵张 0.5 mm，常常导致骨痂提前愈合，而每天牵张 2 mm 会导致骨痂延迟愈合。他认为最佳牵引速度是每天 1 mm，分 4 次，也就是每 6 h 为 0.25 mm。如此，2～3 周后 X 线片上就能显示云絮状影。10～12 周后成新骨。这个标准是当年 Ilizarov 根据苏联人的情况制定的。各地由于人种和生活习惯的不同可能略有调整。比如云南汉族患者，每天 1 mm 的速度大多过快，因为这里的患者大部分偏瘦，每天只吃两顿饭，早餐还只是米线。所以我们大部分成人的骨搬移速度为每天 0.75 mm，分 3 次。当然可以先快后慢，营养好的成人和儿童、青少年可以每天 1 mm 或更快的速度开始。同样是云南地区的藏族患者，由于常年食肉，使用每天 0.75 mm 的速度会导致骨痂提早愈合，再次截骨；因此对他们将速度调整到每天 1.0～1.5 mm，后期减慢。体弱、骨质疏松、肢体血供差等情况的患者要继续降低速度，甚至降低到每天 0.5 mm 或 0.25 mm。甚至休息数天等待骨痂形成，更甚至回压来刺激骨痂形成。

根据每 2 周的 X 线片表现，每个患者的速度还可以做调整。每日 4 次的调整全部放在患者醒着的时候平均分配，而不是完全平均的 6 h 一次，这样不影响患者的休息。一个标准螺母是六个面。如果是每天 4 次，每次一个面，则速度就是每天 0.75 mm。如果是每天 3 次，每次两个面，则速度是每天 1 mm，这样就不需要 1/4 转接部件。这个是根据俄罗斯患者所研发的专门部件，不必死搬硬套。在传到国内后，经北京外固定研究所的研制和推广，现在国内大多医生采用六个面的方法计算和分配速度，而不必再采用六转四的部件。这样通过简单的六面螺母完成分次转动速率。

Ilizarov 也发现在骨不连附近截骨牵张后会刺激骨不连的愈合。这种技术也称为旁截骨术，后面的章节中将会讨论到，是一种简单而实用的骨不连治疗技术。

我们都知道，Ilizarov 技术超越了骨折必须要加压愈合的概念，发现了牵张也可以成骨的洪荒之力，才有了后来的各种技术。但很少有医生意识到，Ilizarov 外固定系统对加压也有无与伦比的优越性，这种优越性在前面已经提到过一部分。和牵张一样（只不过方向相反），加压的效果也和速度、节奏、力分布、外固定架的稳定和局部血供是否完整有关。根据骨不连的情况，加压方法也不同：萎缩性骨不连，每次 0.25 mm，每天 2 次，持续 4~6 天，然后等待 4~6 天，然后再加压 3~4 天。如有剧烈疼痛，则停止。对肥大性骨不连，正常形态骨不连，可以使用加压和牵张交替进行的方法，也就是所谓的"手风琴技术"。方法同前，加压和牵张交替进行。对于肥大性骨不连，也可以单

纯使用牵张的方法在延长骨的同时刺激骨痂的生成。

20 世纪 80 年代，Ilizarov 就设计了一款电动机械延长装置，每天自动延长 1 mm，电池放在患者腰带上。该装置和 4 根套筒延长杆连接，不间断提供动力。该装置效果很好，但那个时候没有小型电池，也没有计算机数控，装置总体重量太大，价格太贵，所以无法推广。迄今为止，手动转 4 个杆进行牵张依然是最简单有效的办法。但是据说国外正在积极复活、研究和改进这种装置。

按计划延长到位后外固定架必须留在原位等待骨痂成熟。这个时间起码是延长时间的 2 倍。X 线片上有明显骨痂钙化时可以移除外固定。但我们的经验显示，胫骨近端的骨痂钙化至少要在 3/4 以上才能逐步开始拆除外固定架，否则容易引起拆架后的胫骨畸形弯曲。拆除时，牵张的克氏针必须先松开、释放张力，也就是先松开锁针器。直接剪断会引起不必要的疼痛。耐心地拆针、拔针，逐渐拆除固定架。我们现在的做法是松针、剪断、拆架、拔针，这样的程序节约时间。传统的 Ilizarov 外固定架拆除后需要继续 2 周左右的石膏或支具固定，还可以把骨折上下端的钢针各留一组和支具相连维系稳定。我们现在的做法是逐步拆除简化架的构型，分 2~3 次，最后一次还可以先松螺母观察 2 周，没有问题再全部拆除。这样就没有必要使用支具保护，更安全有效。

本章对 Ilizarov 技术的基本原理做了概念性的交代，为之后更详细的分论奠定了基础。其中强调的多个原则有些是来自文献，有些是我们多年经验的归纳。要想成为外固定的"Master"，这是不能跨越的一章。

If the bricks aren't well made, the wall falls down.

——George R.R. Martin（冰与火之歌）

　　不精通基本构件，技术就无法炉火纯青。

　　本章我们将介绍正统的 Ilizarov 部件，这些老部件依然是创新和改进的源泉。

　　外固定器械五花八门，种类繁多。目前全世界使用的最广泛的无非是 Hoffman II 型组合式外固定，这是第二代的 Hoffman 外固定，以半针、杆、弹簧夹为特色，适合临时迅速地固定，国内很多厂家已经自行生产，使用量最大；一种是 Orthofix 公司生产的单边多向外固定，以单轴、半针、多向、简便为特点，国内为上海市第六人民医院于仲嘉引进，也有部分的矫形和延长能力；AO 外固定架没有特色；也有些双边的、半环的特色的外固定，国内、国外都有，但大都昙花一现。

　　Ilizarov 外固定（Ilizarov External Fixation，IEF）依然是外固定架皇冠上的明珠。

　　这是一种环形架，结合各种部件，猛一看，很复杂，不好学。因此很多医生不懂，不愿意深入了解。另一方面医生掌握部分技术后都有改进的冲动。但迄今为止的大多数"改进"，实际上是"改退"，多以牺牲其某一部分功能为代价，进行花样翻新。局部"改进"，整体"改退"。比如改成半环槽式，强度下降，矫形能力下降，虽然螺纹杆在槽内可以滑动，但这个优点微不足道；比如改成单边系统，虽然巧便，但 360°的矫形能力下降了；又比如全针改成半针，细针改成粗针，把 Ilizarov 针之**细**、**全**、**紧**三特征改没了、改少了。诸如此类，功过是非，依然在争论之中。我们要回到最原点。

　　什么是 IEF 架？

　　经典 IEF 架有四个区别于其他外固定架的基本特征：①洞孔环；②螺纹杆；③全针；④配件。这里特别要先说下配件，这是个笼统的称呼，但实在非常重要，比如铰链，直接引出了 CORA 角和 Paley 的矫形骨科"圣经"，居功至伟。这一切的源头还是 Ilizarov 的老配件。所以我们不得不把配件作为其特征之一。

第一节　洞孔环

　　IEF 架的环就是一个圆形扁平环，360°（也可以是两个半环连接而成）。扁平环里有圆洞，圆洞的直径以容纳 M6 的螺纹杆为基础（图 3-1-1），早期的洞孔比 M6 的螺纹杆大 2 mm，方便连接，之后各厂家对此进行了改进，该直径参数大多在 6.2～8.0 mm，偏大和偏小各有优势：偏大者装卸方便，偏小者稳定。由于这两个特征，有人称之为洞孔环，恰如其名。

　　当这些洞孔环连接到骨上去后，就正好是直径放大几倍的圆形大"骨"。正是这个放大的"骨"，承受住了各种压、弯、扭转、剪切和复合之力，是各种骨折固定、矫形、牵张

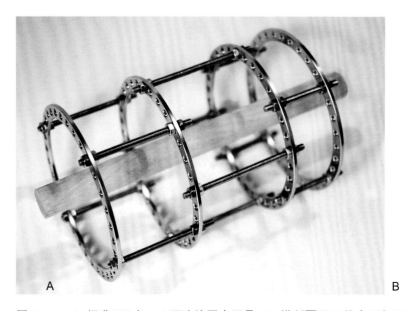
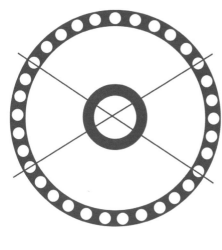

图 3-1-1　A. 标准 IEF 架，4 环连接固定于骨；B. 横断面显示整个环如同放大的骨皮质，通过克氏针的连接发挥各种作用

的基础。迄今为止，没有一种外固定系统能做到这些。这点不理解，说明对外固定的思考不够到位。前面强调过，骨科的内外固定多是偏轴固定：①钢板清一色都是偏轴固定，不管是普通钢板、解剖钢板、动力加压钢板（dynamic compression plate，DCP）、锁定加压钢板（locking compression plate，LCP）；②单边外固定，即使多轴多点多向，以半针为主的，也是偏轴固定；③只有髓内钉和洞孔环是轴心固定。轴心固定的生物力学优点是显而易见的，因此我们的股骨和胫骨干骨折治疗的金标准都是髓内针而不是钢板。股骨近端防旋髓内钉（proximal femoral nail antirotation，PFNA）比起动力髋螺钉（dynamic hip screw，DHS）也是有众所周知的优势，其中之一就是因为 PFNA 或 PFN 更偏向于轴心固定。因此轴心固定很重要。但是，髓内钉是缩小直径的轴心固定，Ilizarov 环是放大直径的轴心固定！更不用说这种放大直径的固定在体外还可以调整各种角度和长度。这种天然的结构性优势手术医生都应当了然于心，无论今后如何"改进"，都不要忘记。

洞孔环，有三个目的：

（1）环承载克氏针和半针的力量，360° 承载。

（2）环两个或以上连接后构成一个"架"。

（3）环是附件的连接基地。

一、半环

半环精确的名称应该是 1/2 环。现在国内大多不用。但那个灵感突发的夜晚，Ilizarov 醒来的时候首先搞的是半环，因此一切还得从半环说起。

整套的 Ilizarov 外固定架包含 12 种型号的半环，内径分别为：80 mm，100 mm，110 mm，120 mm，130 mm，140 mm，150 mm，160 mm，180 mm，200 mm，220 mm，240 mm。80 ~ 140 mm 的多用于儿童，其他用于成人。每个半环有 18 ~ 28 孔，孔的内径为 8 mm，孔的间距为 4 mm（国内的生产厂家应该注意这些参数）。经典系列的规格之多其实超过了国内所有厂家的产品。虽然我们国家是多民族国家，有 56 个民族，但苏联有 200 多个民族，是更多民族的国家。他们要治疗的患者体积和重量变化的幅度更大。

洞孔的直径比 M6 的螺纹杆（6 mm 直径）

大 2 mm，这样装卸环方便。复杂构型中，需要经常拆装，大孔方便。但前面说过，为了稳定，许多厂家改小了直径。

原版的 Ilizarov 半环可以拼接成全环（图 3-1-2）。国产半环可以通过另外一种方法连接（图 3-1-3）。无论哪种方法，都会浪费掉一些孔来进行半环之间的连接。因此全环可用孔数比两个半环拼成的全环多，重量略轻，组装更方便；但半环拥有可拆卸的优点，这种优点不仅在术中装配时有用，在术后肢体肿胀，压迫环时也更容易调整。当佩戴过程中不得不去掉中间的环时，国外用高速金刚石锯来去掉全环，国内简单地用大力剪也可以完成。如果是半环组装的全环，那就可以直接拆卸。

当某些情况下连接的两个半环不需要正圆形时，可以使用其他配件来连接（图 3-1-4）。

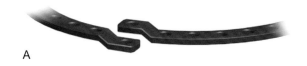 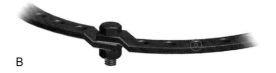

A   B

图 3-1-2　A. 双半环连接成全环的局部放大；B. 注意环连接处呈对凹设计，连接后再次变平

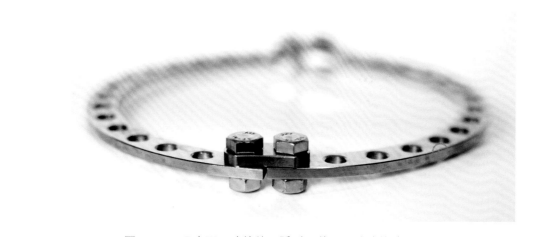

图 3-1-3　双半环，连接处无弧形，使用两孔连接片双螺栓连接

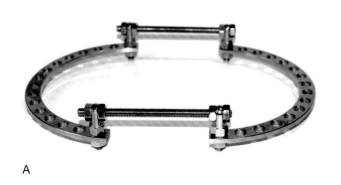 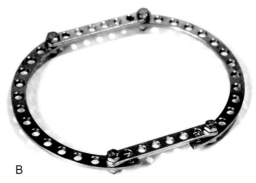

A   B

图 3-1-4　两种把半环拼接成椭圆形的方法，此构型多用在足部。A. 双半环通过螺纹立柱或螺母立柱相连，连接处的长度可以通过螺纹杆调节；B. 通过连接板连接。类似构型可以帮助大家开拓思路和眼界

当特殊情况下术中没有准备大环，可以小半环拼接来增加内径（图 3-1-5）。半环和 C 环的另一个用处是在关节附近，能增加关节的屈伸范围，还可以灵活运用（图 3-1-6）。半环虽然国内使用不多，但这些优点依然存在。

二、C 环

C 环精确的名称是 5/8 环。和半环一样可以用在关节附近来减少关节屈伸限制。C 环的强度比全环差，因此多和全环搭配使用，通过 3 根或 4 根螺纹杆连接在全环上后，其强度就足够了。当伤口需要换药，或皮瓣术后需要更大的空间部位，往往使用 C 环来代替全环（图 3-1-7）。两端弯曲的 C 环很特殊，最适合用在肩关节（图 3-1-8）。而靠近膝关节的，我们一般使用 C 环来便于膝关节屈伸。可以叠加两个 C 环，这样活动度更好些，也可以全环 +C 环，这样稳定性更好（图 3-1-9）。但有时空间不允许时，可以采用单个 C 环、拼接全环来保证有限空间内的稳定性（图 3-1-10）。

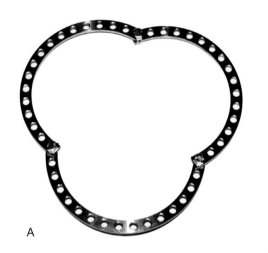
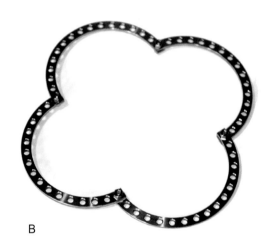

图 3-1-5   半环连接增加空间的方法。A. 三叶草型；B. 四叶草型

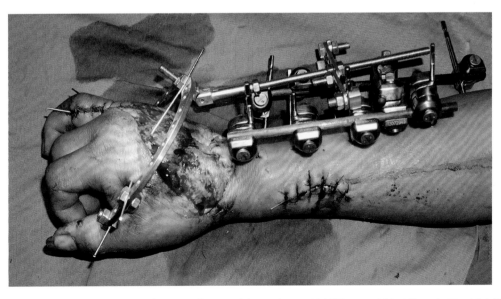

图 3-1-6   患者腕背伸肌腱缺失、功能障碍，二期需要修复肌腱，覆盖创面。可以暂时使用半环，清创后维持腕关节于功能位，半环的相关部件可以通过各种零部件和普通的 Hoffmann Ⅱ 型组合外固定结合，其腕关节的屈伸还可以通过图中装置进行调整。因此熟悉掌握所有 IEF 的基础部件非常重要

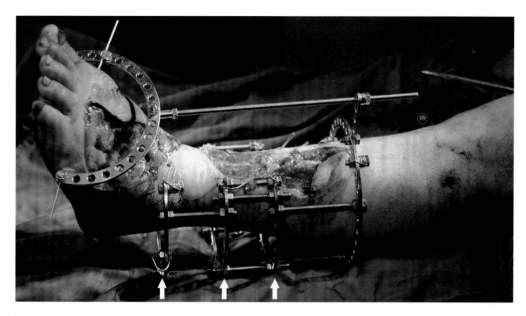

图 3-1-7 某些情况下使用 C 环来代替全环，尤其是在有创面需要后续处理时。C 环强度也比全环下降，后续只要有可能，应该改成全环，以增加骨折固定的稳定性，C 环和全环之间至少连接 3 根螺纹杆

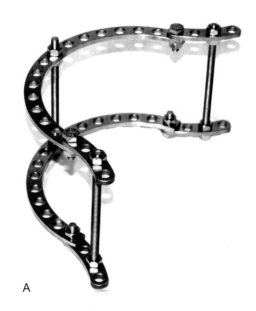

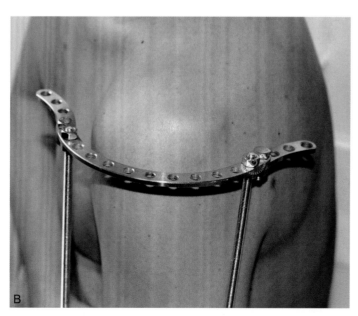

图 3-1-8 A. 半环携带弧形尾，可以是成品，也可以通过半环和弓组装而成；B. 该构型只用在肩关节三角肌附近

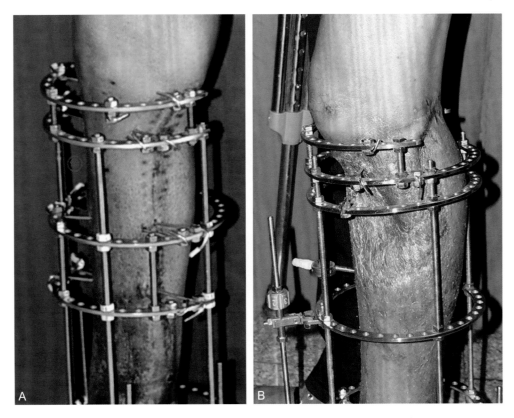

图 3-1-9 A. 小腿近端双 C 环使用，最大程度兼顾了膝屈伸的活动范围；B. 全环 +C 环结合使用，则稳定性更好，活动范围略降，这是临床使用最多的一种构型

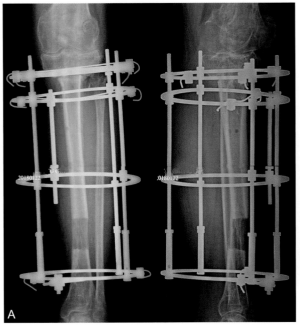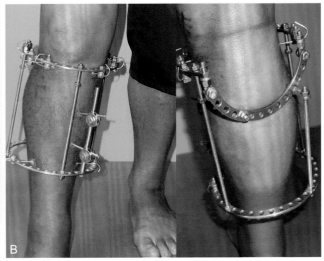

图 3-1-10 A. 不常见的情况下，胫骨近端平台距离过短，而无法使用两个环的厚度时，为了稳定性，可以使用全环；B. 患者需要活动度时，可以将全环改 C 环用对折 90° 的部件连接起来，兼顾稳定、活动度和厚度

三、弓

弓，英文名称为"Arches"，也叫 1/4 环，是环系列的衍生品。在 Ilizarov 原版的器械中有大直径的弓（290~300 mm），厚度增加，双排孔，也可以单排孔（图 3-1-11）。当时主要是为了股骨近端固定而设计，可以在小转子上打 5~6 根针。需要紧贴皮肤打入，而针必须排列成扇形，成 30°。有些针难免非常靠近坐骨神经。

Ilizarov 和其团队以及其他苏联、东欧国家的医生都这样使用全针固定股骨近端很多年。虽然经验丰富，也不免心惊胆战。后来意大利的 Cattagni 等改进了全针为半针，才很好地解决了这个问题。他们把弓的近端改成了 1/4 周径和 1/3 周径两种，结合半针固定股骨近端。半针不同方向地在转子下固定双侧皮质，从而在保证了稳定度的同时有效避免了损伤坐骨神经的风险。后面我们会介绍他们的改进工作。

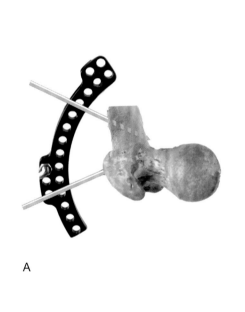

A

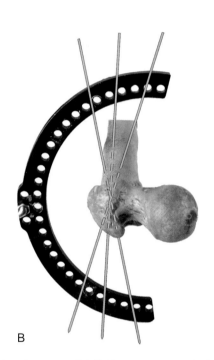

B

图 3-1-11　弓在股骨近端的使用。A. 圆弧小的可以使用半针固定；B. 圆弧大的接近 C 环，可以穿克氏针

第二节　螺纹杆

除了洞孔环，IEF 架的第二个特征是螺纹杆。

无论技术和材料如何发达，无论如何翻新，螺纹杆 70 年来未曾动摇过，甚至 Taylor 架也丝毫改动不了螺纹杆这个简单的基础构件。同直径、同孔数的洞孔环就可以通过螺纹杆平行连接，组装成各种构型。螺纹杆和扁平的环通过螺母对拧连接。

螺纹杆决定了整个外固定架的应力分布和强度。现在全世界通用的 M6 螺纹杆（直径 6 mm）是工业用标准件，只需要切割长度就成。其螺纹间距为 1 mm，正好是每天牵张成骨的标准速度。通常两个环之间至少应该连接 4 根螺纹杆，抗折弯性最好。但有时也用 3 根杆连接，如有些矫形构型、上肢构型、儿童肢体的构型等。最早的 Ilizarov 系统的螺纹杆有这几种规格：60、80、100、120、150、200、250、300、350、400 mm。如今每个厂家的配备都有所不同。

螺纹杆的轴向抗压能力很强，但抗弯能力随着长度的增加而迅速下降。因此，一般两环之间使用 4 根螺纹杆连接，均匀分布（图 3-2-1）。最简单的方法是通过计算孔数平均布置 4 根杆。生物力学实验表明，4 根杆的抗弯性能明显超过 3 根。另一个很重要的原则是两环之间杆的长度不要超过环的直径。

下面介绍几种螺纹杆的衍生品。

一、孔式螺纹杆

孔式螺纹杆属于特殊螺纹杆，可以用于手足管状骨的延长和斜拉针的固定（图 3-2-2）。

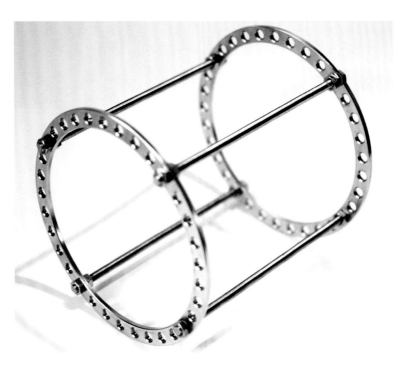

图 3-2-1　螺纹杆有很强的轴向强度和抗弯曲强度，但随着长度延长，抗弯强度下降。一般情况下，两环之间使用 4 根杆

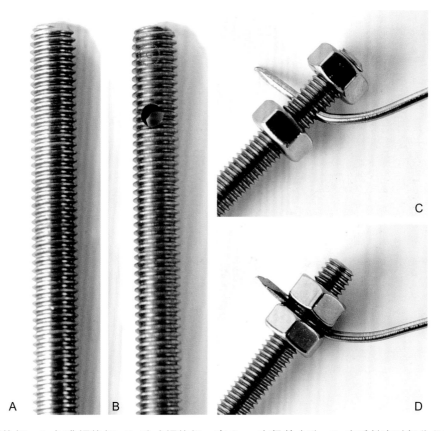

图 3-2-2 两种螺纹杆。A. 标准螺纹杆；B. 孔式螺纹杆，有 2 mm 直径的小孔；C. 克氏针穿过部分必须折弯近 90°；D. 通过两螺母夹紧

二、套筒杆

Ilizarov 很早就设计了套筒杆，作为环与环之间连接的主要结构（图 3-2-3）。比起单纯的螺纹杆，套筒杆结合部分螺纹杆的强度大得多。杆的材料是铝合金，长度有 100、150、200、250 mm 四种。部分螺纹杆的直径是 6 mm，但中间有一段是光面。这段光面杆强度更大。部分螺纹杆的长度有 130、170、210 mm 三种规格。

三、刻度套筒杆

这是意大利 ASAMI 组织发明的，和套筒杆相比有两个特点：①管的内部全螺纹；②其头为方形，可手工转动，更为方便。其头部有自动锁定装置，通过旁边的小开关进行锁定和松开，国内已经有厂家仿制。通过这样的设计，刻度套筒杆的头有四面，很方便医生进行每日 4 次、每次 0.25 mm 的标准操作。其每次转动后都会锁住，会有"卡塔"一声轻响。如果每次转动超过 0.25 mm，则必须松开开关。更重要的是，方头四边的每一边都有数字标记来表明转的度数和方向。数字 1~4 增加表明为牵张，反之为短缩。套筒杆的边上还有毫米刻度和开槽精确显示杆延长的总长度和管内杆的长度。在我国市面上，有些套筒杆没有开槽和刻度，可以通过拍摄 X 线片来显示套筒内的螺纹杆长度。有些则有开槽和表面刻度，直接就可以实时知道套筒杆内部情况。这些设计使得刻度套筒杆的牵张和压缩更为方便、精确（图 3-2-4）。

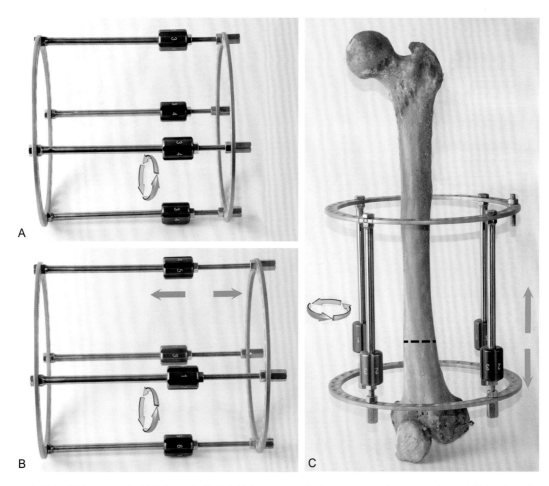

图 3-2-3　套筒杆的使用。**A.** 螺纹杆部分隐藏在套筒杆内，转动时即可逐渐延长；**B.** 延长后套筒杆外露的螺纹杆部分变长；**C.** 股骨远段截骨、延长示意图

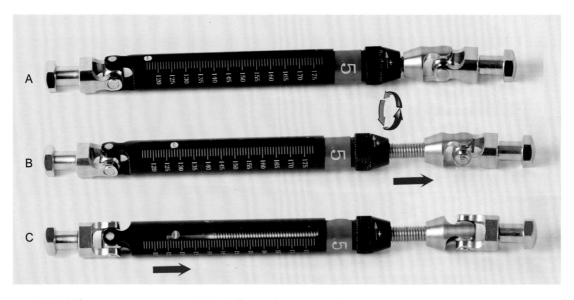

图 3-2-4　刻度套筒杆及其使用。**A.** 现代刻度套筒杆越来越小巧多样，其双端可以连多向关节器组装 Taylor 架，也可连接普通螺纹杆完成传统的延长。其表面有精确的 mm 刻度实时显示延长数值，当轻轻转动端口时，会有 "卡塔" 声自动到 1/6 面的距离；**B.** 转动后，其外露螺纹杆部分变长；**C.** 从另一个角度显示，该套筒侧边开槽，能清楚地显示套筒内的螺纹杆部分长度

第三节 全针和半针系统

一、全针系统

原版 Ilizarov 系统中全针是唯一的固定针，有 1.5 mm 和 1.8 mm 两种规格，固定后需要牵张。细、全、紧的全针非常有特色。

穿针很重要。用 1.5 mm 和 1.8 mm 两种规格（这是俄罗斯用法，由于材料和规格的关系，国内可用 2.0 mm 和 2.5 mm 规格替代）的克氏针穿骨两侧固定，使用牵张器拉紧克氏针，起到强大、稳定而又有微弹性的固定效果。每根克氏针必须一次到位。**原则是：一针，一洞**。克氏针有两种尖，一种是两个面的尖端，是穿骨干的皮质骨用的；另一种是三面头，是穿干骺端的松质骨用的。穿针时必须低速钻缓慢地穿过去，转速不要超过每分钟 30 ~ 40 转。使用高速钻虽然节约时间，但容易产生大量的热量，烧伤骨组织。国内厂家使用髋关节置换磨挫的动力就是低速钻，创伤骨科用的多为高速钻。低速钻还有一个好处，可以让重要组织（如血管和神经）自行避开。再次强调，克氏针最好一次打入成功，不要随便更换钻孔的位置和方向。多孔多方向破坏了软组织、骨皮质、骨髓。

橄榄针是用来增加骨折块固定的稳定性，增加骨块牵引、加压和骨质疏松骨的把持力。

克氏针的布局很重要。同一平面两根交叉针的夹角越大，应力分布越均匀。理论上 90° 夹角为最大，但实际操作中，由于节段和解剖结构的限制，这个角度很难达到。但其原则依然如此，亦即：夹角越大，越均匀，越稳定。

二、半针系统

4 mm 和 5 mm 直径的半针并非 Ilizarov 原创，而是首先由意大利的医生融合在 Ilizarov 系统里面的，初期主要用于股骨近端，为了减少患者佩戴股骨近端全环的不适和减少打穿坐骨神经的风险而设计的。正统的 Ilizarov 技术的医生认为这种半针的使用和 Ilizarov 提出的坚强和弹性相统一的原则违背（也就是我们说的"刚柔相济"）。但在肢体特殊部位或其他情况下偶尔使用可以带来方便，也可以用于不移动的环（通常指近端的支持环和远端的稳定环）上，用于增强固定。时至今日，这种传统的半针适应证正在扩大，如有的医生喜欢把半针用在推拉环上，比如胫骨横向搬移或纵向搬移时，取其优点。有些部位只能使用四分之一环，此时全针只能让位于半针。有些简单的骨搬移或矫形，几乎全部使用半针。半针的优劣，仁者见仁，智者见智。

第四节　配　件

Ilizarov 外固定架的各种配件令人眼花缭乱，但并非多余。

一、螺栓和螺母

Ilizarov 环形固定的重要原则之一就是稳定的固定。而各个部件之间的整体稳定连接，需要螺栓和螺母。传统的螺栓有三种规格：10 mm、16 mm 和 30 mm 长度（图 3-4-1），各有用途。最近美国和欧洲的公司又增加了 25 mm 长度这一规格。

螺母虽然小，但哪里都需要它。其为六面，有各种厚度。两个螺母对拧后就可以固定一个组件（图 3-4-2）。5 mm 厚度的螺母是用得最多、最普遍的螺母。6 mm 螺母用在骨搬移和延长杆上（图 3-4-3），而 3 mm 厚度的螺母丝少力弱，使用在铰链的连接上，用来锁定 5 mm 的螺母而构成一个组装铰链。现在由于铰链的成品化，这种螺母很少使用到。

国内现在多数厂家只提供 5 mm 厚度一种规格的螺母。在当初组装铰链的过程中，有一种内有橡胶圈的防滑螺母（图 3-4-4）使用很多，该螺母内部有尼龙垫圈。转动费力，并且顺转容易，逆转很难，并不受医生欢迎。但我们发现在组装铰链时，该型螺母有其优势：不容易松脱。在日常健身的哑铃和杠铃的大螺母上，也多使用这种防滑螺母来锁紧哑铃片。

螺栓的螺纹间距、直径和螺纹杆一样。螺栓和螺母都是六个面，这是工业上的标准件。一般每天 4 次、每次 1/4 圈，总量 1 圈（1 mm）是 Ilizarov 骨延长的标准速度（图 3-4-5）。

为了让这个 1/4 圈更加标准，Richards 公司设计了一种特别的转接部件（图 3-4-6）。有了这个部件，就能很精确地完成 1/4 圈的转动。国内的部分医生喜欢使用一天 3 次、一次 2 个面直接转动螺母来完成每天 1 mm 的延长速率，同样有效。因此这个转接部件在国内使用较少。

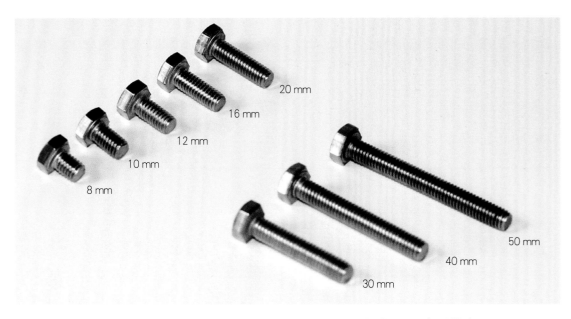

图 3-4-1　标准六面螺母的螺栓，长度不同。使用标准 10 mm 扳手转动

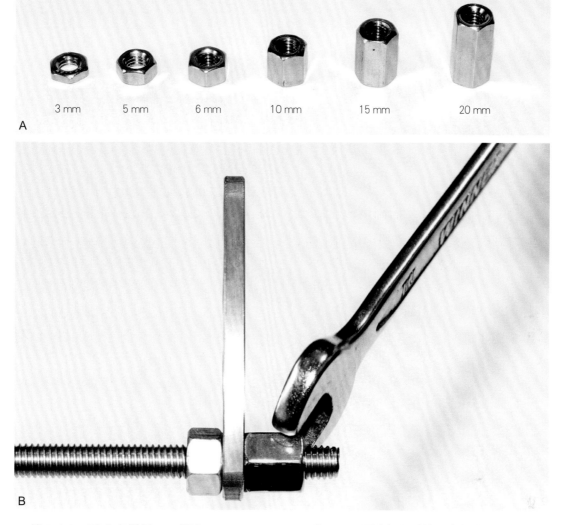

图 3-4-2　M6 六角螺母。**A.** 厚度 3 ~ 20 mm；**B.** 6 mm 和 10 mm 厚度螺母对拧固定螺纹杆于环上

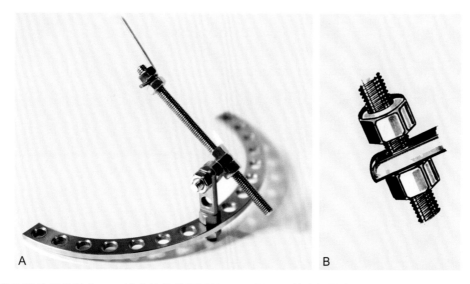

图 3-4-3　推拉环结构部分放大。**A.** 注意推拉处螺母为 6 mm 厚，而其余螺母为 5 mm 厚。6 mm 螺母力量大，适合成为槽式螺纹杆及其连接的牵张克氏针的动力；**B.** 局部放大图。上部螺母先转开，下部螺母紧跟转进后即可产生向下的拉力

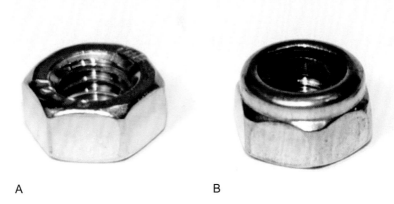

A   B

图 3-4-4   **A.** 普通螺母；**B.** 尼龙锁定螺母，注意其中间黑色部分有一个橡胶圈，是起到防滑作用的关键，阻力很大

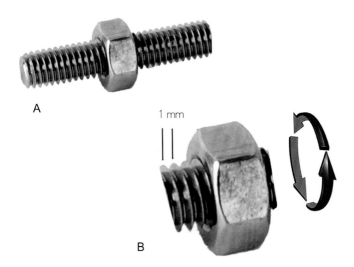

图 3-4-5   螺母在螺纹杆上的移动。**A.** 螺母转到螺纹杆上；**B.** 放大图，箭头显示螺母转动方向，每转动 1 圈，在螺纹杆上位移 1 丝，也就是 1 mm

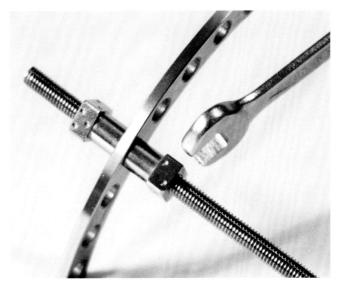

图 3-4-6   四面转接螺母用于牵张和压缩。扳手每转动一面，就完成 0.25 mm 的牵压。很方便地完成了一天 4 次、一次 1/4 圈的标准 Ilizarov 牵张速度

二、锁针器

Ilizarov 最早把螺栓改造成了固定全针到环上的部件。克氏针的硬度为 200～300 kg 之间。锁针器分为两种：槽式和孔式（图 3-4-7），6 mm 直径，18 mm 长度。在头和杆交接处有 3 mm 光滑带，和洞孔环的孔相嵌合。槽式锁针器的槽在头的偏下方，孔式锁针器的孔在头的正下方。

两种螺栓的头部都是 14 mm × 10 mm 的椭圆，两边切平，可以方便 10 mm 扳手持力。该头的长度为 14 mm，正好环的宽度也是 14 mm，这个参数使得牵张后的克氏针有最大的面对面的压力，固定坚固（图 3-4-8）。我们看到后来改进的针座和锁针器等，很多都忽略了这个细节，或者说不知道这个参数当初设计的意义。

当初设计的部件中还有一种高度为 6 mm 的针螺栓（普通为 3 mm 高度）。这种高针螺栓的作用是当紧邻的洞孔已经有螺栓固定时，可以使用它来方便扳手持力。这种情况临床很常见。当然可以顺序拧紧邻近螺栓和所有螺栓，但有时还不如直接来个高针夹方便，尤其是在两个邻近洞孔都已经占位时，要在中间的洞孔固定克氏针，更需要这种高针夹。我们可以使用尾部较高的六角螺母来解决扳手不能插入螺母尾端的问题（图 3-4-9）。

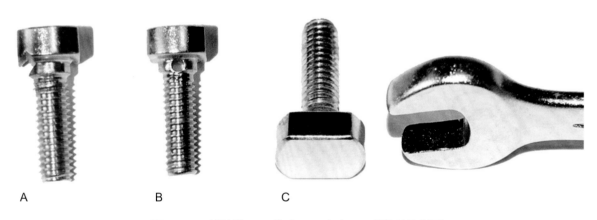

图 3-4-7 锁针器。A. 槽式；B. 孔式；C. 螺栓头和扳手

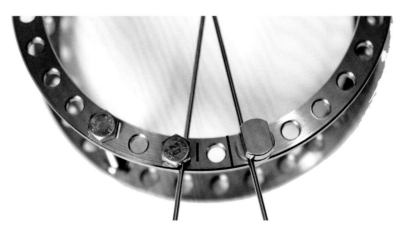

图 3-4-8 左侧针螺栓卡压克氏针于环上的长度明显少于右侧针螺栓（注意深色线长度代表克氏针受到卡压的长度）。卡压长度越长，摩擦力越大

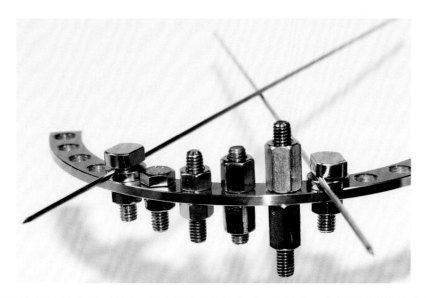

图 3-4-9　环局部克氏针固定示意图。当某一段连接孔密集使用时，可以使用高低不同的螺栓或针夹来解决扳手不能拧紧的问题

三、垫片

　　垫片是 Ilizarov 环形外固定系统中比螺母更小的精灵。它的存在使得所有部件得到了无缝和无张力连接。现在当我们深入复习 Ilizarov 当年的这些部件时，才感叹我们现在的很多部件在规格和用途上反而退步了。原版的垫片厚度和直径有很多规格。总共有 6 种，内径都是 7 mm。目前国内垫片也不少，术前应该充分备齐，作者常用的有八种（图 3-4-10）。

四、连接片

　　各种连接片是 IEF 系统里面不可缺少的小精灵，有了它们，各种形态、大小和角度的部件都可以连接在一起。

　　IEF 系统里面有五种连接片：①短连接片；②长连接片；③有螺纹尾的连接片；④扭转连接片；⑤弧形连接片。

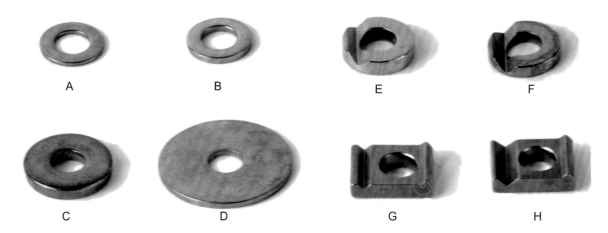

A　　　　　　　B　　　　　　　E　　　　　　　F

C　　　　　　　D　　　　　　　G　　　　　　　H

图 3-4-10　垫片。**A.** 12 mm（直径）×1 mm（厚度）垫片；**B.** 12 mm×2 mm 垫片；**C.** 17 mm×3 mm 垫片；**D.** 25 mm×1.5 mm 垫片；这四种垫片其厚度可以同类叠加，配合各锁针器和锁针片应用在 IEF 的不同部位；**E.** 13 mm×3 mm 小偏锁针片（1.8 mm）；**F.** 13 mm×3 mm 小偏锁针片（2.5 mm）；**G.** 1.8 mm 大偏锁针片；**H.** 2.5 mm 大偏锁针片。此四种用于将 1.5 ~ 2.5 mm 的克氏针固定在环其他部件上，可以替代各种锁针器。其中小偏锁针片用量多，用于针在洞孔的中央或略微偏离的部位，大偏锁针片用于克氏针在两个洞孔中间的位置

所有的连接片厚度为 5 mm，宽度为 14 mm，孔直径为 7 mm。注意其 7 mm 的孔直径和洞孔环 8 mm 的孔同心。

原版 Ilizarov 器械中，短连接片的规格有 9 种：35 mm 2 孔，45 mm 3 孔，55 mm 4 孔，65 mm 5 孔，75mm 6 孔，85mm 7 孔，95mm 8 孔，105 mm 9 孔，115mm 10 孔。2 孔和 3 孔

的连接片使用量最大（图 3-4-11 ）。

Ilizarov 外固定架的一般长度在成人下肢是 30 ~ 35 cm，上肢是 20 ~ 25 cm。长架多需要两侧使用长连接片来增强。原版长连接片有三种规格：155 mm 8 孔，235 mm 12 孔，335 mm 17 孔。片越短，孔的间距越小。国内工厂可以根据需要生产不同规格的长连接片（图 3-4-12 ）。

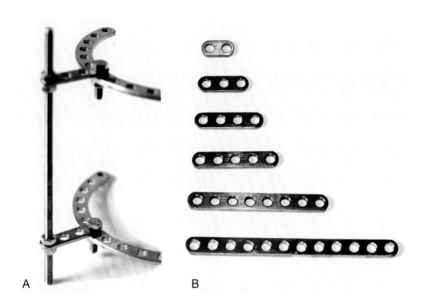

图 3-4-11　A. 螺纹杆和连接片的组合应用；B. 2 ~ 12 孔连接片

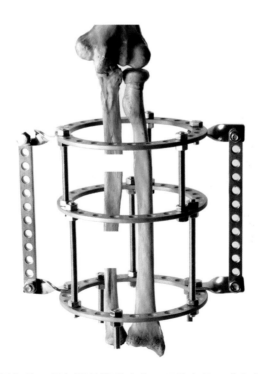

图 3-4-12　长连接片作为环的扩展部件用于加强骨搬移中上下环的力量，或者在调整和拆除中间参考环时作为暂时稳定远近支持环和稳定环的力量

成角连接片有 90° 扭转连接（图 3-4-13）和垂直 90° 转角连接两种（图 3-4-14）。扭转连接片有三种规格：45 mm 2 标准孔、65 mm 3 标准孔、85 mm 4 标准孔。

带螺纹杆连接片用于方便地连接各种部件和环。原版中有四种规格：135 mm 5 孔、175 mm 7 孔、215 mm 9 孔、255 mm 11 孔。孔内径为 7 mm，是一块材料做出来的，也可以用长板和立柱连接而成（图 3-4-15）。

弧形连接片的作用是增加 C 环的弧度，方便全针或半针的打入。最早研制的是三孔弧形片，其中间凸起，可以左右连接。此种弧形设计尤其在足和前臂应用最多。但其强度还是略差，此时可以使用直行连接片予以加固。国内

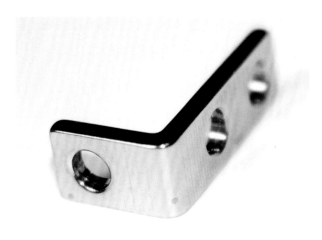

图 3-4-14　90° 转角连接片

很多生产厂家的产品可以用同等或相邻型号环的某一部分作为弧形连接片（图 3-4-16）。

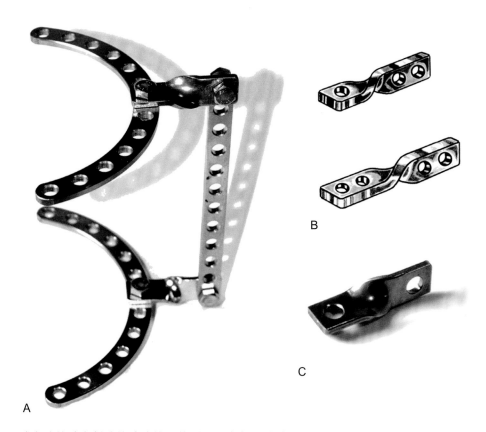

图 3-4-13　A. 成角连接片和长连接片连接环构型，注意长连接片和环平面呈 90° 垂直；B. 不同规格的扭转连接片：三孔扭转连接片，四孔扭转连接片；C. 国内产品实物图

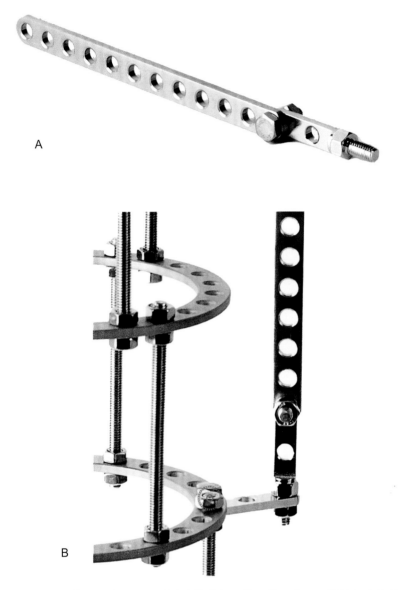

图 3-4-15　A. 螺纹杆的连接片可以通过长连接片和立柱组装而成；B. 螺纹杆连接片外接环

五、螺纹插座和衬套

螺纹杆可以通过两个部件加强和延长：螺纹插座和衬套。这两个部件用途多样，但主要是为了连接两根螺纹杆而设计。两者都是空心圆管，内部全螺纹结构，在其中段还有边孔横穿。

螺纹插座有 20 mm 和 40 mm 两种规格。六面体，外径 10 mm，用标准 10 mm 扳手很容易操作。螺纹插座的两端可以连接螺栓或螺纹杆。中段的侧孔可以连接螺栓和螺纹杆（图 3-4-17）。

螺纹插座既可以用作螺纹杆的增强和延伸，也可以连接半环或 C 环到全环上。连接时，必须至少 3 个以上，等距布置，用螺栓固定在环上（图 3-4-18）。螺纹插座国内有不同的规格，可以灵活应用于环 - 环连接、杆 - 杆连接和杆 - 环连接（图 3-4-19）。

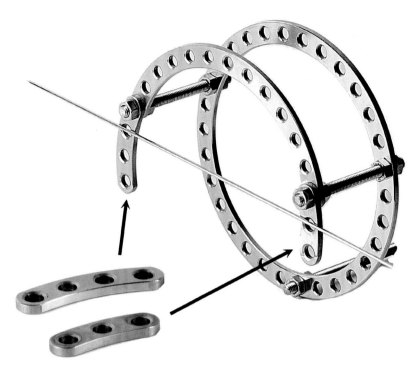

图 3-4-16　弧形连接片及用途。三、四孔弧形连接片用于增强半环、弓末端的长度或连接两个半环；此处弧形连接片增加了弓的周径，使得离开弓覆盖范围以外的克氏针也得到了固定

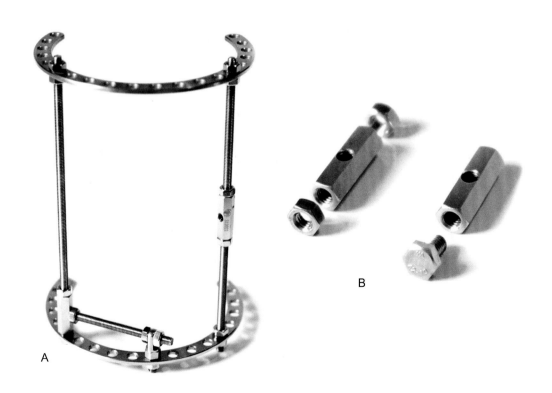

图 3-4-17　螺纹插座及其用途。A. 双螺纹插座用于增加螺纹杆的强度。左侧螺纹插座一侧通过螺栓和环相连，一侧通过螺纹杆和上环相连，侧孔处再通过螺纹杆和其他部件相连，增加了局部强度。右侧螺纹插座通过上下螺纹杆和上下环相连，其局部强度大增；B. 40 mm 长螺纹插座和螺栓，所有的侧孔都有内螺纹

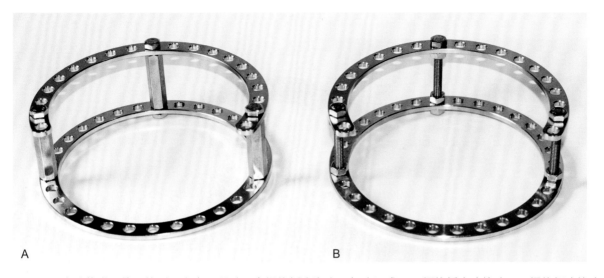

图 3-4-18　膝关节附近的环构型，由半环通过 3 个螺纹插座和全环相连组成。A. 螺纹插座连接法；B. 螺纹杆连接法

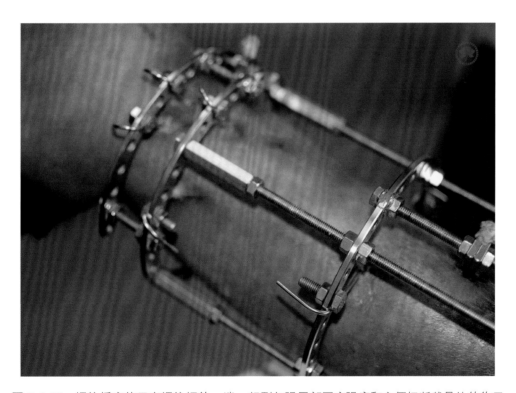

图 3-4-19　螺纹插座使用在螺纹杆的一端，起到加强局部固定强度和方便扭断截骨处的作用

衬套是 12 mm 长的圆管，表面光滑无棱角，内管道为 7 mm 直径，光滑（图 3-4-20）。其管

道内径比螺纹杆 6 mm 直径大 1 mm，因此很容易穿过。套在螺纹杆外面的衬套靠两端螺母对拧锁定。其侧孔可以连接各种部件。有时使用单个或多个衬套套在螺纹杆外面来增加其强度（图 3-4-21）。

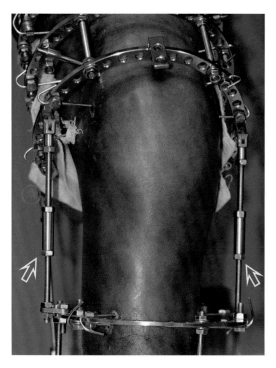

图 3-4-20　衬套有各种规格，此例中用于增加螺纹杆的坚固度（箭头）。衬套和螺纹插座不同的是可以拧入杆的中段

六、螺纹立柱和螺母立柱

立柱是 Ilizarov 系统内不可或缺的零件。其主要作用：①全方向放置；②360° 旋转；③全角度放置。螺纹立柱和螺母立柱的孔内径为 7 mm。螺纹立柱的螺纹尾 13 mm，基底高 4 mm，可以通过螺母直接连接到其他组件上。螺母立柱有 10 mm 的凹槽，内有螺纹，可以连接螺栓或螺纹杆，基底高 6 mm（图 3-4-22）。螺纹立柱的规格为：28 mm 2 孔、38 mm 3 孔、48 mm 4 孔等。螺母立柱的规格为：30 mm 2 孔、40 mm 3 孔、50 mm 4 孔等。

七、半铰链

其外形和 1 孔的螺纹立柱及螺母立柱一致，

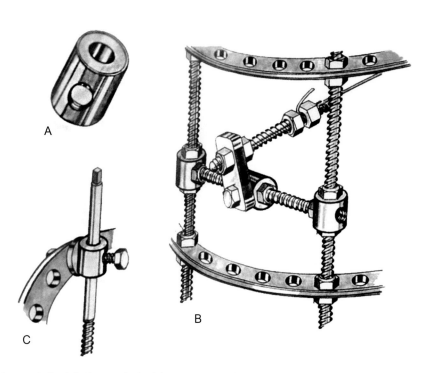

图 3-4-21　A. 衬套；B. 该构型中使用了多个衬套，用于支撑牵拉装置。注意衬套两侧都有螺母锁紧，孔式斜拉杆的尾部动力螺母为 6 mm 厚，末端锁紧克氏针的为 5 mm 厚；C. 衬套可固定半针，一侧孔用螺栓和垫片固定在环上，一侧孔用螺栓固定半针

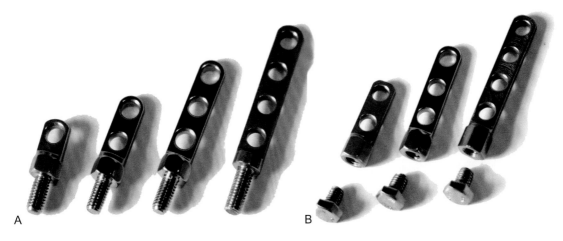

图 3-4-22 A.螺纹立柱；B.螺母立柱

只是要薄一半，方便两个重叠构建铰链。其高度为 4 mm，凸缘为 13 mm 长、3 mm 厚。连接后成为低切迹的铰链。后面的章节中我们要展示铰链的各种用法，这里先简单介绍一下经典的铰链。Richards 公司研发了新的联合铰链，二合一（图 3-4-23），该组件只能被用作双轴铰链的中间部分（图 3-4-24）。如今 1 孔的螺纹和螺母立柱已经被广泛用在部件连接中。

八、扳手

扳手各有其用，许多 IEF 手术的患者需要先拆除旧的其他种类的外固定，然后进行新的外固定，因此实际准备的扳手规格越充分，手术就越方便。常用的扳手是 10 mm 外六角、7 mm 外六角和 6 mm 内六角（图 3-4-25）。要强调操作时必须两个扳手对拧锁定螺母。对拧后可以均匀产生将近 200 kg 的力量。当固定针螺栓时，其螺栓头侧的扳手起到稳定作用，属于静态固定，如果用力，则克氏针会出现弯曲，螺母侧扳手用力拧紧，属于动态固定（图 3-4-26）。

邻近洞孔都有螺栓固定，而需要拧紧中间

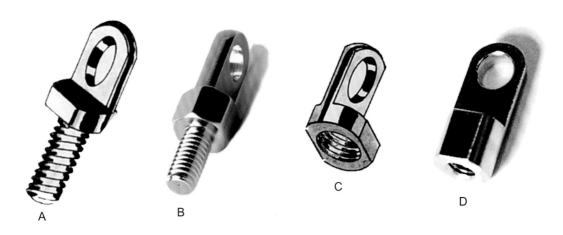

图 3-4-23 A.半铰链（公）；B.也可为单孔螺纹立柱；C.半铰链（母）；D.也为单孔螺母立柱

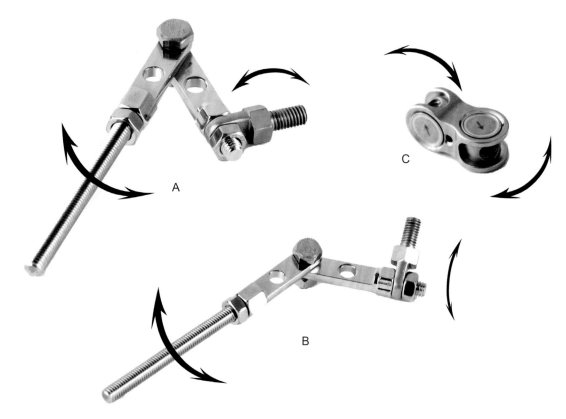

图 3-4-24　双轴铰链构型。**A、B.** 注意其双轴方向；**C.** 新一代双轴铰链也是两个方向上运动，但小巧稳定

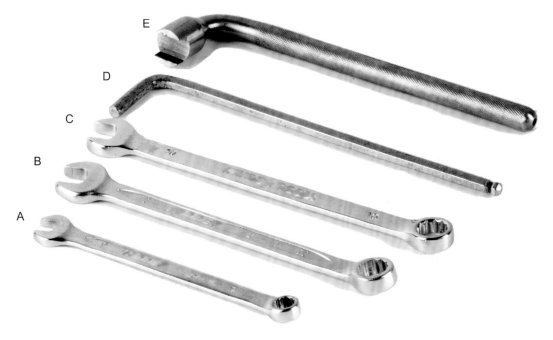

图 3-4-25　常用各种类型的扳手。**A.** 7 mm 扳手；**B.** 10 mm 扳手，有开口和闭口两个尾端；**C.** 10 mm 长扳手；**D.** 6 mm L 形内六角扳手；**E.** 10 mm 烟斗扳手

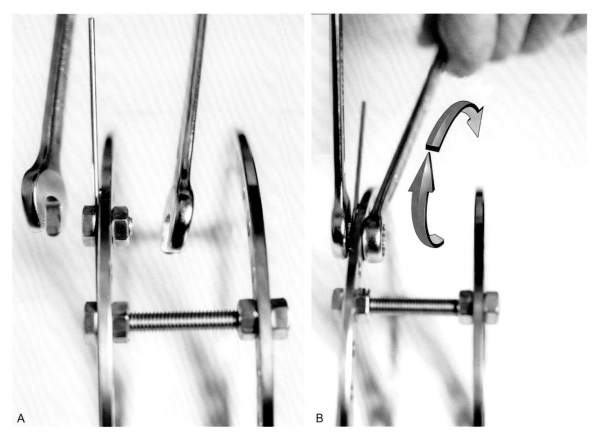

图 3-4-26　A. 左侧扳手所对为螺栓尾，右侧扳手所对为螺母；B. 扳手卡住螺母和螺栓后，左侧螺栓扳手不动，起到稳定和对抗作用，只扭转右侧扳手（箭头）。如此，则克氏针不会弯曲变形

洞孔的螺母，这种情况临床并不少见。此时扳手很难嵌入拧紧。我们的做法是：①试试从对侧嵌入；②试试斜着插入扳手；③实在不行，就先松开附近组件，拧紧中间螺栓，然后再拧紧松开的组件。

70 年过去了，IEF 的许多部件和工具不断地被尝试翻新或改进，但基本的构件依然是 Ilizarov 在二十世纪五六十年代发明的，有些甚至没有多少改变，比如螺纹杆、洞孔环、铰链等。虽然许多部件的外形和工艺有所改进，但发挥的作用依然和过去一模一样。

九、铰链

借助于航母编队，海军才走向远洋和深蓝；IEF 系统有了铰链，就跨过关节和各种畸形，走向一片更广阔的天地。铰链是 Ilizarov 发明的一种特殊的配件，非常重要，因此本节专述其原理和方法。

Ilizarov 构型和配件多样，有神鬼莫测之机。原因之一是因为有铰链。作为环与环之间连接的主要结构之一，铰链的存在使得连接的两个环和单元可以成角，可以在之后的过程中逐渐改变角度，这赋予 IEF 独特的全方位的矫形能力。

铰链的位置、方向和数量对矫形非常重要。铰链结合套筒杆，就可以缓慢矫形和延长。铰链可以使得成角骨不连恢复力线和角度，同时加压促进骨折愈合。铰链可以传导张应力，帮助皮肤伸张、血管神经化、软化瘢痕，从而影响局部的软组织排列方向。

铰链的优点如下：①把活动限制在一个平面或多个平面内；②提供支点，精确复位成角和移位；③使组织适应于改变方向后的应力。

铰链要发挥作用，需要截骨。少数情况下，如儿童、骨质疏松、Paget 病、成骨不全，甚至不截骨也能矫正畸形。

铰链可以是通过立柱、连接片的交叉重叠组合成传统的俄式铰链，也可以是一体化的成品（图 3-4-27）。

之后我们还要详细描述各种铰链的应用。其共同点是有螺栓连接作为旋转轴心。螺栓的另一端用尼龙防旋转螺母作为锁定，或使用两枚薄螺母互相锁定。现在全世界使用比较多的是一体化单向铰链（图 3-4-28）。一体化单向铰

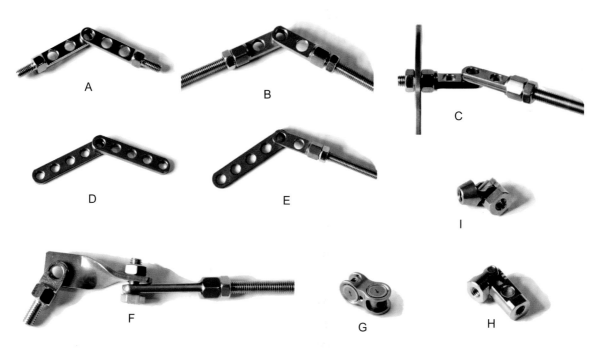

图 3-4-27　各种铰链的组建方式。A. 两个螺纹立柱；B. 两个螺母立柱；C. 螺纹立柱和螺母立柱；D. 两个连接片；E. 连接片和螺母立柱；F. 螺纹立柱、扭转连接片和螺母立柱构成的双向铰链；G. 一体化双向铰链；H、I. 一体化多向铰链

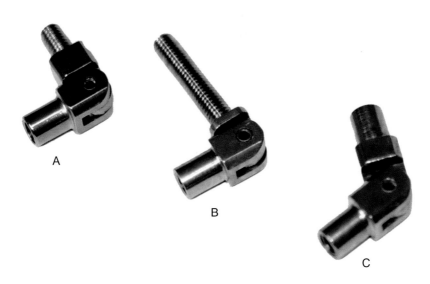

图 3-4-28　一体化单向铰链：A. 内外螺纹铰链（短）；B. 内外螺纹铰链（长）；C. 内螺纹铰链

链、双向铰链、多向铰链小巧，占空间少。传统组装铰链依然有特殊的用处，比如需要大范围 360° 旋转轴或者在器械准备不充分时，它们依然能发挥良好的铰链作用。可以在两个模块之间增加垫片，调整环和环之间的距离，或者从矢状面铰链旋转 90° 变成冠状面铰链，从而轻微地升高或降低一个环的位置，达到矫正骨折纵向或横行移位的效果。

铰链的位置和使用原则严格按照 Paley 所著的《矫形外科原则》（*Principles of Deformity Correction*）一书中描述的方法进行设置，此处强调几点：

1. 连接铰链的远近环必须各自垂直于骨干。

2. 在畸形的对面，一般使用两个铰链来确保稳定。铰链的方向到凹面或凸面随着位置不同而产生压力或撑开的力量（图 3-4-29）。

3. 铰链一般位于畸形顶端，如果是两枚铰链，必须在一个平面上（图 3-4-30）。

4. 同一平面的矫形方向必须一致。

不同位置的铰链，产生不同的力。铰链在凹侧，动力在凸侧加压，则产生压缩力；铰链在凸侧，动力在凹侧撑开，则产生牵张力。铰链紧挨畸形顶侧，出现凹侧楔形撑开效果；铰链离畸形顶一定距离，出现畸形纠正，同时有

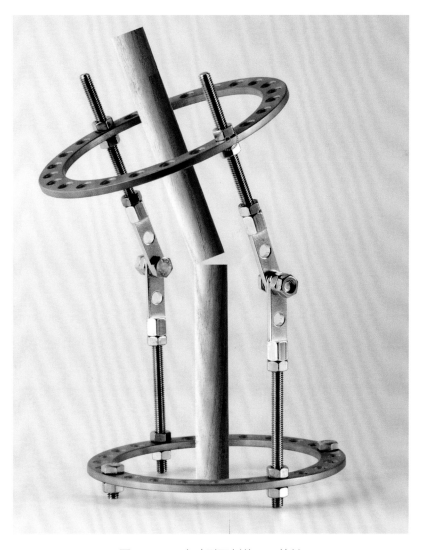

图 3-4-29 在畸形两侧使用双铰链

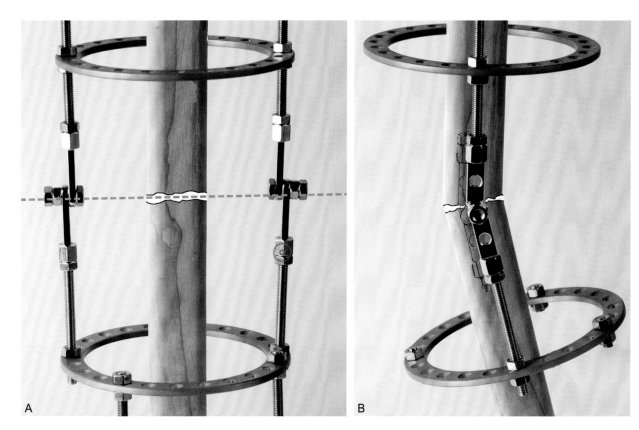

图 3-4-30   骨不连成角处铰链摆放位置。A. 正面观，铰链的旋转轴和畸形顶点同一直线（虚线）；B. 侧面观，双铰链重叠

间距撑开。如果骨段之间有间隙且成角，需要先纠正成角畸形，然后通过牵开和压缩的方法稳定骨段，达到促进骨折愈合的目的（图 3-4-31）。

放置在特殊部位，铰链还可以起到平移、去旋转、多轴矫形的效果，以下分述之。

（一）凹侧铰链

其特征是铰链位于畸形凹侧，撑开力量也来自于凹侧，称为楔形撑开铰链；如果力量来自凸侧，则为压缩铰链。

（二）凸侧铰链

凸侧铰链特征是铰链位于畸形凸侧，撑开力量来源于凹侧。当只有成角畸形，无移位畸形时，该铰链起到纠正成角畸形的作用，称为

牵张铰链；当合并有移位畸形时，起到纠正成角和复位的双重作用，称为复位铰链。

楔形撑开铰链根据具体的铰链位置，分为两种（图 3-4-32）：（1）旋转轴和铰链位于畸形凹侧，小幅撑开，适用于骨质疏松骨或萎缩性骨不连矫正。（2）旋转轴和铰链位于中间，中等幅度撑开，适用于普通正常骨和普通性骨不连矫正。还有一种是旋转轴和铰链位于骨凸侧，完全楔形撑开，适用于硬化骨和肥大性骨不连。如果继续向凸侧外移，则完全撑开的同时还将延长，称为牵张铰链。

压缩铰链也位于畸形凹侧，但不同于楔形撑开铰链，其动力即压缩力在凸侧（图 3-4-33）。压缩力的大小取决于压缩铰链和骨的距离。距离越大，压缩力越大。压缩铰链适用于畸形合并骨缺损，也适合于骨质疏松骨端柱状凸起。

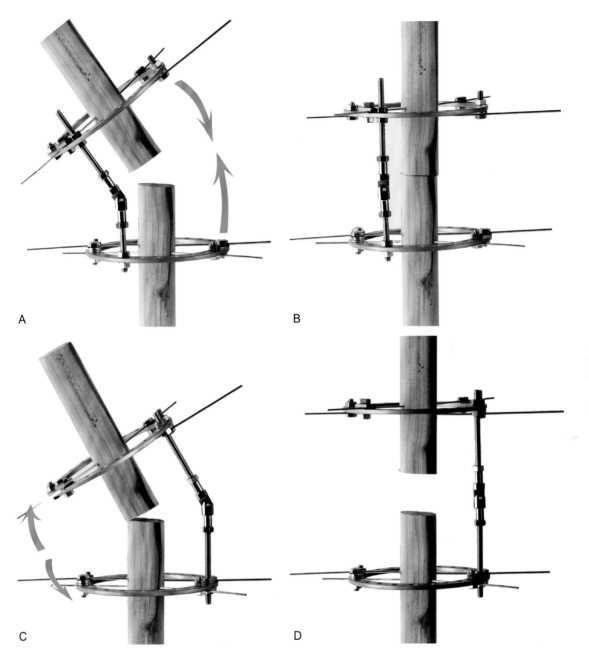

图 3-4-31 铰链位置对骨折块的影响。A. 铰链在骨折成角的凹侧；B. 动力在对侧，压缩骨折复位；C. 铰链在凸侧，动力在对侧撑开；D. 骨折对线复位，但分离，需要再短缩

牵张铰链，产生畸形完全矫正和（或）延长的作用（图 3-4-34）。延长长度取决于铰链距离骨的距离。距离越远，撑开间隙越大，延长长度越大。适用于畸形＋肢体短缩的病例。缓慢撑开会有骨痂生长，当然也可以撑开后植入骨。

复位铰链的应用略复杂，有两种情况：

（1）远端骨段移位于凹侧，旋转中心必须安置在近侧骨段畸形凸侧顶点的近侧（图 3-4-35）。

（2）远侧骨段朝向凸侧移位，旋转中心应该安置在远侧骨段凸侧顶点的远侧（图 3-4-36），其复位铰链的安置原理同前，即：在复位

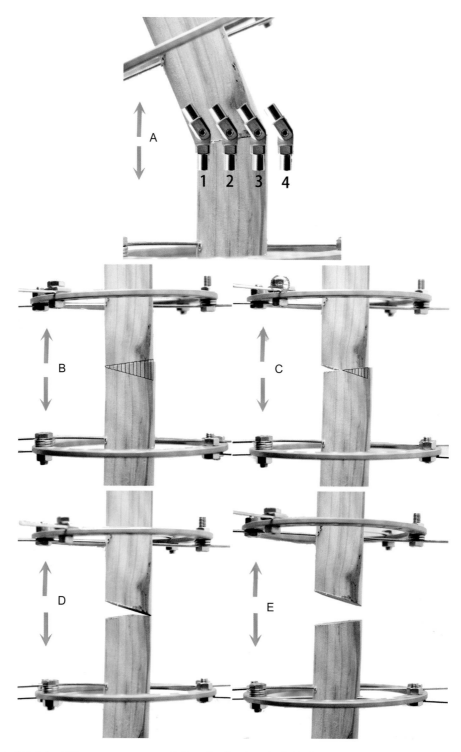

图 3-4-32　A. 正面成角畸形，1、2、3、4 四个位置分别是在凹侧的皮质、中间、凸侧皮质和凸侧皮质外，撑开力量来自凹侧；B. 铰链在凹侧皮质凹侧撑开时，对侧骨皮质压缩才能复位；C. 铰链在中间时，在凹侧撑开和凸侧轻度压缩才能复位；D. 铰链在凸侧皮质时，楔形牵张；E. 铰链在凸侧皮质外侧时，凹侧完全撑开且骨分离。最后两种情况属于凸侧铰链，放在此处可展示其楔形撑开内涵的连续性

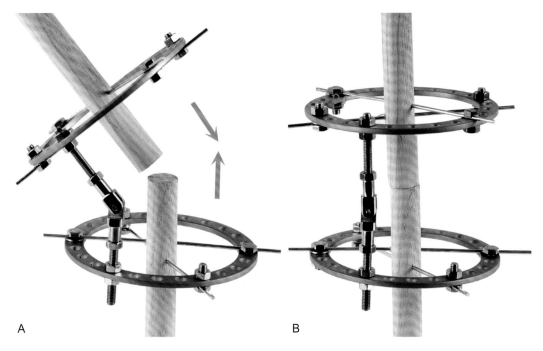

图 3-4-33 成角畸形。**A.** 压缩铰链放置在畸形凹侧；**B.** 动力放置在凸侧，矫正后可以继续加压，促进骨接触

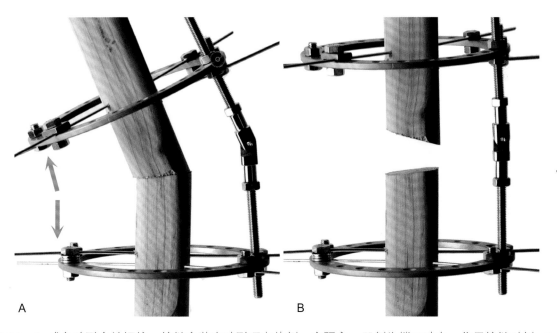

图 3-4-34 **A.** 成角畸形合并短缩。铰链安装在畸形顶点外侧一定距离，凹侧为撑开动力，位于铰链对侧；**B.** 矫形后骨畸形消失，且长度恢复

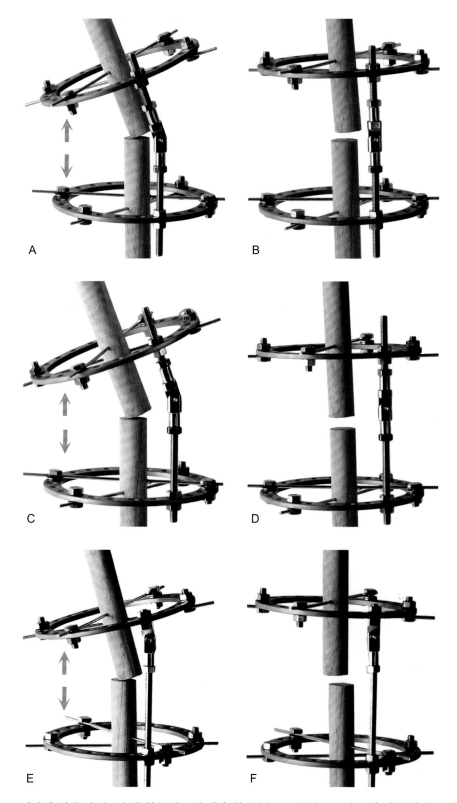

图 3-4-35 A、B. 成角和移位畸形，复位铰链放置在成角的凸侧，凹侧撑开，由于有移位畸形，当按 CORA（成角旋转中心）原则放置铰链于成角畸形之顶端时，成角畸形纠正，但移位纠正不足；C、D. 当略向突出的移位段环靠近放置铰链时，同时纠正了成角和移位畸形，此时只需加压就能恢复对位对线，或继续撑开延长牵张成骨；E、F. 当继续靠近环放置时，出现成角畸形纠正、但移位矫过的情况。临床中可以灵活应用复位铰链

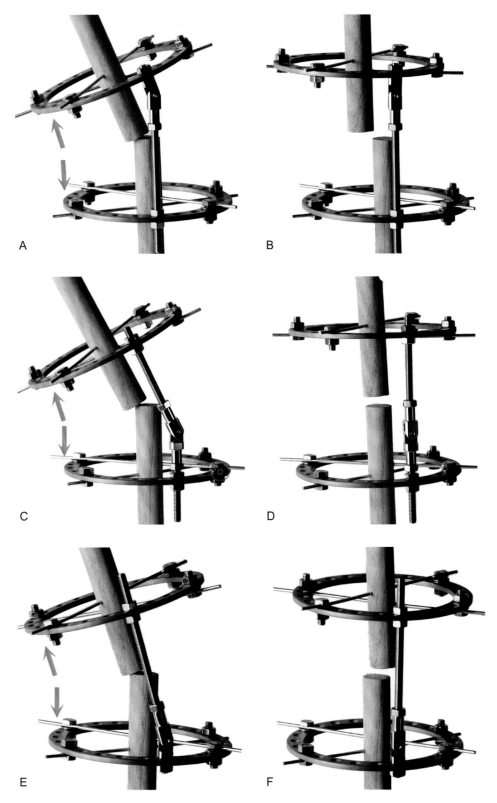

图 3-4-36 成角和移位畸形，复位铰链放置在成角的凸侧，凹侧撑开。**A、B.** 铰链放置在远离凸侧凸出骨段，成角畸形纠正，但移位纠正不足；**C、D.** 当略向凸出的移位段环靠近放置铰链时，同时纠正了成角和移位畸形；**E、F.** 当继续靠近环放置时，出现成角畸形纠正、但移位矫过的情况

成角畸形的同时，越靠近凸侧凸出骨段的环，其推该骨段向凹侧复位的能力越强。

（三）平移铰链

如果是移位无成角，则没必要使用铰链。通过螺纹立柱之间的螺纹杆实现平移（也属于另一种形式的铰链）。此时复位装置由螺纹立柱、螺母立柱组成。连接横杆和移位处平行，且和环平行（图 3-4-37）。

（四）旋转铰链

该装置用以纠正无成角的旋转畸形，也是由立柱和横杆组成，也可以看作是一种特殊类型的铰链。横杆和旋转畸形平面平行。横杆之间不平行，但横杆之间的夹角相同（图 3-4-38）。

除了缓慢纠正旋转畸形，该装置还可以迅速纠正旋转畸形；但最好是在 15° 以内，且其他畸形已经纠正，软组织条件良好的情况下。一次纠正度数过多，容易导致肢体血液循环和其他软组织的问题。如果肢体既有旋转又有短缩畸形，可先延长肢体，有成骨影像后 2~3 周再去旋转。如此可以保护新生血管免于机械矫正过程中出现的复合牵张和扭转力量。

（五）多轴铰链

多轴铰链主要为同时矫正两个方向上的畸形设计。比如可以用于前后屈同时伴有内外翻畸形矫正。虽然双轴铰链可以使得骨块同时向两个方向移动，它们还是受到推拉装置双轴有限推拉力的限制。为此，需要更复杂的构型配

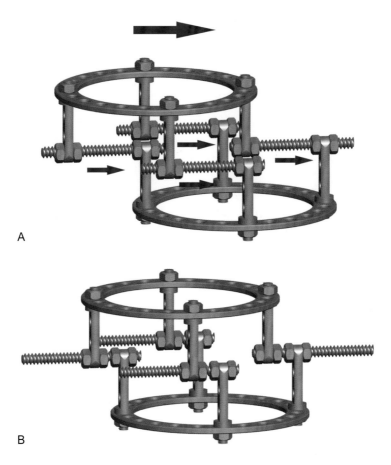

A

B

图 3-4-37　A. 两个环各自垂直于骨折段且平行，但有左右器移位。环之间安装四杆平移装置，拧动螺母（小箭头），即可产生前推或后拉的平移力量（大箭头），从而纠正骨的错位；B. 注意复位前后螺纹杆上螺母位置的改变

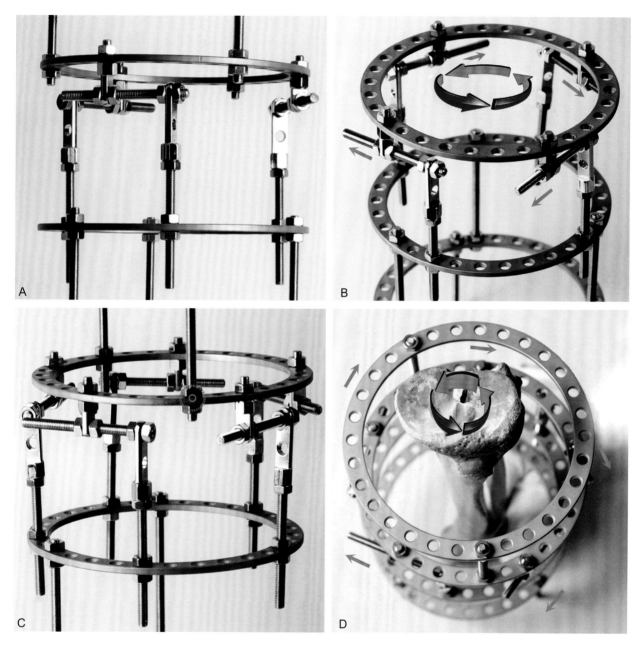

图 3-4-38　三种去旋转装置，去旋转的横杆必须和骨折线齐平。A. 三组装置去旋转，每组之间各自成 120°；B. 四组装置去旋转，每组之间为 90°。蓝色箭头为每个装置的去旋转方向，红色箭头为近端环的整个旋转方向，两种反向；C. 五组装置去旋转，每组之间为 72°，或者尽可能均匀地按洞孔数量平均分配，适于有足够空间安装；D. 装置越多，其形成的切线拉力越接近于圆形，去旋转曲线也越均匀

合双轴铰链才能达到临床想要的效果。此外，双轴铰链的双轴并不是同时在一个水平或一个点。这和同一个点的多轴铰链有内涵的不同。

根据临床情况，推拉装置的安装应该首先针对主要畸形。铰链应该准确放置，产生预期效果。主要畸形纠正后，再改变构型，调整部件，纠正剩余畸形。

大的外固定构型，比如股骨、小腿和上臂，矫形骨块力量大、体积大，会使得铰链的第二平面不稳定。因此多轴铰链大多用在小构型上，比如足部和手部构型。马蹄足矫形，多轴铰链可以同时矫正内翻和马蹄足畸形，腕部可以同时治疗马德龙（Madelung）畸形的成角和半脱位。这种外固定架必须有更多的连接配件来防止多轴铰链第二轴方向上的不稳定（图 3-4-39）。

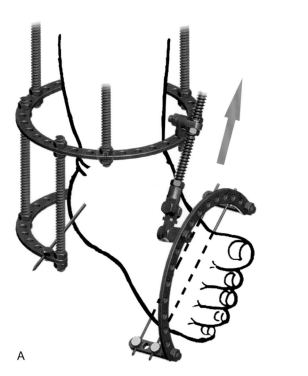
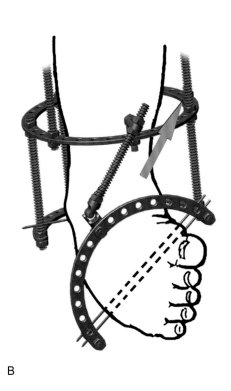

图 3-4-39   A. 早期组装双轴铰链同时矫正足内翻和马蹄足畸形；B. 现在多用一体化多轴铰链矫正马蹄足畸形

最后，谈谈铰链的矫形速度（三角形原则）。

由于推拉装置距离铰链有一定距离，其所在位置的推拉速度传到铰链处会降低。判断速度的办法就是三角形原则（图 3-4-40）。根据这一原则，可以精确地计算出铰链处或铰链对侧的骨皮质处每延长 1 mm 则推拉装置处需要延长的度数。推拉装置距离铰链越远，其相对的速率越大。由于两侧软组织的牵张速度也不一样，推拉装置侧速度要明显快于铰链侧，治疗时应该充分考虑这些情况。

去旋转的速率和上述原则相似。去旋转装置和骨中心自发形成一个三角形，也是三角形原则。而骨折移位则无须参照这个三角形原则，是平移，因此 1 mm 装置移位就是 1 mm 骨折移位。

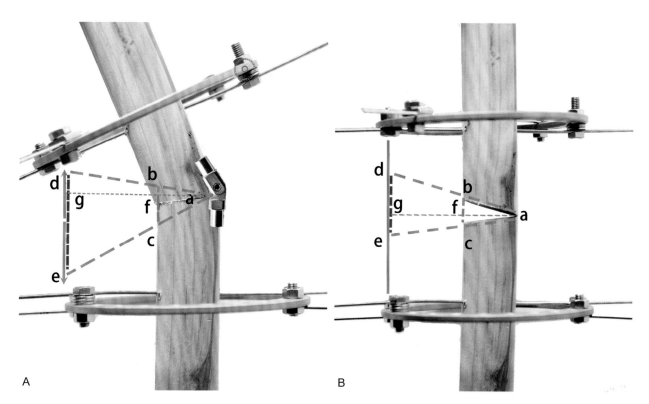

图 3-4-40 △ abc 和 △ ade 是相似三角形。三条边的比例相同，垂直线的比例也相同。A. 牵张速度为 de（红色线），de：bc=ad：ab=ag：af，de=ag/af×bc，预想 bc 侧骨皮质每天延长 1 mm，则为已知，bd、ba、gf、fa 其比例都可以在 X 线片上直接测量得出，因此 de 按此公式很快就可以计算出来；B. 矫形后效果，假设 bc 处每天 1 mm 延长速度，则此图中 de 的速度大概等于每天 2.5 mm。动力 de 离开顶点 a 越远，则需要的转动速度越快。图 A、B 中两个三角形虽然角度不同，但原理和测算方法相同，其 de 的延长速度和角度无关，和离开顶点 a 的距离有关

第四章　装环穿针

在基本部件中已经涉及了不少基本用法，此章则进一步阐述如何装环、如何穿针，此两步是最基本的用法，但并不简单。

第一节　装　环

环的组装方法很重要。有两种组装方法，第一种方法是在体外预组装：把环、杆和主要配件预先组装，套入肢体穿针固定（图4-1-1）。优点是节约时间，缺点是术中遇到复杂问题不易调整。全世界范围内大多数医生喜欢这种方法。第二种方法是在肢体上逐个组装部件。先穿克氏针，固定到环上，牵张，然后用螺纹杆连接各个环（图4-1-2）。至今俄罗斯库尔干地区和印度依然坚持使用此法。国内少用，但要注意的是其先穿针时，没有环和杆的限制，每一个针都在规矩和完美的位置上，之后又是环和构型将就于针，因此不良应力少，术后的针道感染少。该法第一个环安装到克氏针上连接调整位置完毕后，可以连接两个平行螺纹杆，起到关节置换中力线杆的效果，指导医生安装下一个环的方向和位置。术中穿针十分灵活，复杂畸形时先针后环可以简化构型，安装时间比第一种略长，术后针道反应轻。新手容易上手这种方法，熟练者两种方法皆可。

无论哪种方法，外固定整个构型必须能承受体重、牵压和日常活动。**首要原则是：环必须绝对稳定**。术者术前必须对环的直径、数目、位置、构型、针布局、配件、连接方法等胸有成竹。装配和固定好一个环式外固定架并非易事。

环的使用要掌握以下信息。

一、环的数目

环是平面多孔结构。数目越多，越稳定，但过多、过于烦琐，刚度过大。夏和桃说"巧力求稳"，就是这种平衡。两环构型只宜上肢（不负重），下肢一般至少四环。生物力学分析显示，为了维持环的最大强度和刚度，两个邻近环之间的距离不要超过环的直径。当超过这个直径时，可以通过增加一个环来增强。

二、环的构型

许多时候需要两个半环组装成一个全环（图4-1-3）。用半环组装全环的好处之一是灵活，在漫长的治疗过程中，这种结构可以方便增减（这种方法在国内差不多放弃了，我们之后的章节中要讨论到这样做的更多好处）。足踝部位也经常需要半环，前后足的半环可以通过增加连接片或铰链连接。

三、环的方向

环应垂直于骨。所有环应平行，方便螺纹杆的连接（图4-1-4）（老式的Ilizarov环都是先穿针再装环再连杆）。绝大多数情况下，环

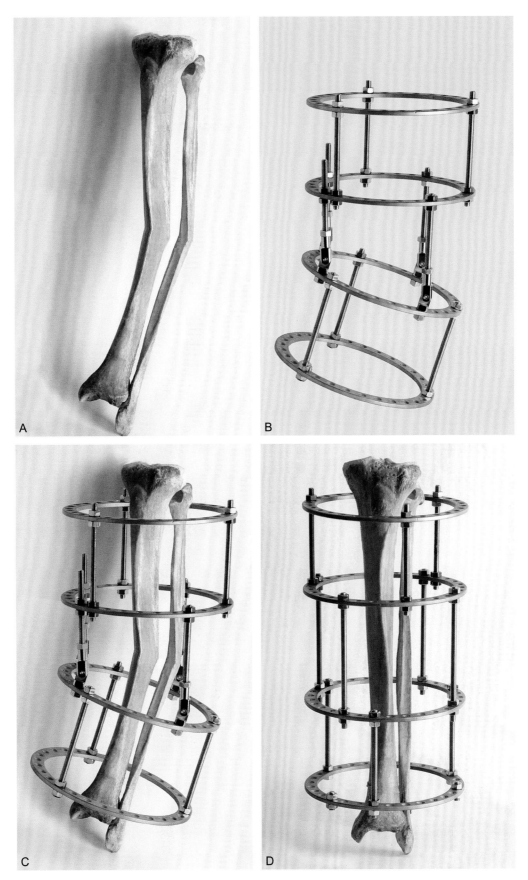

图 4-1-1　体外预装法。**A.** 胫腓骨中段内翻畸形；**B.** 体外预装；**C.** 环套入肢体，然后穿针固定；**D.** 矫形结束后拆除关节器，改成螺纹杆

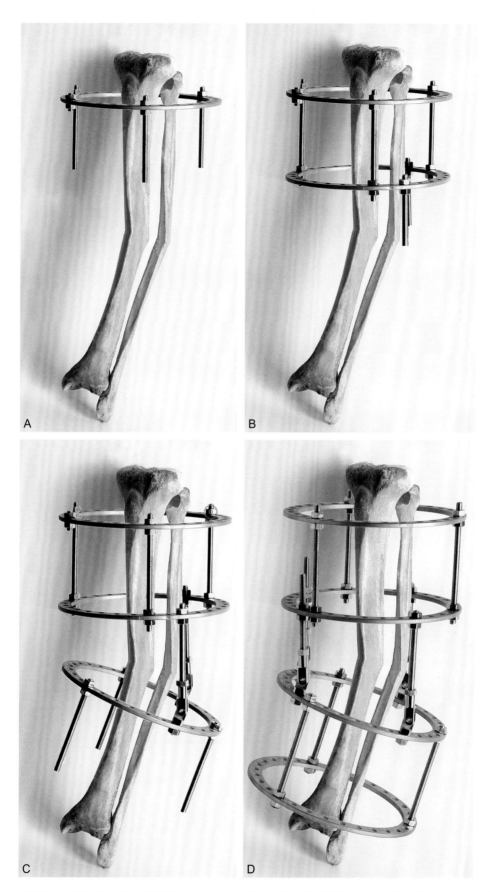

图 4-1-2 在体安装法。胫腓骨中段内翻畸形。**A.** 先穿克氏针，连接到近端环；**B.** 然后连杆，打入第二个平面之针，安装第二个环；**C.** 同法打第三个平面；**D.** 最后再上第四个环。如此其构型和体外预装法一样，只是穿针要求更高

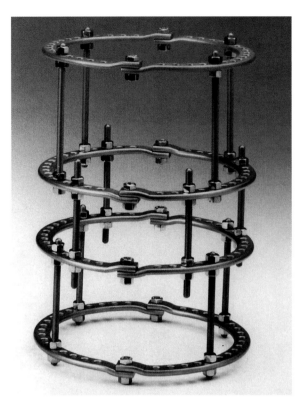

图 4-1-3　老式 Ilizarov 环的标准四环构型，全环全部由半环组成

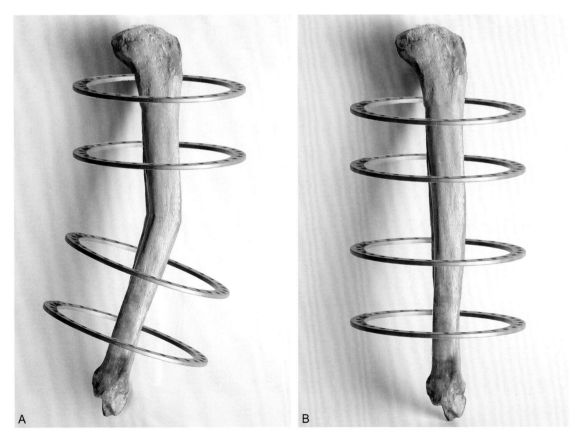

图 4-1-4　A. 胫腓骨前弓畸形，畸形上下段，每个环都垂直于各自骨段的骨干长轴；B. 矫形后胫骨力线恢复，四个环平行

应该在矢状面和冠状面上垂直于该节段骨（图4-1-5）。

　　肢体应在环的中心，上下左右骨与软组织的走行都要兼顾。具体放置时还要考虑软组织的条件，避开部件占位等情况。手术操作过程中，一人穿针、一人扶腿、一人扶环。其中扶环者技术要求最高。

　　小腿延长时，由于小腿外侧肌肉的张力，包括胫骨前肌、趾长伸肌、姆长伸肌等的牵引，远侧骨段会向外漂移。而后侧肌肉，如腓肠肌、比目鱼肌、胫骨后肌等则将远侧骨段牵向后侧。同时由于髌韧带的强力牵引，导致小腿出现外翻、前凸畸形。这些必须术前就有所考量，进行预防。

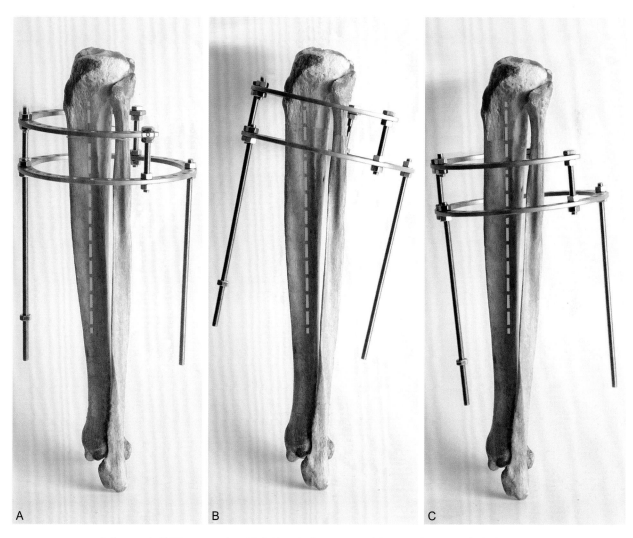

图 4-1-5 A. 正常位置下矢状面上环垂直胫骨力线（虚线）；B. 环前倾，远端环会压迫皮肤；C. 环后倾，远端环易空间偏移。安装过程中，医生应该从正、侧等多个角度观察环的位置

有人推荐使用近端环前屈、外翻各 5° 的方法来抵消这种畸形（图 4-1-6）。这其中有个重要的参数，即每偏移 1 cm 抵消 5° 左右，此种方法国内目前没有医生使用。如果近段没有装铰链，那就需要使用内径 8 mm 的洞孔环，否则环的倾斜无法达到 1 cm，而国内的大部分洞孔环的直径达不到 8 mm，此时需借助更好的构型和布针来减少这种畸形的发生。

股骨近段截骨安装外固定架时，需要注意近段半针也应该预先斜行置入。由于内收肌群将远侧骨段内移，后侧肌肉，尤其是股二头肌易将骨牵引到后侧，而外展肌群等则容易将近侧骨折端牵向外侧，因此会综合导致股骨远端内翻和前弓畸形。此时，将主弓预外展 7°～10° 和 5°～7° 的前倾可以抵消这种畸形的趋势。肱骨近端截骨延长时，也同理需要前倾主弓 5°～7°。这是因为喙肱肌和肱三头肌内侧头的力量会导致肱骨远端向内移位引发内翻畸形。当远端截骨时，无须预先倾斜放置环，因为肌肉的张力在远端止点处逐渐减小，而近端支持环足够稳定来抵消远端的各种力量。由于操作和分析过程烦琐，又由于半针的普遍使用使得外固定单元的刚度增加，这些苏联时期的技术在国内多已不用，但预先考虑延长和矫形后骨轴线的变化仍然有很重要的临床意义。虽然原则是每个单元的环都垂直于骨长轴，但可以预

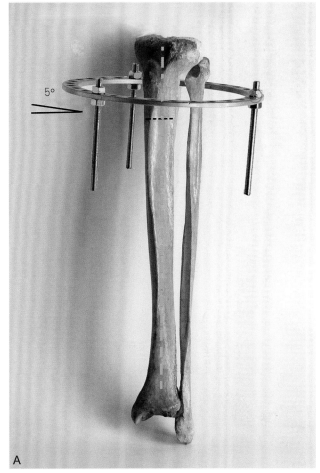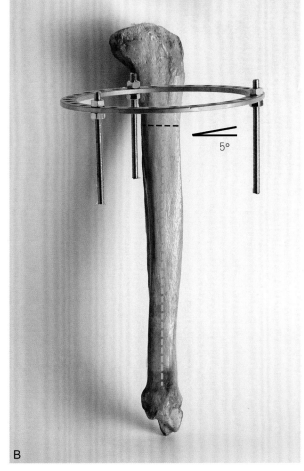

图 4-1-6　胫骨延长时环的位置。**A.** 预估到截骨远段会外翻，故近端支持环 5° 内翻安置；**B.** 预估到截骨远段会出现前弓，故近端支持环 5° 反曲放置

先安置角度，给整个外固定架于预先的变形量，使得其在矫形过程中或结束后不至于发生太大的移位。如膝屈曲挛缩时，股骨和胫骨的环在分别垂直于骨长轴的基础上，可以向膝关节后侧预先屈曲 5°～10°，则在撑开膝的过程中，倾斜的环逐渐垂直骨的长轴，不仅美观，也减少了移位压迫皮肤的可能。

四、环的分布

骨折 4 环的位置分布：固定骨折的中间环要靠近骨折端。越近，越稳定。但也不要过近，因为会干扰骨折愈合。

环靠近关节面会限制关节活动。此时最靠近关节线处的应该用 5/8 环，也就是我们国内通常说的 C 环，或者半环结合弧形连接片。C 环稳定性略低于全环，但通过与其紧密连接的全环组成一个单元就可以承受各种力。股骨近段属于特殊部位，为了增加患者的舒适度，可以用 1/4 环结合半针来固定。

近端环称为**支持环**，总在外固定架的近段，为静态固定，承受全环之力。在股骨，其近段弓即是支持环；在肱骨，近段的带有弧形反转的环也是支持环。

远端环称为**稳定环**。位于外固定架的远端，依病情可动可静。该环决定了外固定架远端力量的平衡和稳定，一般距离远端关节面 3～5 cm。

参考环一般位于两种平面力量的交汇处，当起到延长或搬移作用时，称为**推拉环**（图 4-1-7）。因为该环的作用是牵张或压缩骨，应该尽量靠近骨折端或截骨端。推拉环在中间，为 1～2 个，可以同向或反向移动。先穿针固定支持环（近端环），然后穿针固定稳定环（远端环），最后是推拉环（中间环）。当不打克氏针，仅仅起到承上启下连接作用时，称为**自由环**（图 4-1-8）。当起到矫形作用时，可以称为**矫形环**。矫形环的作用是控制水平、斜力和剪力。环放置在骨折移位段，并和骨折端保持 2～3 cm 距

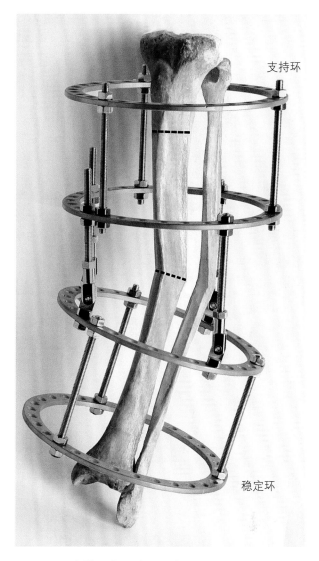

支持环

稳定环

图 4-1-7 支持环在近端，稳定环在远端。中间的两环为参考环，也称多功能环，视其功能而被称为推拉环、矫形环或自由环（无穿针固定）。此图中，近端参考环暂时起延长作用，可称之为推拉环，而远端参考环起到矫形作用，可以称为矫形环

离。环的功能不同，名称不同。当承受多方向的力，比如，需要同时牵张和去旋转时，该环同时具有推拉和矫形的作用，则称为**多功能环**（图 4-1-9）。

上述功能的环一般都是 1～2 个，最多可以 3 个。其功能和名称随着构型的改变而改变，不是死板的。

推拉环的位置决定了骨折、骨不连、截骨端的稳定性。理论上说，环的位置越靠近骨端，

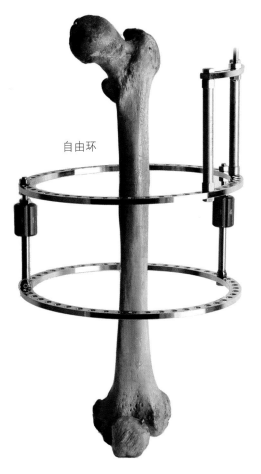

图 4-1-8   近端环为参考环，又名自由环

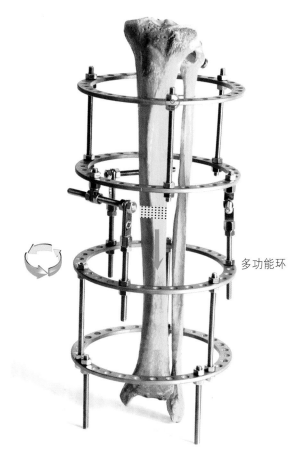

图 4-1-9   从上到下，第三个环为多功能环，承受两种以上的作用，此处承受去旋转和延长作用

则越稳定，但实际上，固定过程中局部可能出现有微骨折、骨质疏松和锥形畸形（图4-1-10），因此就需要预留一段游离骨端。既要靠近骨折端又要预留一段是矛盾的，所以在选择推拉环的位置时要慎重，这个数据一般为 2 ~ 5 cm。我们的经验是离骨折端 2 cm 左右。如果有骨质疏松，距离可以略大。如果是上肢，如尺桡骨，距离可以略小。

在临床使用过程中我们发现，苏联时期对于这些环的命名过于复杂。虽然便于初学者循序渐进掌握环的作用，但肢体长骨的近端或远端的环其实都可以起到稳定和支持的作用，我们更愿意称之为稳定环。稳定环和支持环之间并无绝对的界限，都起到基石的作用。而中间的环，无论矫形环或推拉环，都可以称作移动环。一静一动，谓之道也。自由环在一个构型中，起初可以当作稳定四根杆起到稳定环作用，后期可以顺着移动环一起移动，甚至行克氏针固定，起着辅助移动环的部分作用。对于矫形构型而言，实际上起到基石作用的环（一般在肢体的近端，少数也可以在远端）就是稳定环，被矫形平面的环是移动环。比如矫正马蹄足畸形，在胫骨的环，无论是 2 个还是 3 个平面，都是稳定环，相对静止稳定，而足踝构型的环，随着矫形过程而移动，是移动环。**事实上，绝大多数构型，掌握稳定环、移动环、自由环三个概念就足够了。**

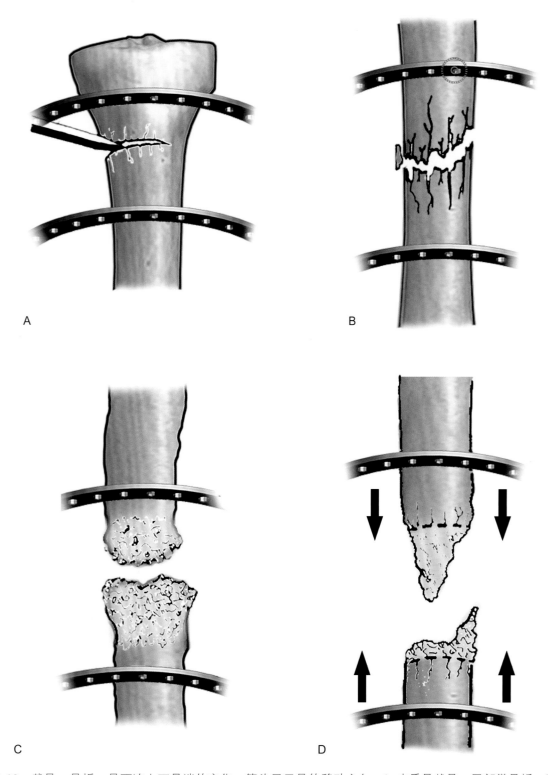

A

B

C

D

图 4-1-10　截骨、骨折、骨不连上下骨端的变化，箭头显示骨的移动方向。A. 皮质骨截骨，局部微骨折，环靠近骨折端，但有一定距离避开微骨折；B. 新鲜骨折的局部微骨折区域更大，环距离骨折端要超过 A；C. 骨不连，局部骨质疏松，环需紧邻骨质疏松区；D. 骨不连合并冰柱状骨端，虚线显示截骨线，截骨会继续带来微骨折，因此环的放置位置要考虑截骨线和微骨折，放得更远一些

五、环和皮肤的距离

无论部位和方向，环和皮肤的距离一般要求至少有 3 cm，有说是两横指，是同一个意思。这个空间很重要，不仅是医生在此操作各种配件的装卸，也为术后可能的肿胀预留空间，防止皮肤的压迫。环过小，容易卡压皮肤，即使术中没有卡压，术后也会因为体位变化、肿胀、针的松动造成卡压（图 4-1-11），还要采取各种办法调整。环过大，也不美观，同时造成生物力学上的不稳定（图 4-1-12）。

有三种测量方法可以决定环的大小：第一种是用卷尺来测量肢体最粗部位的直径，再加 6 cm 为环的最小内径，这样保证有 3 cm 的空间；第二种为使用环套到最粗部位，确保 3 cm 直径，这个方法更准确；第三种使用塑料模板，该模板和环等同直径，用来预先判断环的大小（图 4-1-13）。

所有环的安装应该准确。环的直径最好上下一致。有些部位，比如股骨近段 - 远段、膝以上 - 膝以下，也可以不一致，则需要更多的连接附件。如果装环过程中有压迫，应该及时

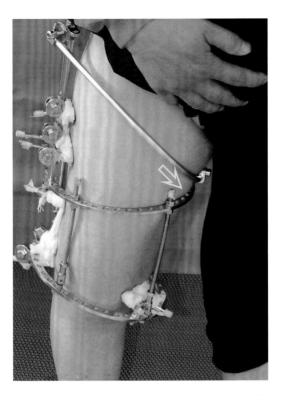

图 4-1-11   大腿环术中选择过小，术后容易卡压（箭头）。因此预留环和皮肤 3 cm 的空间很重要。有时，术中即便是没有卡压，但由于过于和皮肤"匹配"，术后也会出现卡压

调整。通过一个病例来说明装环的一些注意事项（图 4-1-14）。

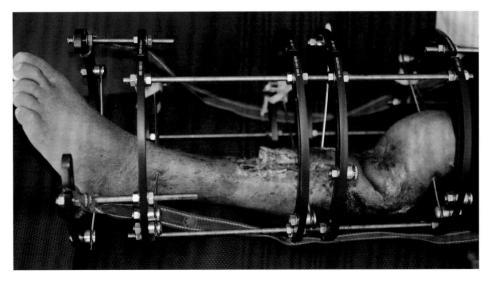

图 4-1-12   环过小固然不好，过大也不好。此例中环太大，针太粗，结果牵张成骨失败，截骨处无骨痂生长，只能翻修。在其他要素不变的情况下，环离骨的距离越短，则整个构型越稳定，越稳定，则越利于成骨

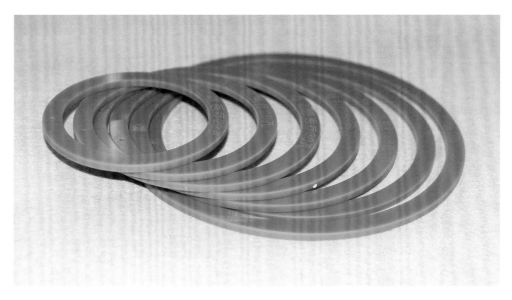

图 4-1-13　环的塑料模板，用于术前判断环的大小，精准预判

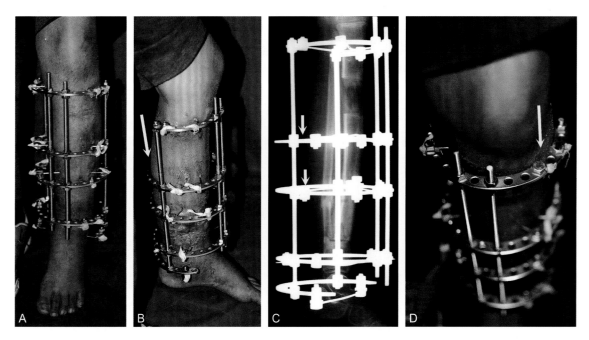

图 4-1-14　胫骨纵向骨搬移构型。最理想的安装是肢体在环的中心略靠前侧的位置。该病例不足之处有：A. 全环的四根螺杆没有均匀分布，而是两根前、两根后，均匀分布有助于维持整体构架力学的稳定，还要根据不同部位选择短杆桥接；B. 肢体未在环的中央，术后不久就导致了小腿后侧皮肤的卡压；C. 中间移动环过多，增加了调整和环滑动性的难度；D. 近端 C 环在膝屈曲时卡压皮肤，安装前可以选用更大型号的环

第二节　穿　针

　　克氏针其貌不扬，为光滑无螺纹的钢针，是德国医生 Martin Kirshner 于 1909 年发明的。后来的几十年中，逐渐被冷落，让位于更粗、更硬的斯氏针。20 世纪 40 年代和 50 年代，由于 Ilizarov 的工作，这种针在前苏联广受欢迎。克氏针有很重要的优点：①钻入组织损伤小，对骨皮质和骨髓的损伤都很小；②合理牵张后，振动小，由于有弹性，对软组织和骨的损伤少；③拔出后软组织损伤轻；④直径小，针道感染轻微。

　　克氏针的缺点是刚度小。但克氏针位于骨内，连接在钢环上，天然就增加了刚度，同平面多角度 2 枚或多枚也增加了刚度，如果牵张，其刚度则大大增加了。虽然牺牲了大部分弹性，但小部分微弹性依然存在。如前所述，强有力的牵张和弹性造就了克氏针"刚柔相济"的独特品质。这种品质只能在 Ilizarov 环形系统中得到充分发挥。

　　使用后不久 Ilizarov 就发现了克氏针这种独特品质的重要作用：这种限制性的弹性固定催发了骨痂快速、大量的生长。进一步研究后他发现牵张后的微弹性克氏针可以使得骨髓细胞、皮质骨细胞和新骨细胞产生压电现象。

　　没有微弹性的半针系统也可以产生牵张成骨，并且受到不少医生的青睐。但其成骨效果是否可以媲美牵张全针，还需要进一步的比较研究。

　　细胞内外的电流刺激会导致细胞膜的潜能发挥、选择性的离子通道开放、神经冲动释放。Ilizarov 认为这种机制相当于骨骺生长，因此他将这种机制命名为"张应力"，英文为"tension-stress"。克氏针弹性微动刺激骨细胞离子通道、促进骨细胞在牵张时迅速分裂。骨段在克氏针牵引下振动，骨细胞分裂，出现双核和极化状态，其显微管和细胞核根据应力出现选择性方向排列，进一步在有丝分裂末期出现双细胞核和双细胞质。

　　最近国内横向搬移技术治疗糖尿病足和缺血性下肢病的成功表明这种机制远远比 Ilizarov 当年认为的还要复杂。潘奇等认为是微骨折微创伤引起的持续全身刺激。我们认为类似于中医的"拔火罐"，而且作用放大 1000 倍，是局部、全身、多系统参与。机制虽然不明，但临床效果非常确切。

　　即使是从事多年骨科外固定的医生，也依然会对小小的克氏针能够承受如此强大的轴向以及各种应力，并达数月之久，而感到不可思议。Ilizarov 时代的克氏针又细，制造材料还落后。而形形色色的钢板 + 螺钉又粗又多，但断裂的发生率却比 Ilizarov 外固定高。为什么？

　　诚如前面所说，克氏针和环的结合大大降低了轴向的应力和硬度，把力均匀地传向每个部件，同时大大增高了轴向抗弯曲的性能。相比之下，单边或双边的外固定力的传递效率要低很多（图 4-2-1），钢板也是如此。一句话，**360° 环加克氏针，刚柔相济，中心固定，其性能在骨科固定器械中无与伦比**。我们创伤骨科中强调的胫骨平台骨折、桡骨远端骨折等各种骨折的三柱理论、脊柱的 360° 前后路固定和融合理论统统都是返归到 360° 整体骨概念的重要性。而中医骨科、AO（内固定研究协会）、BO（Biological Osteosynthesis）强调的动静结合、保留骨折间的有利微动、减少应力遮挡、加压固定等概念在 Ilizarov 环形外固定中全部体现，并且还要好些，因为其可在治疗的过程中继续体外调控、人器合一、时空一体。这是 Ilizarov

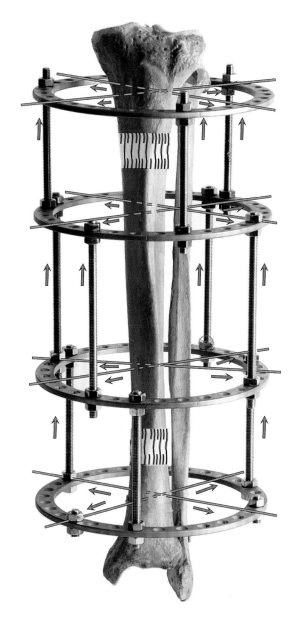

图 4-2-1 在 Ilizarov 环形系统中，轴向应力被均匀、环形地分布到全架中，骨的不良应力很小。而单边架、钢板系统、椎弓根系统中，轴向应力经常 90° 传递，由于偏心固定，骨承受不稳定的应力，容易导致固定构件疲劳断裂。即便是双侧钢板、双边架或脊柱的 360° 固定，其真正的应力传导还是不如洞孔环稳定和均匀

技术效果好、并发症少的秘密之一。

Ilizarov 改克氏针为两规格：1.8 mm 直径的用于成人；1.5 mm 直径的用于儿童。有时这两种结合使用在同一个患者上下肢。对皮质骨使用两面的刺刀状克氏针，对松质骨使用三棱尖克氏针。如果三棱尖克氏针用于皮质骨，则热量大，

严重时容易导致骨髓炎。因此 Ilizarov 的克氏针针尖和普通克氏针有所不同，他进行了改进。他同时设计了橄榄针固定来牵拉骨块，橄榄针为一块整料加工而成。克氏针有三种长度：300 mm、370 mm、400 mm（图 4-2-2）。国内大多医院手术室为 250 mm 长度，不适合 Ilizarov 环形系统。我们建议厂家特备 300 mm 以上克氏针，其穿针、牵张和折弯都需要一定的长度，尤其用在大直径环上，克氏针宁长勿短。

一、穿针

穿针是关键性步骤，其置入位置必须正确。钻入过程中，其经过的组织肉眼虽然无法看到，但可以预估到。想要胸有成竹，则必须对局部解剖了如指掌。穿针要点如下：

1. 针进、针出要正确。对侧助手可以血管钳导航出口。

2. 穿针要距主血管和神经 1.5 ~ 2.0 cm 以上。可事先在体表画出血管神经的走行，熟练者也可以不画，但一定要熟悉解剖。因此轮转过大骨科的医生学习 Ilizarov 技术更有优势。

3. 贴环两侧平面进针出针。最好环的近端面进针则近端面出针，远端面进针则远端面出针。新手可以使用锁针器的槽作为导向器进针（图 4-2-3）。经验丰富的医生用纱布稳定克氏针后完全可以精确出针（图 4-2-4）。

4. 钻入克氏针必须缓慢。中间必要时多停几次，减少热灼伤。推荐使用低速电钻，每分钟钻速低于 30 ~ 40 转的。有助于降低热量，避开血管神经。血管肌腱的鞘膜有 0.5 ~ 1.5 cm 的活动度，克氏针低速时可轻轻推开整个血管鞘。

5. 穿针务必一次成功。原则是：一针一孔。局部多次钻孔后会导致骨强度下降，克氏针把持力下降和松动，骨髓破坏增加，易出现血肿，严重者感染。

6. 手通过湿纱布夹裹克氏针前部，指引针尖穿过皮肤进入直到骨。此过程不用电钻，沿着骨的前后缘试探，确认针尖位于骨管的中间

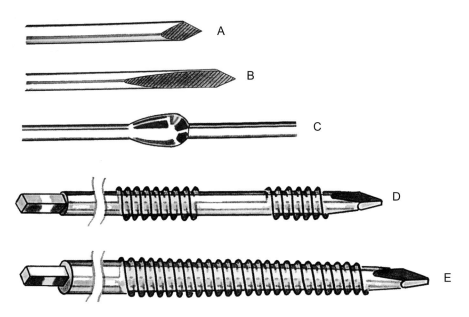

图 4-2-2　以前使用的克氏针和半针。**A.** 三棱尖克氏针（用于松质骨，1.5 mm 和 1.8 mm）；**B.** 刺刀尖克氏针（用于皮质骨，1.5 mm 和 1.8 mm）；**C.** 橄榄针（1.5 mm 和 1.8 mm）；**D.** 4 mm 半针，间隔螺纹；**E.** 5 mm 半针，全螺纹

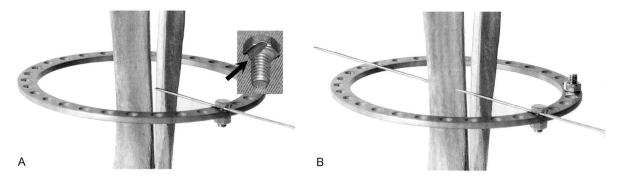

图 4-2-3　**A.** 锁针器位于环的入针侧固定，克氏针可以藉此槽（箭头）为导向器，贴着环的面钻入；**B.** 出针后能比较好地保证在环的同侧出针

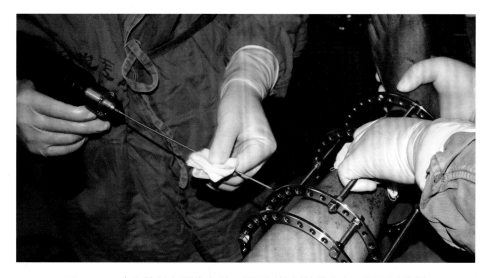

图 4-2-4　小方纱浸生理盐水后，既可以控制针的方向，还可以降温

部分，不会滑脱，然后使用低速电钻钻入骨皮质。为维持针的方向和位置，可以使用湿纱布把控，要有双侧骨皮质的穿透感。穿过第二层骨皮质后，就停止电钻，徒手锤子打入、打穿对侧皮肤，这样避免损伤对侧的神经和血管。双皮质固定的克氏针比单皮质固定的克氏针更稳定，也不容易产生骨髓炎（图 4-2-5）。

7. 小腿穿针多从外侧穿向内侧，注意从外侧进针时助手伸踝，出针到内侧时屈踝。股骨穿针也多是从外侧向内侧，注意进针出针时屈膝。如此，踝膝的最大活动度得到保留。小腿若不使用半针，而使用全部的全针（库尔干常用做法），不要忘记合理地使用橄榄针控制环的位移方向。小腿所有的克氏针都从外往内穿，从内穿到外的，只能是橄榄针。

8. 对侧穿出后术者可以用手试拔克氏针，如果稳定，则为合格。如针有滑动，则位置不正确，需要取出重打。

9. 穿出对侧皮肤前手指可以感触到针尖，此时，要注意针尖出皮处顺其自然，不要压迫邻近皮肤。可以使用手指，也可以血管钳等调整皮肤到无张力下出针。继续出针，直到两边针的长度基本一样。然后将针固定到环上。

10. 橄榄针还需要在橄榄入皮肤处用 11 号刀片行 0.5 cm 的切口，便于橄榄部分进入，一般无须缝合该切口。

二、克氏针的角度

无剪切力、无侧方移动的环才稳定。环应如同树根一样紧抓住骨。理论上两根克氏针要接近 90° 才最稳定。但由于神经血管的走向，这个角度在肢体上无法有效实现。因此，两根克氏针应该在解剖允许的情况下夹角尽量最大。夹角小于 30°，易出现环的侧方移位；夹角在 30°～45° 的环则会有剪切应力（图 4-2-6）。如果在交叉克氏针之外再加另外角度的克氏针，或半针，则这种侧方剪力可以最大程度地消除，我们会在后面的章节中详细描述这种用法。

交叉克氏针的另一个好处是更加均匀地分布应力。这是半针或一全一半针固定的环所不能比拟的。这样的克氏针对骨折的稳定和有利微动非常有好处，可以明显促进骨折的愈合。在骨搬移中也可以最大程度地促进骨痂的生长（图 4-2-7）。

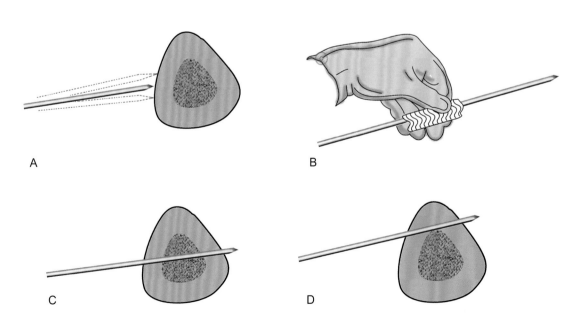

A

B

C

D

图 4-2-5　穿针技术。A. 克氏针穿过皮下，轻轻在骨面上移动，探出骨前后缘，确保在中间进针，而不是斜坡或缘上；B. 用湿纱布或湿海绵裹着克氏针穿入；C. 克氏针钻过两层皮质和骨髓腔，稳定有效；D. 克氏针只穿过一层皮质，容易导致固定不稳和术后皮质骨骨髓炎

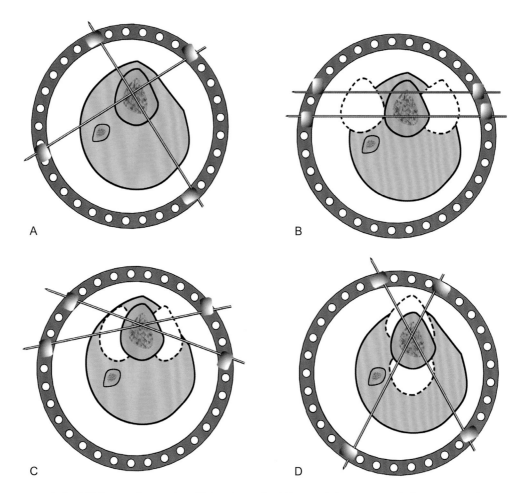

图 4-2-6　同一环中克氏针的不同位置。小腿横断面，双克氏针不同穿针角度（虚线表示胫骨位移方向）。**A.** 克氏针呈 90° 夹角，非常稳定；**B.** 克氏针平行，不稳定，胫骨出现明显位移；**C.** 左右 30° 夹角，不够稳定，胫骨仍然可以轻度左右位移；**D.** 150° 夹角，前后 30° 夹角，不够稳定，胫骨可以轻度前后位移

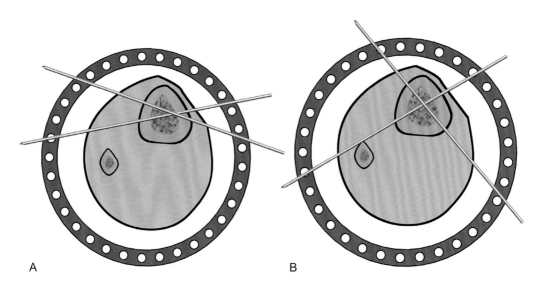

图 4-2-7　骨皮质上的应力分布。小腿横断面，双克氏针不同夹角。**A.** 30° 夹角，应力分布集中在骨皮质的一个狭小区域；**B.** 82° 夹角，应力分布更加均匀

骨侧方移位可通过两侧使用橄榄针控制。也可通过增加半针来控制，但力学上双克氏针更有优势。一环双克氏针增加了钢针穿过骨折的通道，因此术后患者的舒适程度不如一环半针。骨的剪力可通过加偏距钢针（offset wires）来消除：在离环一定距离处加一根克氏针，增加了环的稳定性，避免多根克氏针在环周围的局部拥挤。交叉克氏针除了要讲究夹角，其纵向相距应在 3 ~ 5 mm，可使用垫片加减长短来抵消克氏针的不良应力。

克氏针不要去适应环，而应该通过垫片和部件来使环适应克氏针。如果"削足适履"，硬把克氏针靠到环上固定，由于不良应力会产生术后疼痛、针道感染、皮肤坏死、固定松动和疲劳断裂等（图 4-2-8）。

术后长期佩戴过程中，可能会有针道感染

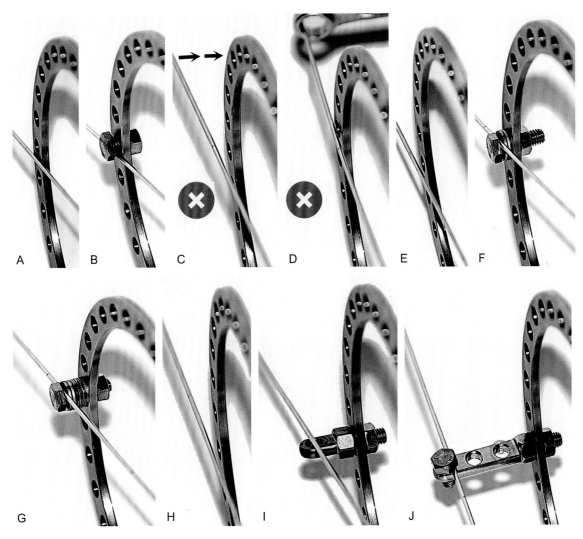

图 4-2-8　针环有间距时的处理。A、B. 当针紧贴环时，可以用锁针器直接固定；C、D. 永远不要把针扳向环面固定，这样会产生针对骨的切割；E ~ G. 此时根据针和环面的距离，应该使用不同垫片来消除针的不良应力；H ~ J. 当距离较长时，加用单孔或多孔立柱完成固定

或针压迫神经导致麻木情况的出现，此时需要更换这根克氏针。为了避免这种情况的出现，可以一环三针，甚至一环四针。但第三针应该在全部构型安装完毕后补穿。一环三针固定，该环也往往是需要承受更大力量的环，比如胫骨近端支持环或大骨块的推拉环。三针固定的优势是更加均匀地承受应力。克氏针应尽量靠近环的连接装置，比如螺纹杆。越近，应力越容易迅速传达到连接杆上，针本身承受的应力越小，减少了针骨洞变大，减少了针疲劳断裂。

三、偏距针

多平面单针比单平面多针稳定。如一环交叉克氏针夹角小，可在稍远处再加一根克氏针来增加稳定性。这一额外的克氏针就称为偏距针，常通过两个螺纹 / 螺母立柱固定连接到环上，同属一个多平面多角度固定的单元。偏距针的另一个优点是：由于避开了交叉克氏针，可以重新寻找一个好的角度穿入（图 4-2-9）。

有时环的远近两侧有双偏距针连接。这样的环更加稳定。Ilizarov 生前推荐多用偏距针，少用环。这样可以减少整个外固定架中环的数目。外固定架变轻，患者舒适。偏距针的缺点是由于单侧悬臂，其离主环有一定间距，因此拉张强度偏弱。

四、近关节处穿针

关节附近的克氏针置入必须离关节面有一定距离，从而允许关节有最大程度的活动度。要考虑三点解剖和力学因素：①关节囊附着在关节面有一段距离的地方，该距离有时还很长。比如髌上囊顶部距离髌骨上缘可有 4～5 cm 之

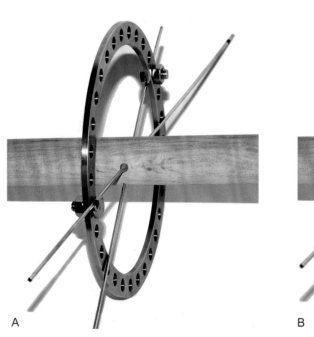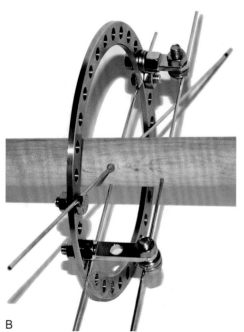

图 4-2-9　使用橄榄针和偏距针稳定环。A. 双橄榄针对穿固定环，依然有少许剪力导致环不稳；B. 再增加一根或多根偏距针，通过螺纹立柱相连，则环变得很稳定

多；肩关节囊可达外科颈下缘；肘关节囊扩布在冠状窝和鹰嘴窝之上；踝关节囊在胫前肌腱沟的近端（图4-2-10）。这些部位置针需要谨慎，避免穿入关节腔，引发关节感染。②由于关节邻近部位肌腱沟的集中存在，置针很容易穿过肌腱，尤其在肘关节和踝关节，穿入橄榄针时更容易损伤肌腱，导致溃疡和关节挛缩。③应尽量在关节伸直位下穿肌肉，固定后的关节活动度可以最大，疼痛最轻。

五、阻挡针

Ilizarov最早把克氏针的尾部弯成Z形。但这样容易切割皮肤且抗拉张强度不够。后来他改为焊接一个2倍针直径的圆球在针身上（图4-2-11）。如今的橄榄针由一块整料切割而成，用于骨折固定、复位、搬移、加压和松质骨固定（有时需联合垫片使用）。一般牵引的阻挡力量足够，无须垫片。使用垫片可以减少压强，

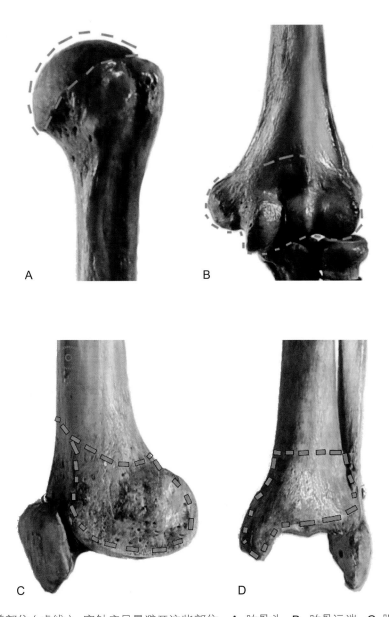

图 4-2-10 关节附着部位（虚线），穿针应尽量避开这些部位。A. 肱骨头；B. 肱骨远端；C. 股骨远端；D. 胫骨远端

防止"橄榄"突入到骨松质中，但使用后增加了取出的麻烦，原本在门诊即可取出的橄榄针，由于垫片，可能不得不进入手术室麻醉下才能取出。

六、牵张

牵张总原则：每根固定在环上的克氏针必须适当牵张。只有牵张克氏针才能承受长时间的固定和应力。骨愈合和再生的质量取决于牵张力（图4-2-12）。

钢针牵张产生了强度和韧性的完美平衡。针在皮肤和软组织的微动会引起疼痛。牵张减轻疼痛和刺激，减少针道感染。牵张力大小取决于：①环构型（半环/全环/偏距针）；②骨质（骨质疏松/正常骨质）；③患者体重（儿童/成人）；④针的功能（固定/牵张）。

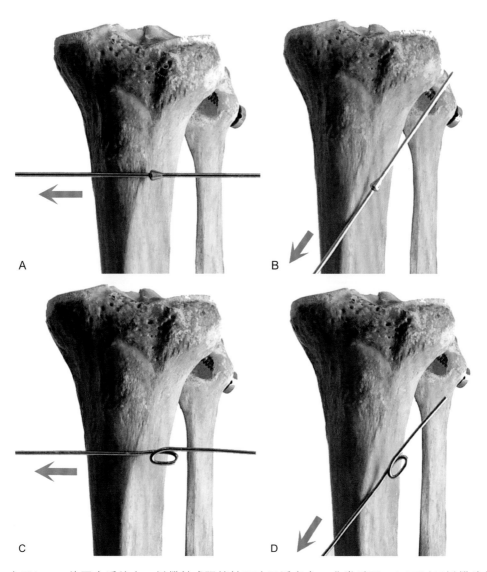

图 4-2-11　在 Ilizarov 外固定系统中，橄榄针或阻挡针用法灵活多变，非常重要。A. 可以用橄榄头的橄榄针，进行横向阻挡；B. 斜向牵拉；C、D. 也可以用普通克氏针折弯其尾部后仿制成"橄榄针"

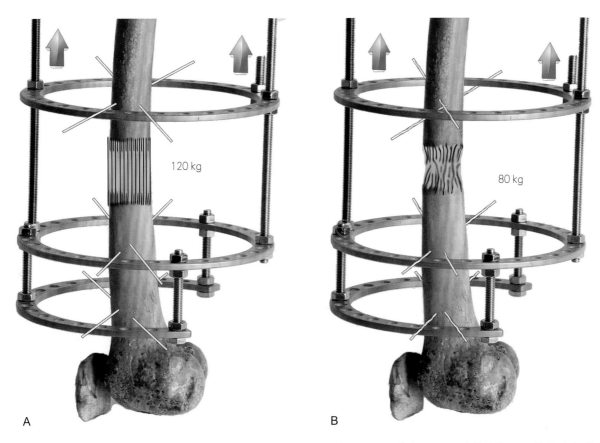

图 4-2-12　适当的牵张很重要，每一根固定到骨和环上的克氏针必须适当牵张。A. 正确的张力下，外固定架的稳定性增加，促进骨痂形成；B. 张力不足，克氏针没有绷紧，导致新骨形成稀疏

牵张的强度通常为 50 ~ 130 kg。推荐如下：

① 半环克氏针：50 ~ 70 kg。

② 偏距克氏针：50 ~ 80 kg。

③ 单环单克氏针：100 kg。

④ 单环 2 ~ 3 根克氏针（青年）：110 kg。

⑤ 单环 2 ~ 3 根克氏针（成年）：120 ~ 130 kg。

⑥ 橄榄针：100 ~ 110 kg。

⑦ 骨块加压的橄榄针：50 kg。

随着时间推移，针的牵张力会随牵张、部件移动、构型调整等而逐渐下降。持续应力导致针在骨上切割，也导致牵张力减弱，减弱的临床表现就是疼痛和皮肤激惹。克氏针张力增加的表现是牵力下的对凸弧形和压力下的对凹弧形（图 4-2-13）。

牵张克氏针强度相当于非牵张的粗直径针。因此在库尔干使用的 1.5 mm 和 1.8 mm 的克氏针能承受很强大的体重和应力。由于钢材的关系，国内同直径的克氏针其强度不如库尔干使用的克氏针，此时可以通过增加直径来弥补。使用 2.0 mm 和 2.5 mm 两种规格替代，但这样就未能把库尔干克氏针"细而强"的特性充分发挥出来。

牵张要点如下：

① 每根针都应即刻牵张。

② 牵张时针一端锁定，一端牵张，对向牵张。

③ 橄榄针的牵张方向应在橄榄头的对侧。

有几种不同的牵张技术：

1. 所谓的"库尔干手工牵张法"是 Ilizarov

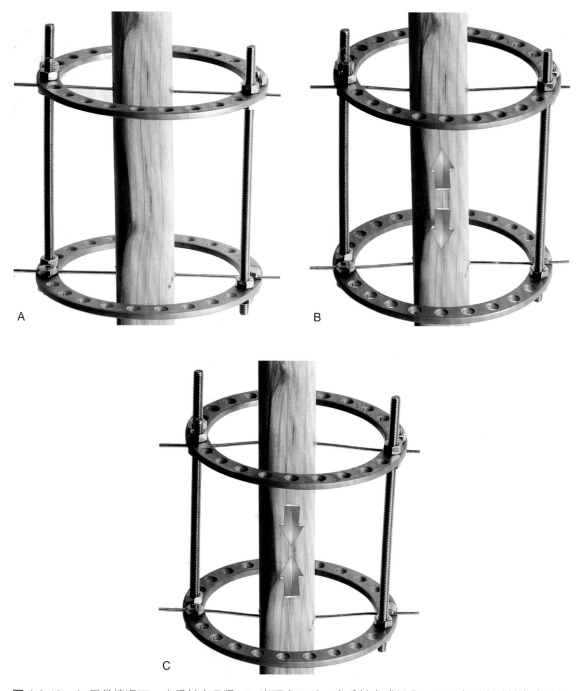

图 4-2-13 A. 正常情况下，克氏针直且紧；B. 当环牵开时，克氏针变成对凸；C. 压力下克氏针变成对凹

早期发明的，现今依然在俄罗斯流行。该方法要求螺栓和螺母同向旋转半圈（图 4-2-14），缺点是牵张力无法量化，后期常需再补充牵张力。

2. Ilizarov 牵张器的使用需要先固定到环上。顺时针转动扳手牵张（图 4-2-15）。此方法也无法量化牵张力。

3. 最值得推荐的是用带刻度的牵张器。自从 Ilizarov 技术传播到西方以来，意大利和法国的医生发明了至少三种刻度牵张器。克氏针一侧固定，另一侧连接该牵张器，牵张后拧紧螺栓。为平衡一个环上的两根克氏针的牵张，最好使用双牵张器同时牵张。如果牵张器的咬合

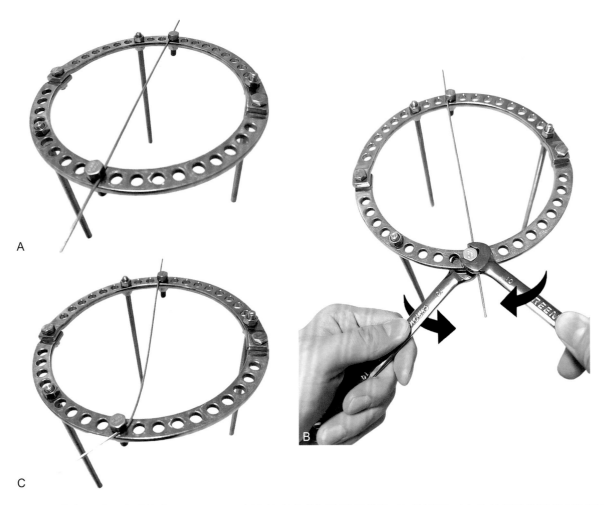

图 4-2-14 库尔干手工牵张技术。**A.** 1.8 mm 克氏针牵张前钢丝略显松弛；**B.** 双扳手对向旋转螺栓和螺母 90° 即可完成牵张，转完后螺母要继续锁紧；**C.** 注意牵张后钢针完全绷直有张力

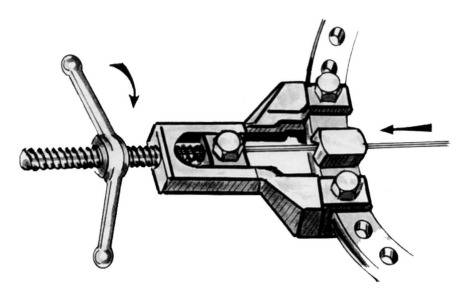

图 4-2-15 最初的 Ilizarov 牵张器。其双足固定到环上后，中间部分固定克氏针。弧形箭头显示旋转拧紧，直线箭头显示克氏针受到牵张

处无法直接固定到环上，可使用螺纹插座衬垫其中完成（图 4-2-16 ）。

我们则借助一种专门的转接头和普通拉铆器相连（图 4-2-17 ），完成牵张（图 4-2-18 ）。

使用库尔干手工牵张技术和无刻度的牵张器牵张后无法量化牵张力。如何判断力是否合格？有个小技巧：用扳手轻轻敲打牵张后的克氏针，仔细听，如果其振动声音为高频，则牵张力量足够；如为低频，则力量不足，需进一步牵张。该技巧不仅可以在术中牵张后测试，也可在术后漫长的佩戴过程中测试克氏针的强度（图 4-2-19 ）。

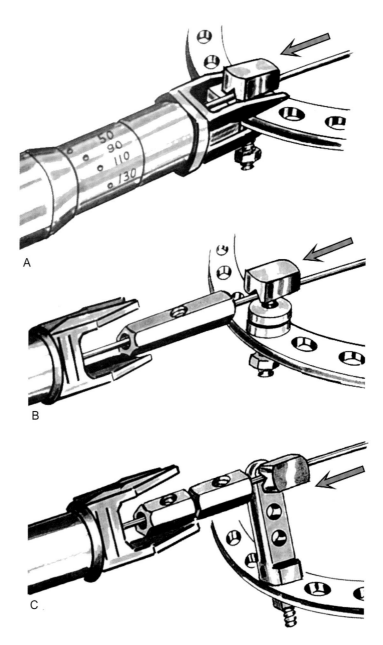

图 4-2-16 库尔干刻度牵张器的使用方法。**A.** 克氏针和环同一平面，牵张器抓住环边缘，克氏针穿入牵张器中间孔进行牵张；**B.** 克氏针离开环平面两个垫片，使用六边螺纹插座辅助受力，克氏针穿过牵张器中央；**C.** 偏距针通过螺纹立柱和环连接，使用两个六边螺纹插座辅助牵张

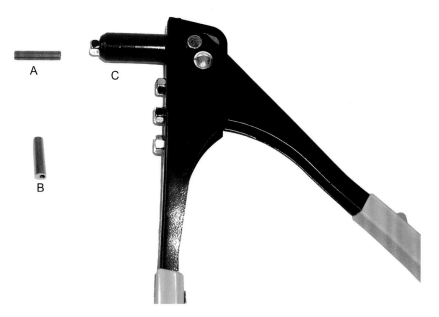

图 4-2-17　转接头。**A.** 正面观；**B.** 横断面观，中间的孔为克氏针穿过使用；**C.** 工业上常用的拉铆器

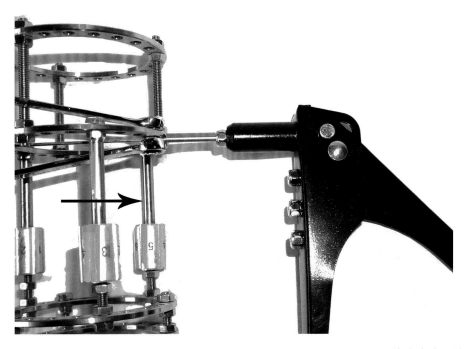

图 4-2-18　拉铆器和转接头使用示意图。通过转接头的偏心孔设计可以方便地抓住环的边缘或螺栓尾，牵张后即可锁紧针螺栓的螺母，注意两把扳手已经待命

4. 螺纹立柱斜置牵张法。对于偏距针，可以使用螺纹立柱略斜着插入洞孔环（螺纹立柱的头部朝向肢体，而尾部朝向环，用一个螺母松松地暂时固定尾部于环上），然后将针拧紧固定在螺纹立柱上，当拧紧螺纹立柱和环的螺母时，螺纹立柱由斜变直，针得到了牵张。

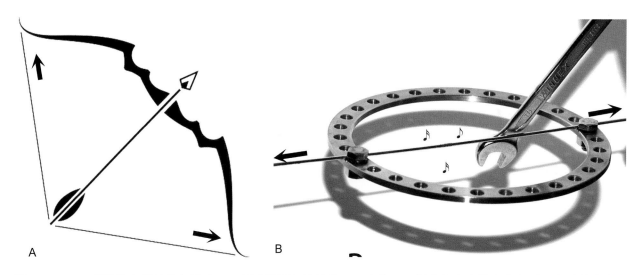

图 4-2-19　A. 绷紧的克氏针犹如弓弦，可以承受更多的势能；B. 当使用无刻度的牵张技术牵张后，克氏针张力更大（箭头显示为牵张的方向），判断克氏针张力的简易办法为使用扳手轻轻敲击克氏针，如果振动声音为高频，则张力足够，如果为低频，则张力不够，需要再牵张

七、针环固定

克氏针在洞孔环上的位置有三种情况：①孔中央；②孔边缘；③两孔之间。永远不要削足适履，让克氏针将就锁针器，而应该反之。通过带孔螺栓、槽式螺栓、垫片、针夹扣等部件不断调整位置，让克氏针在无不良应力的情况下固定到环上。其选择标准如下：

① 针在孔的中间，用孔针锁针器。

② 针在孔的边缘，用槽针锁针器。

③ 针在两孔之间，用针夹扣锁针器（图 4-2-20）。

穿针时应避免穿出到两个半环的连接部或者已经有部件占位的洞孔上。无法避免时，则可使用针夹扣来连接半环和克氏针。有时克氏针不在理想位置，可用螺纹立柱、螺母立柱、连接片来完成（图 4-2-21）。

八、复位克氏针

克氏针不仅增加稳定性，且可用于骨折复位，此时称复位克氏针。当克氏针弧形置入骨中，牵张后可携带骨向弧形的凹面移动，从而

复位（图 4-2-22）。或者克氏针从软组织最少的地方进针，出针后向骨折复位方向折弯，然后抽回到骨皮质平面再出针，另一侧也如此，则在牵张后皮肤切割最少（图 4-2-23）。但此操作容易导致软组织切割和坏死。

骨折复位也可通过双橄榄针平行对穿和牵张完成（图 4-2-24）。建议同时使用双牵张器面对面牵张。若术中不能即时完成复位，可以在橄榄针上安装牵拉装置后逐步牵拉复位。

九、克氏针再牵张

长期治疗过程中总会因金属疲劳、骨洞增大出现克氏针松弛，尤其是推拉环上的针。松弛的针需要再牵张，松弛会导致疼痛、感染。如前所述，扳手敲击针出现低频振动音提示出现了松弛和牵张力下降。再牵张可使用库尔干手工牵张技术，操作中容易出现疼痛，所以必要时可局部麻醉，牵张针多时甚至应使用全身麻醉。如针松弛明显，则必须使用牵张器牵张。偶尔由于周围洞孔全部被部件占满，无法牵张，就需置入新针翻修。

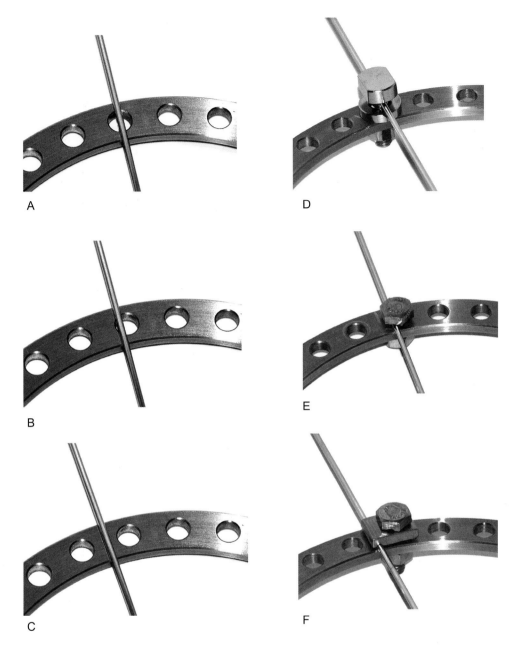

图 4-2-20 克氏针和环洞孔的关系大致有三种：**A.** 孔中央；**B.** 孔边缘；**C.** 两孔之间；**D.** 克氏针在洞孔中央，使用孔针锁针器固定；**E.** 克氏针靠近洞孔边缘，用槽针锁针器固定；**F.** 克氏针在两孔之间，使用针夹扣锁针器固定

十、克氏针剪断和折弯

剪断和折弯克氏针看起来是小菜一碟，无关紧要，但实际上关系到患者甚至医生的安全。锋利的针尖可刺穿医生的手套和衣服。如今乙型肝类病毒和人类免疫缺陷病毒（HIV）携带患者增多，该细节不可忽视。操作如下：

1. 每根针置入后其尖端必须立即剪掉，然后才行螺栓固定和牵张。

2. 针在环的两端须超出 5～6 cm 长，方便牵张、折弯和日后的再牵张。国内手术室的普通克氏针大多是 250 mm 长，长度不足。应使用 300～400 mm 长的克氏针。

3. 针两端折弯成套环状，折向环的侧面，

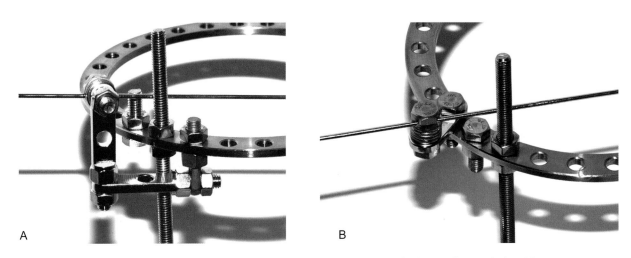

图 4-2-21　有时克氏针必须穿过已有组件的孔或孔的上下方，此时通过各种连接装置固定克氏针于环上。**A.** 用立柱连接；**B.** 用连接片连接

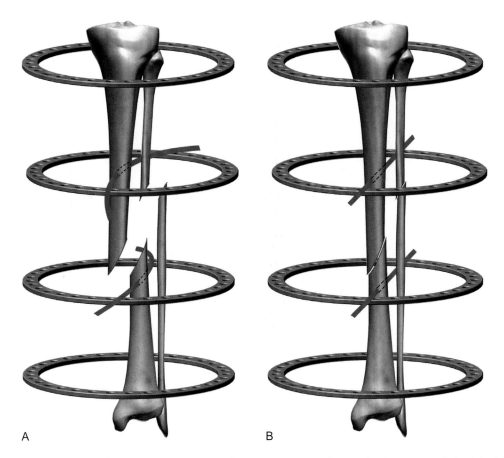

图 4-2-22　克氏针牵张复位技术。**A.** 骨折上下 2 枚克氏针穿入，凹面相对固定到环上；**B.** 牵张后克氏针引导骨折复位

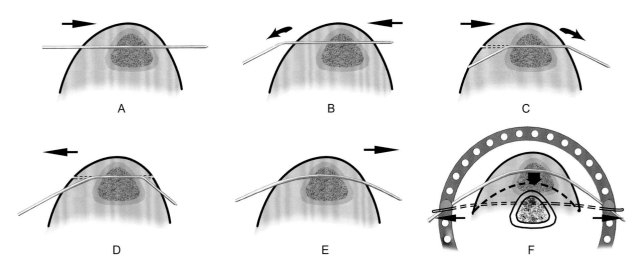

图 4-2-23　复位克氏针的折弯技术用以减少皮肤切割。**A.** 克氏针穿过骨；**B.** 克氏针回退，针尾段折弯 30°；**C.** 拉向对侧，折弯的克氏针段在皮下，针尖段折弯 30°；**D.** 针尾段克氏针重新穿出皮肤，此时针尖段位于皮下；**E.** 针尖段重新在皮肤新的位置穿出；**F.** 牵张后骨复位

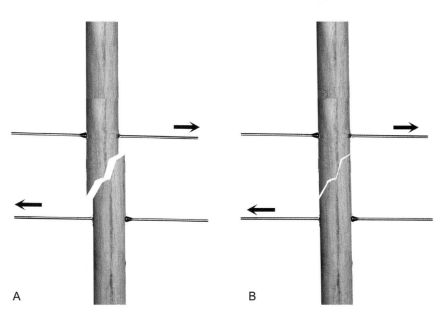

图 4-2-24　术中即时复位技术。**A.** 斜行骨折并有骨端分离，双橄榄针在骨折两侧对穿（箭头显示为牵张方向）；**B.** 牵张后复位

其尖端隐藏，四周光滑，不会剐蹭手套和衣物（图 4-2-25）。

　　推荐使用平头剪针器（图 4-2-26），这种剪针器剪下的克氏针头为全平，后续操作中不容

易伤及医生。普通手术室的克氏剪或老虎钳剪掉的克氏针尾端为不规则尖刺状，不够理想。每穿一根针后，应及时剪平针尖，保护手术人员。

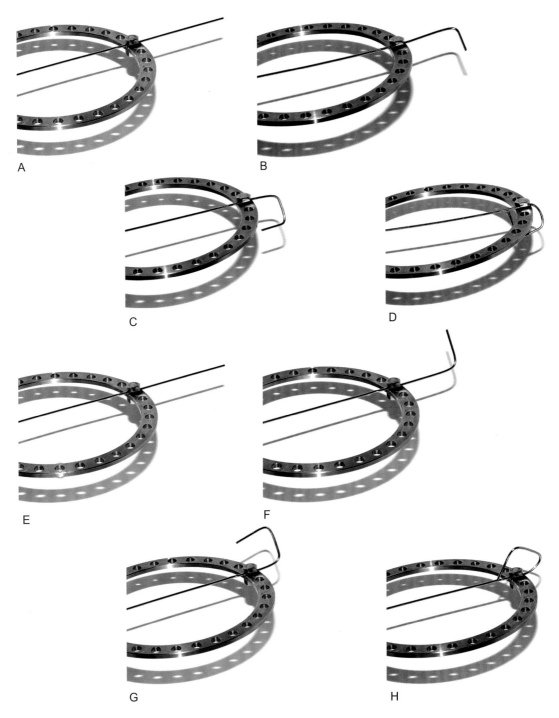

图 4-2-25　克氏针末端处理。**A ~ D.** 剪断后分两次折弯针，藏尖端于环的另一侧；**E ~ H.** 或者弯向同侧，外露的都是圆滑的曲线，不剐蹭

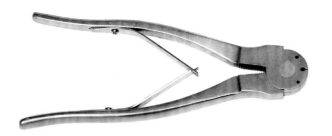

图 4-2-26 平头克氏针剪断器，其剪掉的克氏针头很平，不容易刮擦和损伤术者，剪断平面美观

十一、导针

骨搬移中，搬移骨段总会漂移，双截骨或大段缺损时更是如此。为此，Ilizarov 提出使用骨髓腔导针来避免这种情况。导针远近端必须超过骨块两端，固定于远近骨段中（图 4-2-27）。导针一端（多为近端）埋在髓腔内，另一端（多为远端）固定在稳定环上。

导针的进针点取决于骨段牵引方向。从截骨端以远插入更为安全。远端骨性结构明显处（股骨髁、肱骨髁或内外踝）做小皮肤切口 0.5～1.0 cm，从皮质骨处斜钻入骨髓腔，可用 C 臂监控。一旦克氏针尖端穿过骨小梁进入髓腔，停止电钻，改成轻轻锤入，减少骨髓血运的破坏。要知道多数骨不连、畸形愈合或感染其髓腔已有破坏，因此导针的应用需权衡利弊（图 4-2-28）。

小腿远段如已经僵硬或踝关节融合，则导针可直接从足底跟骨打入（图 4-2-29）。该导针起自载距突外侧，经跟骨、距骨和胫骨远侧而入。如缺损段髓腔外露，则可顺行打入克氏针，依次从胫骨远端、距骨、跟骨而出皮肤，然后反向打入胫骨搬移骨块和胫骨近段。移除骨针只需要拔出即可。有时不容易拔出，因其在髓内已经弯曲或其尖部卡压在骨小梁中。有时导针需留置在髓腔内，其体外段剪除。

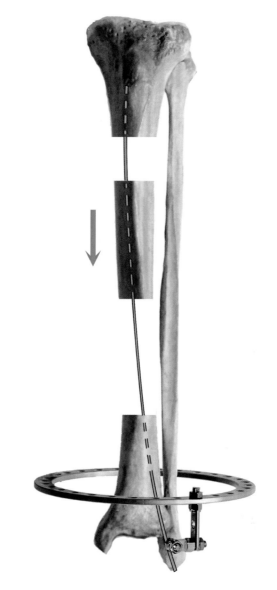

图 4-2-27 导针用于预防骨搬移中出现骨块偏移。导针固定到稳定环上或者非移动环上，从胫骨远端插入导针（箭头显示为骨搬移方向）

十二、牵拉针

Ilizarov 发明了一种实用的克氏针内部骨搬移法：导针既连接、又当动力。需两根克氏针平衡牵引力。如使用一根针牵引，则必须要使用另一根导针来控制方向。

有三种牵拉针，共同点是其近端都有阻挡装置：橄榄尾、Z 形尾和钩形尾。每种都有自

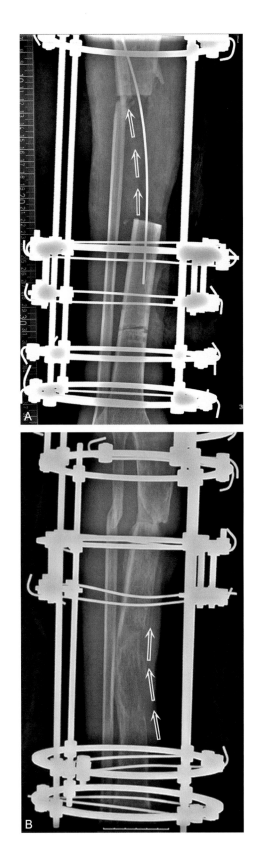

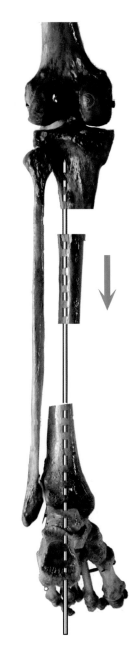

图 4-2-28　A. 该患者为胫骨远端截骨，向近端搬移，导针桥接缺损段。使用导针有一定的控制方向的作用（箭头），便于较长距离的骨段搬移；B. 其新生骨痂为弧形成骨（箭头）。到搬移后期即将会师时，应该拆除导针

图 4-2-29　克氏针通过距下关节和融合的踝关节倒打入胫骨内，作为胫骨搬移的导针，此时克氏针直径可以粗一些，从 2.5 mm 到 4.0 mm 都可以

己的适应证和置入方法（图 4-2-30）。

阻挡器应在截骨部位的远侧和滑动骨块的近侧。操作时牵拉针置入在先，截骨在后。如先截骨再打针，则不良剪力会导致滑移骨块移位、骨髓破坏。

牵拉针的三种置入方法如下：

① 从双侧骨皮质斜行置入。

② 从一侧骨皮质斜行钻入，敲入髓腔，从搬移骨块的远侧皮肤出。需要 C 臂监控。

③ 从一侧骨皮质斜行钻入，敲入髓腔，近端弯成钩状，卡住骨块边缘。

推拉针远端都要连接到牵拉装置。拆针只需要逆向锤出。

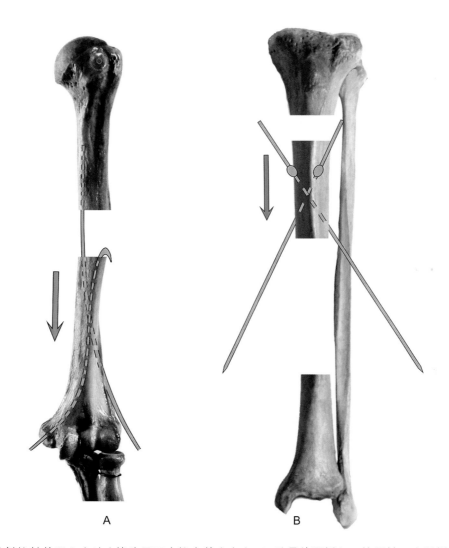

A B

图 4-2-30 两种斜拉针的置入方法（箭头显示牵拉力的方向）。**A.** 肱骨外髁插入一枚导针，内髁插入一枚斜拉针，该斜拉针尾端钩住骨皮质边缘；**B.** 两根橄榄针平衡斜拉，并穿过远侧骨段，其尾端在"橄榄"附近剪断以减少软组织刺激。这两根针力量平衡，所以无须导针

十三、半针固定

Ilizarov 系统中的半针是意大利医生 Catagni 和 Cattaneo 率先引入的。起初主要用于股骨近段的固定（图 4-2-31），后来也发展到应用于其他部位。理论上而言，这和 Ilizarov 全针细而坚、刚柔相济的原则违背。有时半针的使用确有优势。现在的观察表明将其用在非移动的支持环上并不明显妨碍组织再生。

半针主要的适应证如下：

（1）需要避开神经血管束不宜用全针，比如股骨近段。

（2）弓的固定。

（3）全针已经使用，仍然需要半针辅助增加强度。

（4）限制环的左右方向上的移位。

（5）邻近关节部位，减少全针对关节周围皮肤的刺激（图 4-2-32）。

半针固定到环和弓上时，不能折弯或有不良应力，否则会断裂。如固定的环上已有克氏针，注意先牵张克氏针，然后再固定半针，可防止半针折弯。突出环以外的半针部分应该当场剪断，术后剪断会引起患者疼痛。

推拉环上安置半针会比全针留下更大的瘢痕、更容易刺激皮肤和周围软组织，导致疼痛、针道感染，因此半针的使用不应盲目扩大。拆除半针只需逆向旋出。

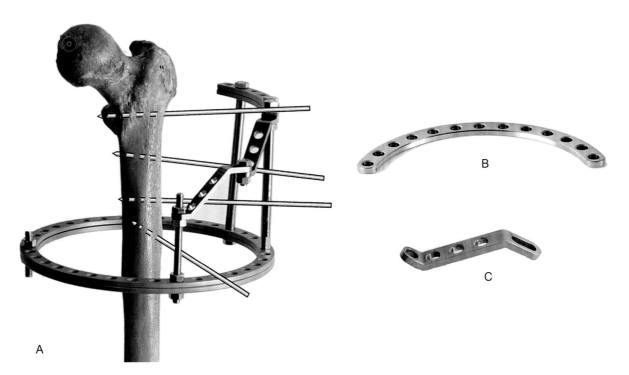

图 4-2-31　A. 股骨近段固定构型，半针为主；B. 最近端由弓或弓的组合构成，强度不够可以叠加；C. 弓和全环的连接通过 Z 形连接片或类似的结构斜跨大腿前端固定，从而分散应力

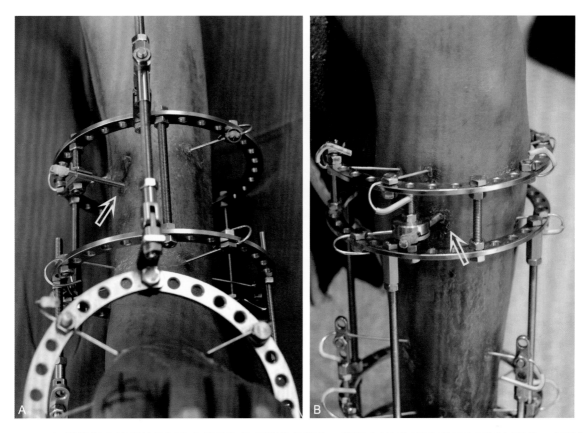

图 4-2-32 A. 橄榄针有较好的控制左右移位和前后移位的能力，普通全针可以较好地限制环前后移位，但限制左右移位略差，而此时半针可以起到限制环左右移位的作用；B. 有时在全针穿透到对侧有可能限制膝关节活动时，也可以使用半针固定

第五章　牵张加压

本章主要论述骨牵张、加压、牵张 - 加压、关节挛缩矫正和拆除外固定的一些原则。理解了基本原理、基本部件和基本用法到操作原则之后，我们就能真正进入实战应用阶段。这四个阶段是每位有志于从事 Ilizarov 技术的外科医生所不能跳跃的。可惜的是，依然有许多后学者直接越过这四步，跳到第五步去了，导致 Ilizarov 技术的强大能力无法充分发挥出来。

第一节　骨牵张技术

牵张的动力是通过转动套筒杆、刻度套筒杆或螺纹杆上的螺母，经过克氏针或半针传达到骨。有三个至关重要的参数：牵张速度、牵张频率、牵张力的分布。

目前国际普遍接受的最佳牵张速度是每天 1 mm，最佳频率是一日 4 次。每次转动 0.25 mm，也就是螺母六个面的四分之一。但是这些参数随着患者年龄、体质、营养的不同而有很大的不同。下列情况需要增加速度：儿童或青少年；X 线显示牵张骨痂有提早愈合迹象；截骨不完整或可疑不完整。下列情况需要减慢速度：牵张部位疼痛剧烈，尤其是在已经牵开 3～4 cm 后；临床显示有外周血管或神经症状；X 线显示牵张处成骨缓慢。

因此大多情况下牵张的速度范围在每天 0.25～1.5 mm，分 1～4 次完成。根据临床需要，有时需要停止牵张数日。

牵张力应该均匀分布到骨的周围。因此需要均匀地设计好克氏针的穿针位置。力量均匀有助于克服软组织阻力，不均匀会导致不必要的畸形。牵引环与环之间一般需要 4 根螺纹杆连接，每个螺母六个面，则一般为 3（次）×2

（面），或 4（次）×1（面）的速度（图 5-1-1）。

传统 Ilizarov 技术不推荐把牵张力量传达到半针，也就是说推拉环不主张使用半针固定。理由一：半针搬移过程中的瘢痕切迹很大；理由二：半针固定无微动，而微动对于牵张成骨很重要。

有三种常规牵张方法：螺纹杆牵张、套筒杆牵张、刻度套筒杆牵张。还有第四种机器牵张。

1. 使用扳手旋转环两边的螺母。先松开远侧螺母，然后拧紧近侧螺母，每边都是 0.25 mm，确保结束时两侧螺母要拧紧（图 5-1-2）。

为了精确，可以借用钟表原理操作，这对没有经验的医生和患者都管用。扳手一次转动钟表上的 3 个小时（图 5-1-3），也可标记螺母的六个面，可以使用记号笔或指甲油。同样钟面 12 个小时分 4 次转完，当然也可借助特殊的转接部件（图 5-1-4）。这种部件国内的部分厂家有生产，但许多医生和厂家技术人员不知道这个部件的真正用处，这个部件实际上就是把 360° 转化成 4 个 90°。

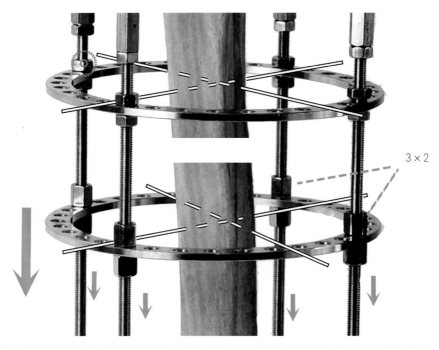

图 5-1-1　骨搬移朝远端（大箭头）。每日 4 次均匀转动螺母把环推向远侧（小箭头），速度为每天 1mm，3（次）×2（面）

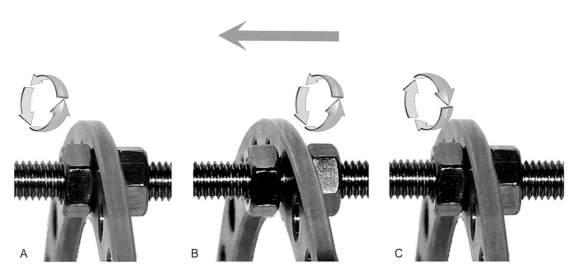

图 5-1-2　螺母牵张法。推拉环和螺纹杆及螺母连接图（弧形箭头显示螺母拧转方向，直箭头显示环移动方向）。A. 牵张方向上的螺母先松开；B. 对侧螺母紧 1/4 圈，产生 0.25 mm 的位移距离；C. 牵张方向上的螺母再次反向拧紧锁住环的新位置

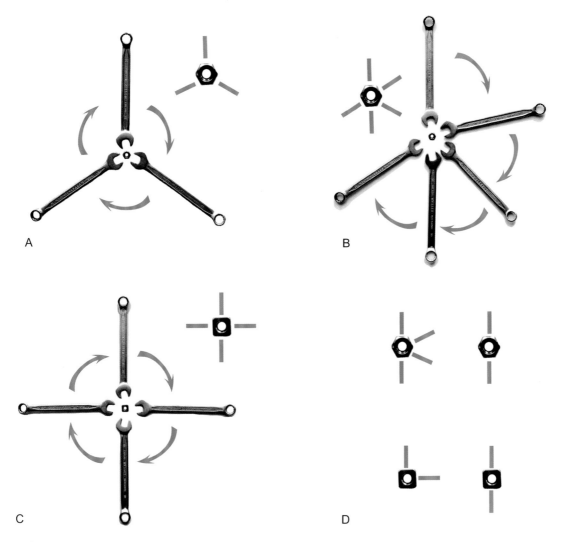

图 5-1-3 扳手依据螺母的面数进行旋转调整。直径 6 mm 的螺纹杆，六个面的螺母为国内常用（每圈 1 mm），按每日次数 × 面数即可完成各种速率。**A.** 3（次）×2（面）；**B.** 4（次）×1（面）；**C.** 四个面的螺母（每圈 1 mm），常为 4（次）×1（面）；**D.** 其他的各种速率

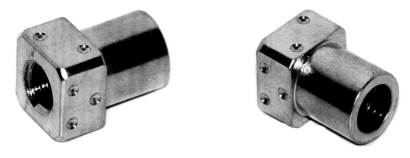

图 5-1-4 转接螺母。该部件把螺纹杆的 360° 转接成了四个面，使用扳手后就可以轻松地一天 4 次完成 360° 拧转

因为螺纹杆比较软，长距离容易有弯曲。这种方法推荐用在短杆上，就是说稳定环和推拉环的距离要短，一般在 7~10 cm 以内。

2. 当延长距离增加时，则需要使用套筒杆。由于有外套筒，则该杆的稳定性增加，全外固定的稳定性也增加。牵张时，先松开套筒口的锁紧螺母，然后转动套筒，每次 0.25 mm，完毕后需要把螺母拧回去，锁定套筒（图 5-1-5）。

3. 最可靠的和我们最推荐的是使用刻度套筒杆。该装置前面已经介绍过。当轻压锁定弹簧后，可以转动套筒，到指定位置后出现"滴答"声，表示已经锁定。其优点是可以手动旋转，或使用 19 mm 扳手旋转，旋转精确、稳定。

4. 20 世纪 80 年代 Ilizarov 亲自设计了一种自动牵张装置，每天 1 mm 延长速度，分 64 次延长。实际上属于不间断延长。4 根自动牵张装置连接到螺纹杆上，通过电池提供动力，电池捆绑在患者腹部。这种转动更加流畅延续且不需患者手动操作。美国现在有多个公司在研发类似的装置。

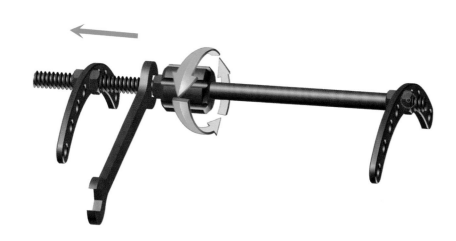

图 5-1-5　套筒杆牵张法。直箭头显示牵张方向，弧形箭头显示套筒大螺母拧转方向

第二节　骨加压技术

骨加压用于治疗骨不连、矫形、骨搬移、关节融合和反牵张。其力量的传导和牵张一样。间隙小于 2 cm 的可以使用半针，超过 3 cm 的不建议使用半针，改用全针，这样力量更加均匀。其原理和牵张相同，方向相反。参数、要点和装置也和牵张相同。

和牵张不同的是，大多情况下，如果没有骨缺损，压缩速度要更慢一些。但是当有巨大

骨缺损时，如有 3~5 cm 骨切除，则需要加快压缩速度，可以到每天 1.5~3.0 mm。严禁在手术台上一次性快速加压，否则会引起神经和血管问题。当局部有明显疼痛时，可以减慢加压速度。小距离（数个毫米）的加压无须额外处理。较长距离的加压，则需要和另一部位的牵张结合使用，以弥补长度的不足（图 5-2-1）。

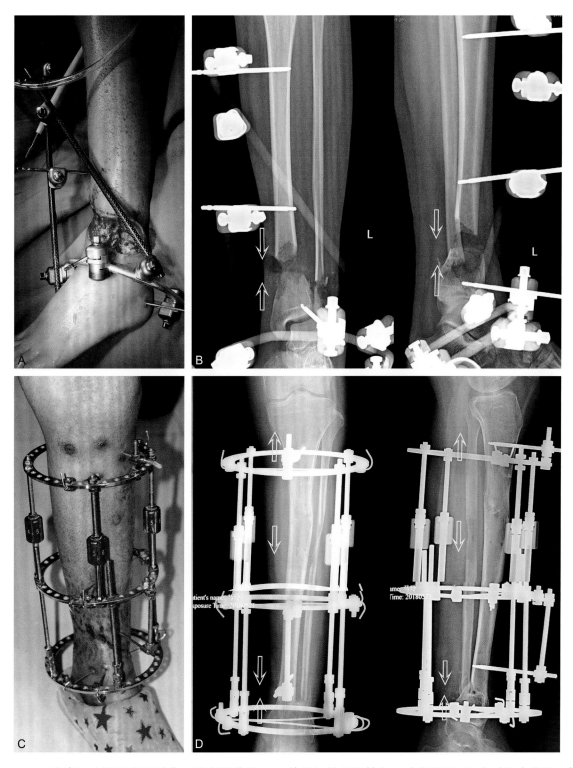

图 5-2-1　**A.** 患者左小腿下段开放伤，清创后遗留 4 cm 的骨与软组织缺损，感染不重；**B.** 此时适合使用一期加压 + 延长的技术。相比骨搬移，这种技术对更早闭合创面有利，方便术后护理。具体来说，就是将组合外固定改成 Ilizarov 外固定，胫腓骨缺损处直接缓慢加压，每日 3 mm（箭头）；**C.** 同时行胫腓骨中上段截骨进行延长，创面在术后 15 日即可基本关闭；**D.** 骨折处逐渐因为加压而愈合，而遗留的长度不足则由延长，或者说中上段的胫腓骨牵张完成（箭头）

第三节　骨牵张 – 加压技术

一个部位的骨牵张 - 加压技术也就是通常说的"手风琴"技术。牵张和加压分别在不同部位的只能称作是短缩 + 延长技术。

临床有些情况下，比如严重畸形合并肢体短缩时，需要在不同的节段分别使用加压和牵张技术。根据主要畸形，可以是以牵张为主、加压为辅，或者反之。当有节段性骨缺损时，该技术就自然成为骨搬移技术。在加压为主的病例中，如骨不连，可以同时辅助使用牵张技术刺激新骨形成，不仅可以促进骨愈合，还可以牵开延长骨不连处。不用手术干预局部，可以直接通过操作外固定来完成。

Ilizarov 本人称牵张 - 加压技术为无血技术，形象地反映了该技术的特点。对肥大性骨不连和普通骨不连，可以使用该技术，来回牵张 - 压缩两三次后就可以刺激新骨形成。

通常第一期先压缩 10 天，0.25 mm，每天

2 次；第二期牵张 10 天，0.25 mm，每天 2 次；第三期休息 10 天；第四期缓慢压缩，重新开始一个循环。期间需要经常拍摄 X 线片查看骨痂形成情况（图 5-3-1）。

这一技术的产生基于观察到围绕骨端的局部瘢痕需要先挤压然后牵张成新的骨组织。医学界曾经认为压缩是唯一的刺激骨生长的办法，Ilizarov 牵张技术的出现改变了这一观点。牵张可以刺激局部代谢加速，新细胞转化、再生。只要外固定牢固、速度合适、频率合适，则瘢痕组织的潜能被激发，通过牵张出现再生，最终导致骨再生。在骨不连附近处截骨和局部牵张可以刺激骨组织形成，刺激骨不连处新骨形成。此时，骨不连附近的截骨刺激了神经血管的大量长入，反过来刺激组织张力的机械性能。牵张变成了治疗的强力武器（图 5-3-2）。

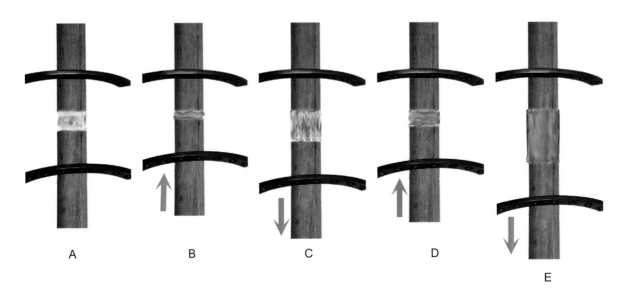

图 5-3-1　A. 成骨差，使用手风琴技术；B. 第一步缓慢压缩刺激，骨折端接触，瘢痕被压缩；C. 第二步缓慢牵张，从压缩的瘢痕和骨折端之间产生了柱状的纤维血管组织，成骨改善；D. 第三步再缓慢压缩刺激骨痂生成，刺激细胞和组织再生，刺激组织定向再生，平衡新旧组织的消长，使之朝有利方向发展；E. 第四步，再次牵张，帮助骨髓间的胶原束固化，刺激破骨细胞再生，X 线片上显示为云絮状再生、纵向钙化柱。全过程犹如弹奏手风琴

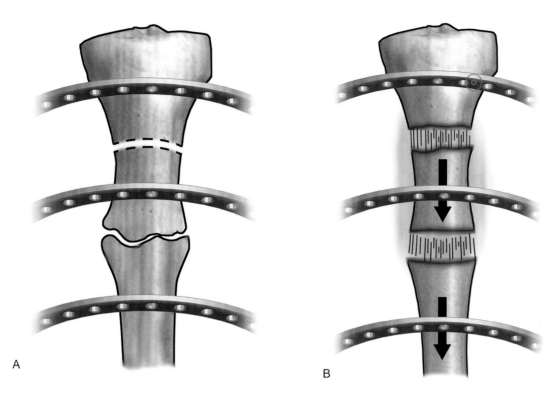

图 5-3-2　单处牵张行皮质骨截骨可刺激肥大性骨不连骨再生。**A.** 骨不连附近行皮质骨截骨；**B.** 牵张刺激形成血管神经再生，从而给骨不连处带来新的愈合资源

第四节　畸形矫正

牵张和压缩对任何原因引起的关节挛缩都有效。畸形矫正的原理实际是牵张和加压这对基本概念的延伸。

挛缩可以是继发性挛缩、先天性挛缩、关节周围软组织挛缩、关节内畸形挛缩，甚至是关节融合。大多情况下，牵张的第一步是牵开和分离关节面，牵张杆放置在畸形凹侧，压缩杆放置在凸侧。正确放置铰链的位置很重要，铰链应该严格在关节旋转轴上，否则矫形过程中容易出现半脱位。

为了最大化力臂，关节远近必须安置两个全环或两个半环。矫形中皮肤容易受到克氏针切割，因此穿针时皮肤应该尽量推向关节。推拉的速度一样遵循三角形原则。大部分关节挛缩可以接受的是每天矫正 1°～3°，分 3～4 次矫正。

严重关节内改变或骨性融合的挛缩关节需要先行楔形截骨然后缓慢矫形。需要认真考虑局部软组织情况。楔形截骨的底越宽，矫形应该越慢，每日定期检查外周血管情况和神经症状，每 2 周检查一次关节对位，如有半脱位，需要调整构型或铰链，纠正畸形。

使用 IEF（Ilizarov External Fixation, Ilizarov 外固定）矫形，有天然的优势。我们以三个部位的畸形矫正为例，阐述其基本的方法和原理。

一、膝关节屈曲挛缩畸形

以膝关节屈曲挛缩为例，该技术主要通过

伸直膝关节完成。由于大腿小腿直径不同，肌肉众多，需要上下两个不同直径单元的外固定。有时除了凹侧撑开，还需要凸侧加压（图5-4-1）。双膝挛缩的可以双侧同时矫形，需要2~3个月。治疗期间需要经常监测，至少每2周一次。关节逐渐伸直过程中，牵伸的速度需要根据角度时常调整。当关节轴心到套筒杆的距离缩小时，延长的速度和频率都应该相应减少。

典型的严重膝屈曲挛缩的并发症是胫骨向后半脱位。此时，可通过增加部件，把胫骨向前移位，可临时替换矫正成角畸形。如果继续矫形，则需要加强更多的铰链装置来稳定。

二、马蹄足畸形

对于踝关节，常见为马蹄足畸形，其矫正基本构型为前拉后推（图5-4-2）。

本书第八章会有详细的足踝矫形的介绍。

三、手腕畸形

腕关节先天或后天性半脱位，继发关节活动限制。桡侧曲棍手畸形合并腕关节挛缩，可先矫正畸形，后矫正挛缩。为此，把外固定主件安装在肢体上，附件通过铰链连接于主件（图5-4-3）。

出于功能和美学考虑，错位融合的关节可以截骨，缓慢矫形，重新融合在正确位置上。需要考虑三点：①错位程度；②矫形计划；③周围组织保护。简单的横行截骨后楔形植骨一期撑开，或缓慢撑开都可以恢复到正常位置。缓慢矫形局部血供和神经损伤的风险小，一期撑开快速矫形的风险大。

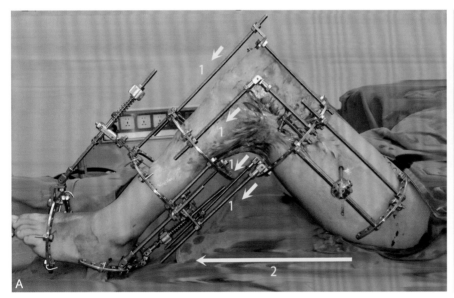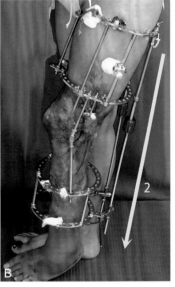

图 5-4-1　A. 该病例展示只有凹侧撑开。左膝 90° 屈曲挛缩，安装构型后，应先撑开膝关节间隙（箭头 1）10 mm 左右后再撑开膝关节（箭头 2），防止膝关节在撑开的过程中出现关节面的挤压；B. 膝关节摄片证实间隙撑开后，改换构型，以膝屈侧为主要的撑开力量，此时只有屈侧撑开力（箭头 2）

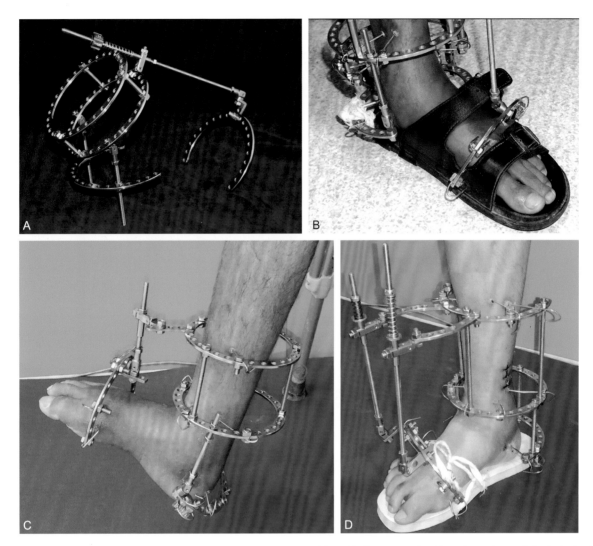

图 5-4-2 A. 马蹄足畸形多为跟腱挛缩引起,其常用构型为前拉后推构型;B. 前足使用半环时可以方便患者术后穿鞋;C. 踝前可以为单杆提拉;D. 也可以为双杆提拉

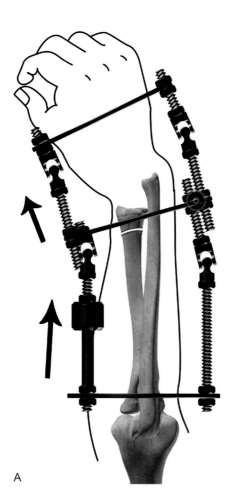
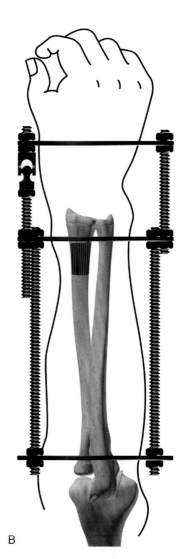

A　　　　　　　　　　　　　　　B

图 5-4-3　腕关节畸形合并曲棍手的矫正。A. 前臂两环构型通过铰链和手部环相连，行桡骨截骨术（牵张前）；B. 牵张后

第五节　随访和拆除

牵张期间患者应每周随访 1 次，之后每月 1 次。克氏针折弯的平滑可以有效减少衣物被牵扯。2.5 mm 以上克氏针不容易折弯，术后注意使用一些简便易行的方法进行防护（图 5-5-1）。

X 线片上最早可在牵张 3 ~ 4 周后就出现骨痂。而实质上影像学表现一般要滞后 2 周左右。医生应该综合考虑，调整牵张速度和频率。6 ~ 8 周就会出现柱状新骨，可以通过影像学评估成骨。如果成骨很好，则可以维持牵张速度。儿童、青少年和 Ollier 病患者生长会很快，容易出现提早闭合。成骨钙化是第三阶段，此时

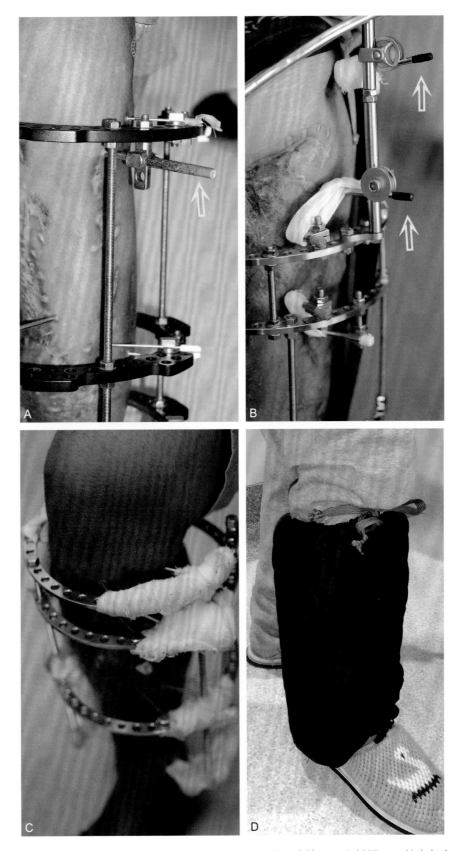

图 5-5-1　患者自行发明设计的各种防护外固定针的措施。A. 竹签套筒；B. 塑料帽；C. 纱布包裹；D. 全环布套

患者活动和负重都应该增加，可以在X线片上看到牵张成骨出现了皮质骨的形成。此时可以松开环杆结合处的螺母（图5-5-2），注意不要松开太多，大概3 mm左右即可。当出现再骨折或骨痂有变化时可以重新拧紧（图5-5-3）。

如上所述，IEF动力化后骨端开始承受轴向应力。患者可以继续佩戴15～20天的外固定然后去除。由于个体差异，应该结合临床表现、X线片和总体情况来决定拆除与否。患者外固定如有两个单元，每个单元有两个环，则应

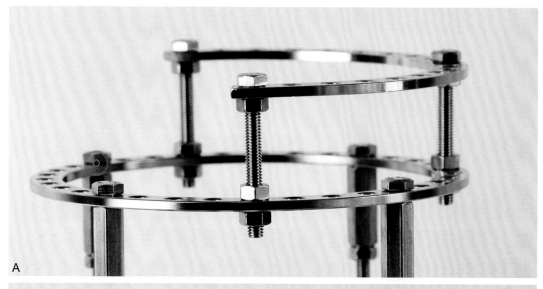

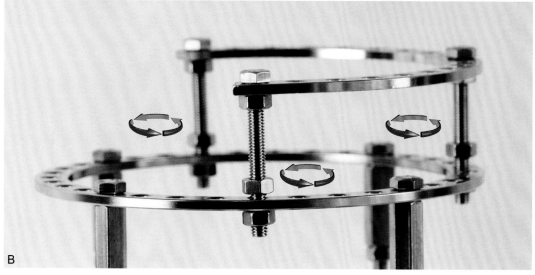

图 5-5-2　拆 C 环前动力化。A. 螺母未松；B. 螺母拧松 2～3 圈。松开螺母后，克氏针牵张力量得到释放，IEF 固定强度下降，刺激骨再生和再塑形。松开后 2～3 周，摄片检查牵张成骨处无影响即可彻底拆除

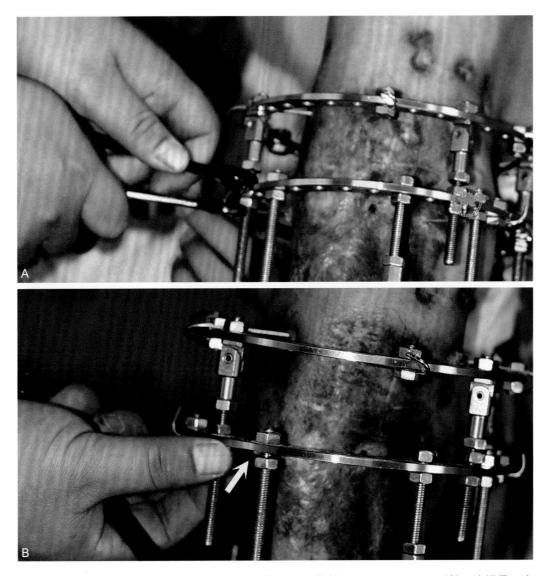

图 5-5-3　**A.** 松开前的螺母状态；**B.** 已经松开的螺母（箭头），注意松 2 ~ 3mm 即可。可以松一边螺母，也可以松两边

该每个单元拆除一个环，从四环变成两环（图
5-5-4），再行动力化；也可以把单元之间的四
杆连接改成三杆连接；以此类推，逐步动力化。
当最后依然有怀疑骨的愈合能力时，还可以抽
出杆，保留环（图 5-5-5）。当有再骨折时，只
需把杆体外连接即可。总之，根据骨的适应性
刚度原则，在固定结束前，分期分步减少洞孔
平面、全针或半针、杆等结构，以最终缓慢释
放应力，把应力逐步从外固定还给骨本身，从

而达到避免骨折、移位和刺激新骨形成的作用。
髓内钉虽然也有去螺钉动力化的有限作用，但
总体而言，骨内固定根本没有类似 Ilizarov 外固
定强大的动力化功能。有悟性的医生通过拆架
这个细节就能会心地理解 Ilizarov 外固定师法自
然的独特内涵。

　　拆架可以全麻下手术室拆除或局麻下门诊
拆除。我们的患者绝大多数不麻醉在门诊拆除。
个别疼痛特别敏感的、易哭闹的儿童才在手术

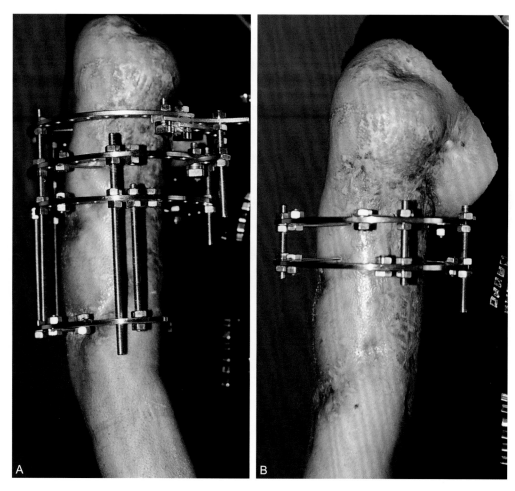

图 5-5-4　A. 肱骨感染性骨不连骨愈合后；B. 可以先拆除两侧环，保留中间两环，3 个月后日常活动无影响再拆除
全部外固定

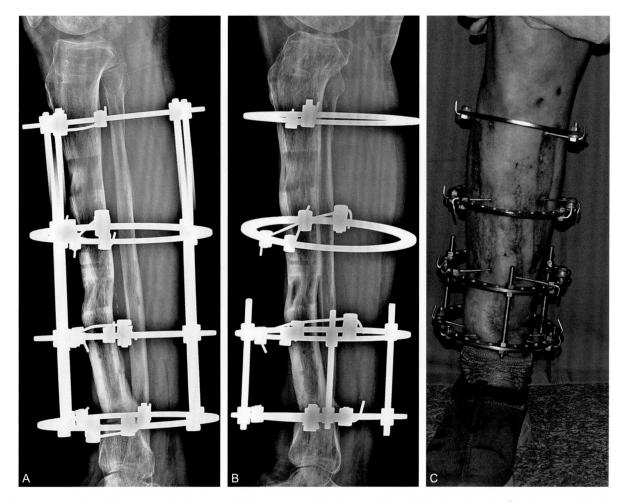

图 5-5-5 A.胫骨双段同向骨搬移后，成骨较好；B.为保险起见，对两个牵张成骨的固定单元予以抽出螺纹杆；C.观察 1 个月，行走后无变化时再拆除近侧两环。如有变化，比如骨折或弯曲，可以重新拧入螺纹杆，延长固定

室麻醉下拆除。拆除要点如下：

（1）先松开克氏针，释放其张力，然后再剪断。由于克氏针往往承受了 100 kg 以上的张力，如果直接剪断，患者会剧烈疼痛，同时由于张力迅速释放，可能会出现微骨折。

（2）所有的橄榄针或尾端有折弯的克氏针从橄榄侧或折弯侧拔出。拔出的力量应该均匀恒定，同时轻轻左右扭转。

（3）常规用老虎钳咬住针尾端拔出。半针

尾部没有损坏，可以用 T 形柄逐渐旋出，用力要均匀，以免出现金属疲劳断裂。

（4）有时患者在拆除外固定后需要石膏或支具固定。如有疑问，也可以保留远近克氏针再行石膏固定。有助于最后的骨化。

拆除外固定后 1~2 个月患者应该继续复查。最终的成骨完全矿化一般在拆除外固定后 6~12 个月才完成，负重和功能锻炼可以很好地促进骨矿化。

第六章　纵向搬移

骨纵向搬移要素

胫骨纵向搬移术

超过 3 cm 的骨缺损治疗曾经是骨科的难点之一。因为此时肢体除了骨缺损，还往往伴有短缩、畸形、瘢痕、神经损伤、感染等诸多问题。这些问题使用 Ilizarov 技术可迎刃而解。虽然带血供骨移植、自体骨移植、异体骨移植、Masquelet 技术、开放性植骨和皮瓣技术等，都曾经和依然被用于这种疾病的治疗，但越来越多的骨科医生开始接受 Ilizarov 技术。该方法一次性解决了骨和软组织缺损、改善了局部血供、矫正畸形并消灭了感染等问题。而其他技术，往往联合多个、多步才能解决。这其中，矫形和延长几乎完全是 Ilizarov 技术的专属特技。

近些年出现骨横搬技术治疗缺血性肢体，因此我们特意将传统的骨搬移技术（又名骨输送技术）命名为"纵向骨搬移技术"，以示区别。

什么是完美的纵向骨搬移技术？

时至今日，依然有不少临床医生认为纵向骨搬移技术只要恢复了骨的连续性，或 5 cm，或 10 cm，或 20 cm，即是成功。此谓得少知足，是 60 年前的水平。

外科技术从 Repair、Reconstruction 到 Replacement，一步一步走向精细。恢复和重建骨的连续性，特别是长段的骨缺损，医生当然很有成就感，患者大多也是非常满意这种结果。此时应该继续向上一着：在恢复骨的连续性的同时，追求正常，尤其是追求力线、上下关节面的正常；追求肌肉力量的平衡；追求并发症的防患于未然；追求患者治疗过程中的舒适度。这才是完美的骨搬移技术。

第一节　传统分类

纵向骨搬移的主要目的是修复缺损，但如果肢体有短缩或畸形，也应该一并治疗。我们将纵向骨搬移方法根据穿针角度大致分为三类：横针法、斜针法和混合法。

一、横针法

该方法最常用，为克氏针横穿骨，通过向缺损方向移动推拉环来消灭缺损。根据临床情况，可使用单处截骨、双处截骨或多处截骨。如果缺损巨大，合并短缩，可以使用双处截骨，一处延长，一处搬移。没有短缩，可以单处截骨，缓慢搬移。缺损超过 10 cm，但无短缩，可以双侧截骨，双侧搬移（图 6-1-1）。双处截骨的好处是加快了治疗速度，可以对向也可以同向搬移。少数情况有三处截骨甚至四处截骨搬移，操作原理相同。

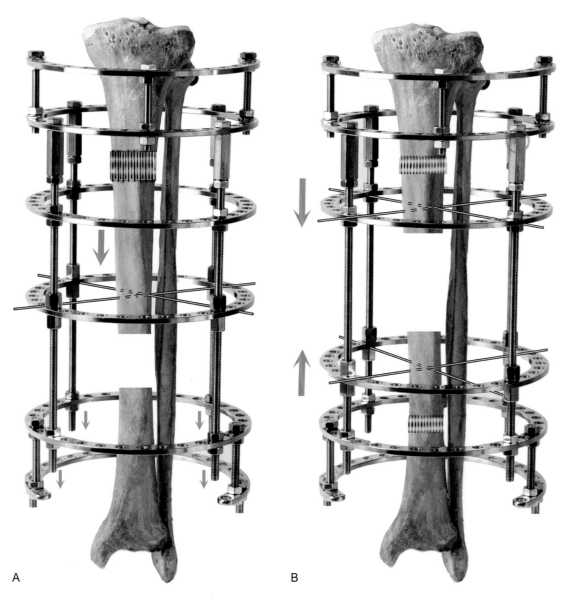

图 6-1-1　两种常用的横针法。A. 胫骨中下段缺损，近段单处截骨向远端搬移（蓝箭头），该方法最常见，当有短缩时可以同时延长（绿箭头）；B. 胫骨大段骨缺损，双处截骨对向搬移（蓝箭头），加快速度

其构型最好由短杆连接每个单元，不同的单元之间再通过螺纹杆连接，而不是一个长杆连接所有环。这样的好处是可以矫正畸形和力线，后期逐步拆除、简化构型也更加方便。库尔干的医生依然喜欢使用长钢板，来辅助完成各种构型。而中国医生喜欢用螺纹杆连接（图6-1-2）。

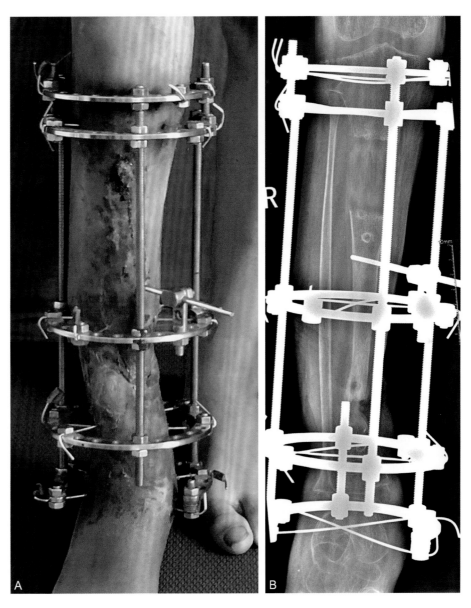

图 6-1-2　A.胫骨近端单处截骨；B.移动环上加用一根半针控制环左右方向上的移位

二、斜针法

该法为双克氏针斜行穿过骨块，缓慢地朝稳定环滑移完成（图 6-1-3）。推拉动力位于肢体内，因此被称为内搬法，也就是国内所说的斜拉法。根据缺损情况，可行单处或双处截骨。

其构型不同于外搬法，环都是稳定环，数量更少，牵张装置安置在环上。可使用两种克氏针：橄榄针、钩形针。

斜针法更适用于 7～10 cm 以上的缺损。其优点是构型简单，肌肉切割小。大段骨缺损可以对向带孔螺纹杆牵拉，也可以使用环牵拉

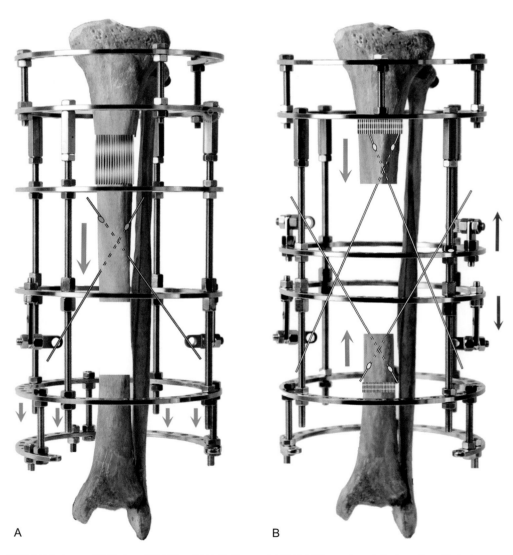

A   B

图 6-1-3 两种斜针法。A. 胫骨中下段缺损，单处截骨，双橄榄针斜搬，从近端搬向远段（蓝箭头）。当有短缩时，可以同时延长（绿箭头）；B. 大段骨缺损，双处截骨，对向斜搬（蓝箭头）。中间双环分离式移动，带动斜针走向近远段（红箭头）

（图 6-1-4）。为了避免牵拉过程中出现的骨块成角畸形，可以外加导针于骨髓内。如果肢体还伴有短缩畸形，可以在远端第二处截骨，骨延长结合骨搬移。远端可增加足部环来加强稳定性，速率为每天 0.5 mm。15 cm 以上的大段缺损不伴短缩的，可以用双斜拉针穿髓内牵拉，这样不容易出现搬移过程中的骨块成角畸形。穿髓内牵拉适合于闭合性骨缺损，对于感染性骨和软组织缺损，斜拉针穿髓内有引起感染播散的可能。

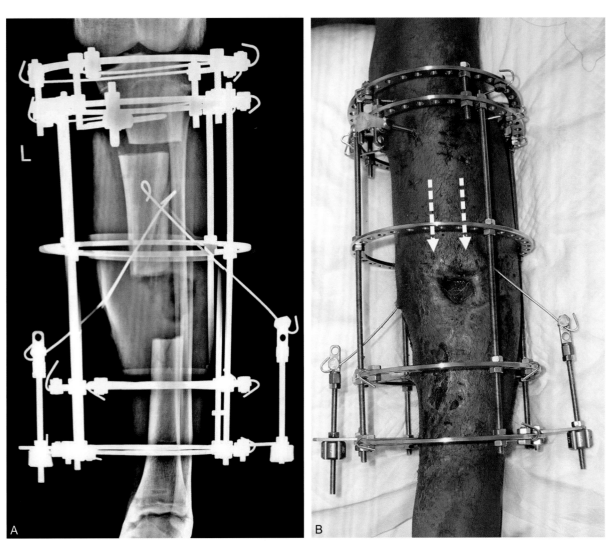

图 6-1-4　A. 胫骨近端截骨，搬向远端；B. 体位像可以显示比起横针法皮肤切割减少了一半，虚线箭头显示针尾骨膜表面的潜行切割

三、混合法

　　为横针法和斜针法两种方法的联合应用（图 6-1-5）。

　　混合法主要用于大于 10 cm 的缺损合并肢

体畸形、深部组织瘢痕和局部血供障碍。根据缺损和畸形情况来选择截骨部位（图 6-1-6）。如果有肢体短缩，则需要足部加强构件。

　　横针法的优点是操作简便，可以同时纠正畸形和短缩。主要缺点是对皮肤切割严重。由

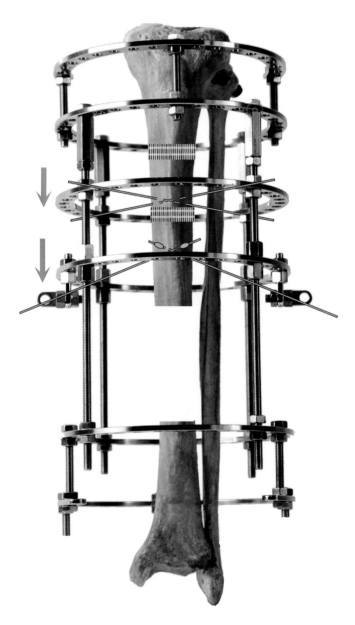

图 6-1-5　混合法。既有横针法，也有斜针法，双环同向远侧搬移

于多针使用，所以牵张更为复杂。斜针法主要优点是对大段骨缺损有利，皮肤瘢痕小。由于克氏针少，患者舒适。主要缺点是置针麻烦，无法产生骨折端对位愈合需要的压缩力。因此斜针法到骨端会师时往往需要改成横针法，进行加环或加钢针。混合法则必然是多处截骨，充分结合横、斜针法的优点，意在最大效率。

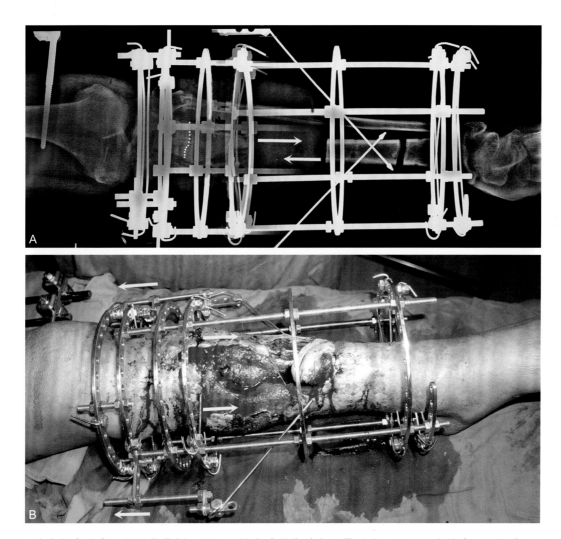

图 6-1-6　此病例合并有同侧股骨骨折，需要尽快完成骨搬移和胫骨重建，早日下地活动，因此采用了混合法。A. 胫骨近侧截骨处（虚线）有骨折，因此适合外搬法，牵张同时固定骨折，向下牵引，远侧截骨后用内搬法向近侧搬移（箭头所指为骨折段移动方向）；B. 实际完成的牵拉力量分别由近侧第二环和第四环承担（环上的克氏针移动方向见箭头）

第二节 生物力学、构型和解剖

骨纵向搬移的总体生物力学目标只有一个，即获得一个稳定坚强的外固定，为牵张成骨创造条件。一系列的因素会影响到外固定架的稳定性，导致折弯、扭转和轴向刚度改变。除了前述的外固定架构型、布针、手术操作、解剖结构因素等，还包括以下因素。

一、骨端接触面形状会影响稳定性

骨端会师时，如果是平行横断面接触，则最为稳定。双斜面略差，应该用橄榄针限制。不规则面可用插入法稳定接触。骨端接触面的面积越大越好（图 6-2-1）。

二、骨端间的弹性组织卡压会影响愈合，导致错位和充填

此时应该切除弹性组织，但必须在邻近骨搬移和牵张结束时进行（图 6-2-2）。

三、骨端间的空隙需要额外处理

使用 Ilizarov 技术一般无须植骨。当胫骨会师端出现骨缺损时，局部可以再用腓骨截骨进行搬移（图 6-2-3）。该方法适合胫骨外侧楔形缺损或长条形缺损。我们更喜欢直接在胫骨骨折端之间铲平，继续纵向骨搬移。这样在操作、构型上更加简单省时。

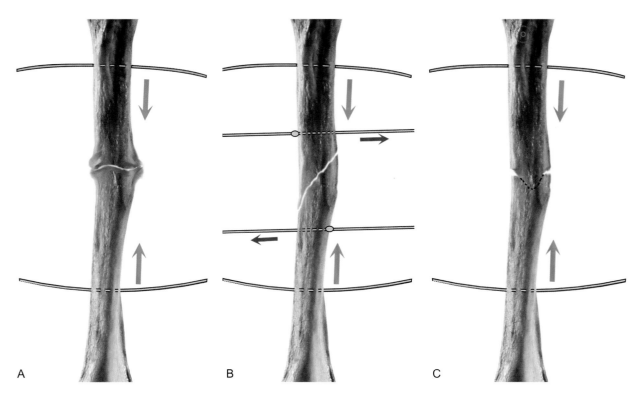

A B C

图 6-2-1 压力下三种形状的接触面对骨折端稳定性的不同影响。A. 蓝箭头为轴向压力。骨不连处上下各有一克氏针，已经弯曲，显示压力强大，两个面平行接触，轴向压力下骨折端很稳定；B. 双斜面接触在轴向压力下不稳定，为了增加稳定性，可以两端各加一根橄榄针控制方向（红箭头），橄榄针不要穿过骨折区，以免影响加压效果和骨愈合；C. 一侧骨尖端插入另一侧骨髓腔的接触方式，在轴向压力下非常稳定

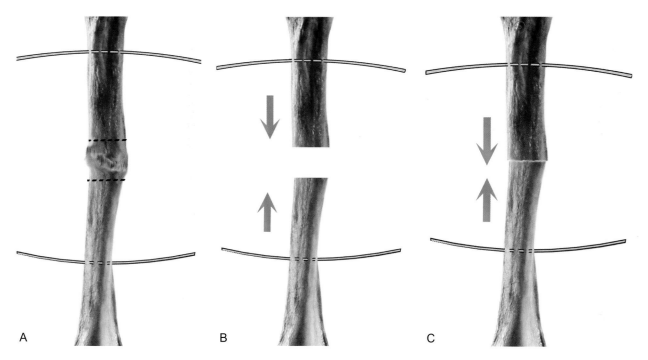

图 6-2-2 瘢痕对两加压骨折端的影响及其处理方法。**A**. 瘢痕导致骨折端不能愈合，虚线显示切除区域；**B**. 瘢痕段切除，继续骨搬移；**C**. 切平的骨折端接触，轴向压力下很稳定

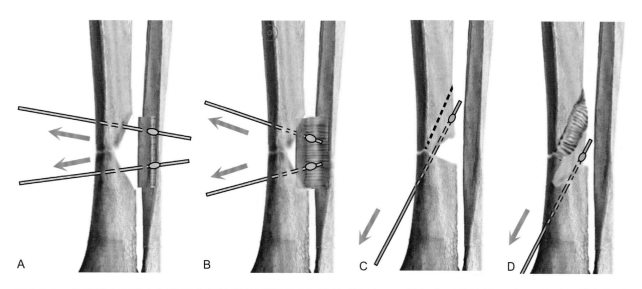

图 6-2-3 骨搬移会师端之间接触合并缺损的两种形式及其处理方法。**A**. 缺损靠近腓骨侧，则可以行腓骨横向搬移补缺；**B**. 腓骨横搬完毕，双橄榄针固定；**C**. 缺损靠近胫骨外侧，则行斜向截骨；**D**. 局部骨纵向搬移后，骨缺损处得到加强

四、骨周围软组织的张力很重要，应避免出现神经血管症状

快速矫正畸形会导致疼痛、肿胀和麻木。应该遵循 Ilizarov 技术的金标准："一切都应该缓慢进行。"根据上述总体情况来决定何种调整速度。

五、骨段移位的控制

搬移过程中，防止骨段移位的最好办法就是使用导针或使用橄榄针控制方向。一旦正侧位片上显示搬移段移位，应该尽快纠正。

（一）单平面移位纠正

横针法过程中出现移位可以通过加固环的部件和增加推拉装置纠正（图 6-2-4）。斜针法中出现的移位可以通过调整两根斜拉克氏针的速率来逐步纠正（图 6-2-5）。

（二）双平面移位纠正

方法同前，区别是安装推拉装置的同时使

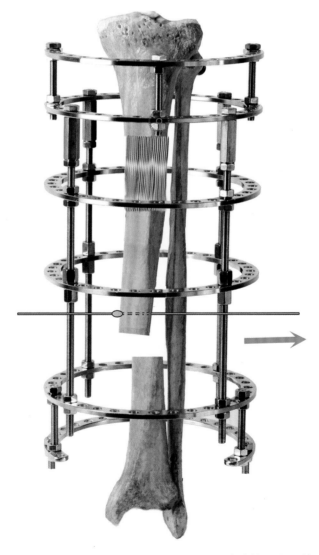

图 6-2-4 横针法发生移位时的对策。搬移段向内侧偏移，松开骨段的锁针器和环的固定螺母，从内侧增加 1 ~ 2 枚橄榄针牵张，到正确位置后再锁紧环和锁针器

用橄榄针。移位越复杂，纠正速度应该越慢，否则会影响骨痂生长，这是关键。

（三）复位合并旋转畸形纠正

计划纠正移位和旋转畸形时，需要考虑速率和移位复杂的因素。新形成的骨折纵行微柱必须成熟到能承受去旋转的力量。因此推荐先牵开、纠正移位，稳定骨段2周后逐步去旋转，此时应该在初始成骨期（图6-2-6）。

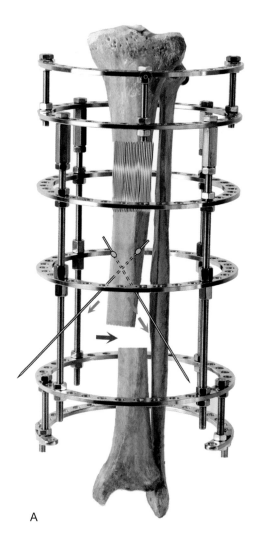
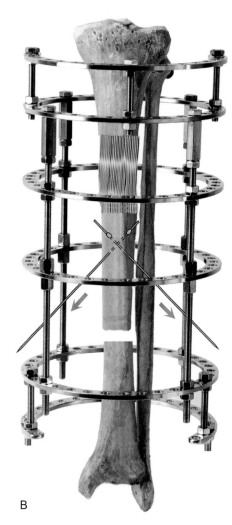

A　　　　　　　　　　　　　　　B

图6-2-5　斜针法发生移位时的对策。**A.** 搬移段向内侧偏移，除了从内侧增加1～2枚橄榄针牵张到正确位置固定，还可以通过调整牵张速率来矫正。外侧橄榄针的牵拉速度为对侧的2倍以上（蓝箭头），即可同时产生向外的牵拉力（红箭头），逐渐纠正内偏骨段；**B.** 位置正常后双侧橄榄针再以同等速率搬移

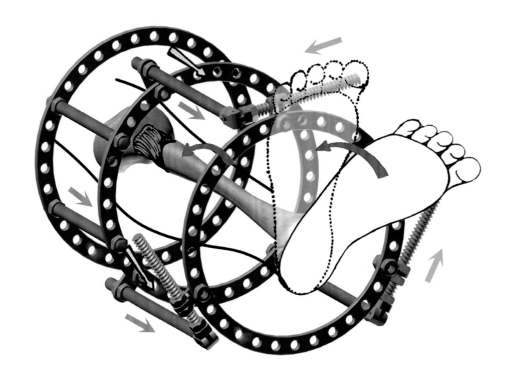

图 6-2-6 牵张合并去旋转技术。胫骨近侧截骨延长，蓝箭头指示牵张方向，绿箭头指示为去旋转构型螺纹杆的去旋转方向，红箭头指示最终胫骨截骨远侧和足踝发生外旋，胫骨近侧成骨的骨痂纤维也呈现外旋状

第三节 截 骨

外固定架安装置针完毕后就可以进行截骨。借助于丰富的临床经验，Ilizarov 认识到截骨处血供越好，骨痂成长越丰富。截骨处骨和周围软组织的最小损伤，成骨组织的最大保留，可以创造新骨形成的最佳生物学条件。

Ilizarov 皮质骨截骨术的原则是只切断皮质骨，保留骨膜和骨髓。多年来他试验了各种截骨方法，直到有一次，一个小腿残端的患者要做延长，但其截骨端周围局部血供很差。一般情况下，估计牵张成骨效果较差。他在截骨时细心保留了周围软组织、骨膜和骨髓的完整。结果成骨的效果超乎想象。于是他总结并诞生了这一新的截骨技术：皮质骨截骨术。

一、解剖和生理

众所周知，骨膜下骨和骨宽度的生长有关，而骨内膜和骨形成、骨吸收有关。骨愈合中，新哈弗斯系统在中心轴向沉积，皮质骨重新塑形，截骨后，骨细胞沉积在骨外膜、骨内膜和哈弗斯管状系统。截骨处缓慢逐渐延长后，亿万细胞开始"生根发芽"。Ilizarov 这一发现证实了 Wolff（1892）定律：功能决定形态。为了形成骨胶原柱，细胞的沉积是沿着延长的方向、机械应力而形成的。因此截骨第一重要的是保护局部血供。通常 2/3 皮质骨血供来源于骨髓内的滋养动脉，该动脉发出许多周围分支和毛细血管，进入福克曼管和哈弗斯管。骨膜动脉提供了另外 1/3 的皮质骨血供。骨损伤或截骨后，如果骨髓血供中断或阻塞，则全部或部分的滋养动脉血管网就失效了！于是骨膜周围血管网开始增加血供，扩大功能弥补损伤，成为皮质骨血供的主要来源。因此要达到成骨的最佳效果，一定要注意最大程度地保护好皮质骨内外的一切血管网。

最近，德国的一个研究团队借助先进的造影技术，在骨皮质内也发现了全新的营养血管系统，发现经皮质骨的血管不亚于松质骨系统，其中 70% 的血液将会经过皮质骨微小血管系统传输血供。该系统的发现为纵向搬移后的成骨理论再增添了新的解释。理论上来说，应该尽一切可能去保护骨皮质和骨皮质周围的一切血运。

Ilizarov 皮质骨截骨术有三个目的：

① 制造骨间隙方便牵张。

② 储存成骨细胞，使其按延长和应力方向生长和沉积。

③ 增加局部血供，代谢成型加速。

这三个是 Ilizarov 截骨术的前提，为此，Ilizarov 发明了轻巧优雅的小切口截骨方法，称为皮质骨截骨术或密质骨截骨术。

二、截骨技术

皮质骨环形截骨而不破坏骨膜和骨髓是巧妙的技术，操作必须非常耐心细致。传统步骤如下：

1. 皮肤切口长 0.5～1.0 cm（图 6-3-1）。

2. 皮质骨截骨必须要用小骨刀，最好刃宽 0.5 cm，这样其刀锋不会太伤骨膜或骨髓（图 6-3-2）。

3. 不要在截骨处剥离和挑起骨膜。直接用骨刀锐性切断敲击打断骨皮质，这样保护了骨膜周围血管网，防止此处（入刀处）成骨不佳。

4. 切断骨膜后，继续敲击切断骨皮质。由于切口小，应该扇形敲击骨刀于骨皮质，内外两边进行，中途不要回拔。

5. 上述操作过程中几乎没有出血。骨刀尖一旦穿破骨内膜，就会碰到血管网，其表现为黑血加脂肪颗粒。

6. 此时医生应该停止敲击，而把刀锋转向内或外避开骨髓。手感很重要。可以感觉到皮质骨的阻力、敲击和落空感。调整刀锋均匀地把皮质骨截断。高频声音提示皮质骨裂开。如

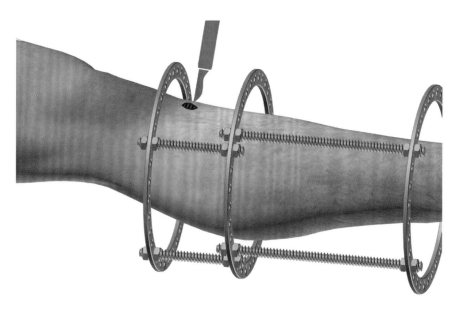

图 6-3-1　在小腿近侧干骺端处纵行小切口

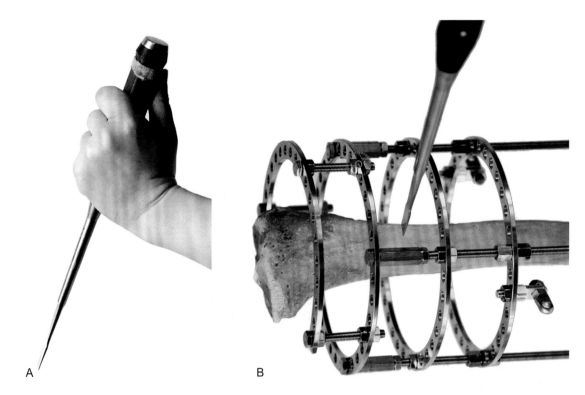

图 6-3-2 **A.** 推荐使用 0.5 cm 左右刃宽的骨刀，骨刀应该长度足够插入环 – 环之间的肢体；**B.** 胫骨的前内侧为最常用的入刀部位

果声音变成低频，阻力减小，立即停止扇形截骨。这说明刀锋已经进入骨膜。连接的骨皮质切断后，应改变连续截骨方向（不要回拔骨刀）。根据局部横断面骨形状，继续沿着皮质骨的内外壁进行（图 6-3-3）。和前面一样，注意高频敲击声的变化和阻力，如果刀锋进入到骨髓或骨膜，必须调整方向，使其一直在骨皮质内。另外，助手可以通过手指的皮下感觉来协助调整刀锋方向。

7. 骨皮质截骨完成后会有内外两边对称的骨刀突出感，呈三角形横断状。此时停止敲击，用老虎钳旋转骨刀手柄。此时刀锋应该在最远的内或外骨皮质角落内（图 6-3-4）。这时常已经有后侧骨皮质的小碎裂，破裂感和移位说明骨皮质已经完全断开。

8. 为了方便截骨，Vladimir Golyakhovsky 医生发明了 T 形截骨刀：直形、弧形两种。刀刃外覆盖窄而光的柱把保护，其名为皮质骨截骨刀（图 6-3-5）。先用直刀，敲入后锋利的 T 形尖端进入骨膜到皮质骨，其光面横把紧贴骨膜下保护骨膜，骨髓也得到了保护。十字把又薄又窄，不会明显影响骨膜。内、外骨皮质截完后，用弯形皮质骨截骨刀替代，几乎可以完全截断骨。

皮质截骨刀的优点是其十字把位于骨膜和皮质骨内层之间，既保护了骨膜，也由于其不变的宽度，保护了骨髓。其使用方法同常规骨刀使用方法一样，唯一的区别是直形骨刀操作到最后要换成弧形骨刀，这样更容易切断后侧皮质，然后轻轻拧断骨，截骨完成。

9. 移开骨刀，小心旋转远端截骨两边环。如果是小腿，要注意有时需要截断腓骨。截骨远近环没有固定到腓骨，则可以直接旋转。如果周围有神经，则旋转方向为对侧。比如胫骨近端截骨，腓总神经有可能因为远段骨内旋而损伤，因此应该外旋拧断最后的骨皮质。把连

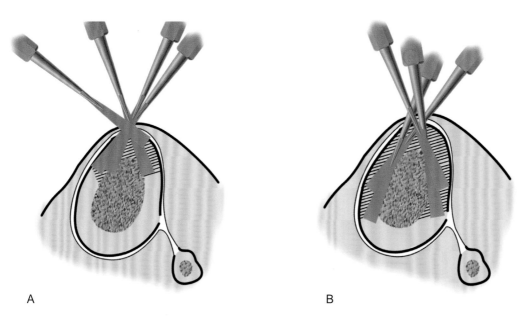

图 6-3-3 A. 先凿开前侧皮质，然后内外侧皮质，逐步深入；B. 沿着内外侧壁交替锤入

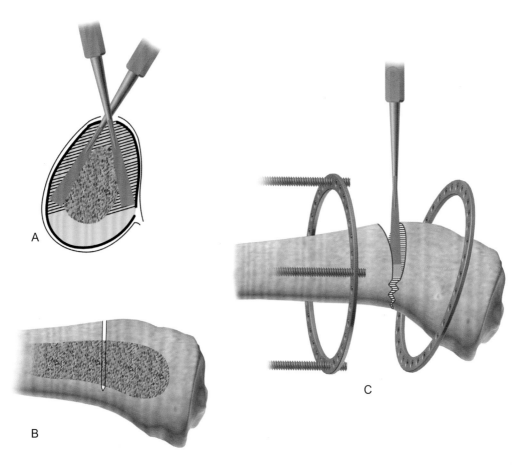

图 6-3-4 胫骨近侧干骺端截骨。A. 横断面观，截骨直到胫骨后壁，阴影部分为已经截断的骨皮质；B. 侧面观；C. 骨刀已经扭转 90°，加大骨裂

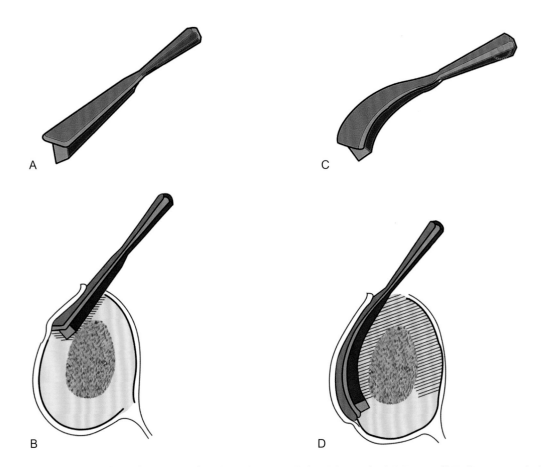

图 6-3-5　Ｔ形截骨刀。**A.** 直形截骨刀，远端刃为Ｔ形；**B.** 胫骨水平面图，直形截骨刀沿着骨膜下深入，保护骨膜，同时其刃部又不进入骨髓；**C.** 弧形截骨刀，远端刃也是Ｔ形；**D.** 深入骨膜皮质骨间隙，弧形刀能截断后侧转角处的皮质骨，同时保护骨膜和骨髓

接环的螺母松开后轻轻旋转，截骨处就会移位。任何错位都可能导致骨髓损伤，会影响到骨再生，导致延迟成骨或成骨不好。为此，外旋胫骨远端时医生必须紧握两环（图 6-3-6），旋转到错位 2～3 孔后（截骨处已经完全断裂）不要松手，然后缓缓旋回，螺纹杆原位对孔连接。

10．复位环，原洞孔安装上螺纹杆，骨折完全复位。

11．皮质截骨总有可能不完整，因为其后侧骨皮质很难完全打断。有时有楔形小碎骨块，导致截骨处有移动（图 6-3-7）。其实即使有也不影响骨痂形成，此时根据医生和术中情况选择透视或不透视。如果透视则需要透视正、侧两个位置。推荐截骨端牵开 5 mm 后再透视。

但笔者多不选择透视，成人的长骨能够互相拧断则必然意味着骨皮质完全断裂。

12．凭借手感和（或）透视确认截骨完成后，缝合皮质骨截骨切口，通常 2～3 针足够。切口周围皮肤有可能有挫伤，术中要注意用小拉钩保护。

13．维持微小牵引几天，然后才开始正式牵张。2～3 mm 的截骨间隙不会影响血管网，局部有小血肿形成，反而能促进局部组织细胞沉积。

三、截骨平面

选择截骨平面时，需要综合考虑皮质骨情况、解剖、生物力学和生理情况。

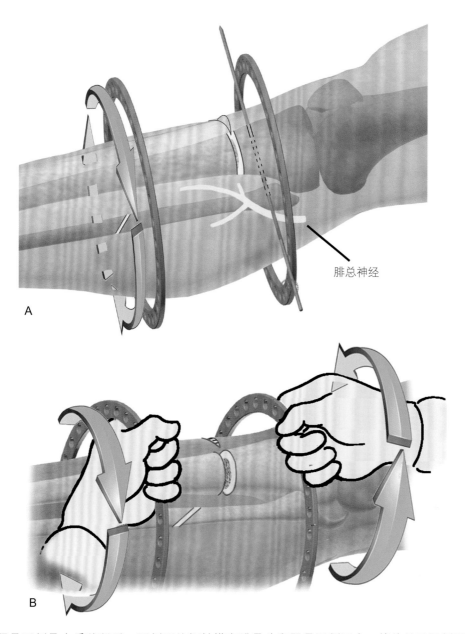

腓总神经

图 6-3-6 A. 胫骨近侧骨皮质截断后，近侧环处钢针横穿腓骨头和胫骨近侧固定，箭头显示远侧环的旋转方向；B. 为了减少截骨两端骨的移位，必须双手牢牢抓住环直到重新连接固定

就解剖学而言，尽量不要去切断滋养血管。长管状骨的滋养血管一般在骨干的中段，尽可能避开此段。骨皮质的厚度也很重要，要尽量选择骨皮质薄的地方，一般在髓腔和骨小梁交接处。此处骨血管网完全切断的可能性也较小。

就生物力学而言，要考虑关节活动的影响。由于骨段要足够长才能稳得住 1～2 个支持环，所以关节面到截骨处至少应有 6～7 cm 长度。

就生理学而言，要充分评估局部组织情况。瘢痕、感染、前切口等都会影响成骨，应该尽量避开。骨结构改变，如硬化、疏松、囊性变等，也会耽误成骨。因此医生术前应该认真读片，必要时行血管造影、骨扫描和 CT 来确认局部条件。

综上各因素，干骺端一般是最理想的截骨部位。

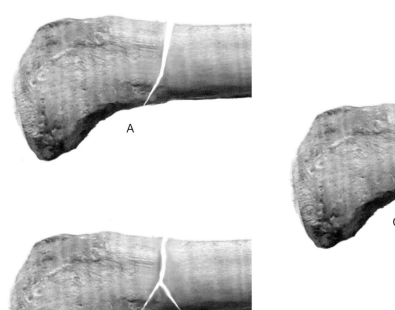
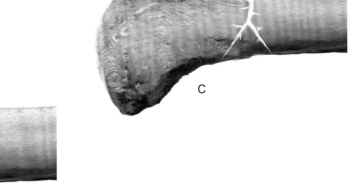

图 6-3-7　胫骨近侧截骨不彻底的三种情况。A. 后侧皮质斜形骨折；B. 后侧皮质蝶形骨折；C. 粉碎骨折

四、单处和双处皮质骨截骨

　　根据治疗目的可以在同一根骨上行单处截骨或双处截骨。双处截骨的好处是可以缩短治疗周期。

　　单处截骨的适应证：

① 延长长度 5 cm 以内。

② 骨搬移 5 ~ 7 cm。

③ 促进局部血供和骨愈合（如假关节和骨不连）。

④ 骨畸形矫正。

　　双处截骨的适应证：

① 延长长度 10 ~ 12 cm。

② 骨搬移 10 ~ 16 cm 以上。

③ 一处延长，另一处矫形。

④ 代谢性骨病刺激骨愈合（如 Paget 病、成骨不全、Ollier 病）。

五、前臂和小腿截骨

　　肢体同时有双骨时，如小腿下段和前臂，则一侧骨皮质骨截骨，另一骨也需要在矫形和延长时截断。前臂畸形，如先天性桡骨假关节、Madelung 畸形等，尺桡骨缺损、畸形或生长不良往往同存。因此进行延长和矫形时，常需要双骨同步截骨、统筹治疗。第二骨的截骨平面要考虑两处截骨之间的骨间膜长度：骨间膜越长，则在延长或矫形时需要的力量越大。肌腱、韧带和骨间膜是缓慢矫形的主要阻力。

　　腓骨截骨需要避开上胫腓联合（腓总神经经过处）、下胫腓联合。太靠近关节截骨，会影响关节功能。小腿骨间膜是坚强的连接组织，前后的部分肌肉附着其上，起到平衡平行胫腓骨的作用，理解这一点很重要，尤其是延长时。无论单处还是双处截骨，腓骨截骨平面应该错开胫骨截骨平面，这样防止胫骨漂移，同时减少发生骨筋膜综合征的可能。腓骨最好的截骨平面在其中段。

六、部分骨缺损和部分骨搬移的截骨术

为治疗部分骨节段缺损合并骨不连，Ilizarov 介绍了骨片搬移技术重建骨缺损部位。其实质是局部牵张成骨填补缺损治疗骨不连。皮质骨单层斜行切断，而不是横行。此时，保留好部分骨膜血供是可能的。搬移的骨块必须有一定体积，足以覆盖缺损为佳。

在行骨膜切口前，先行 1 ~ 2 根橄榄针斜行固定牵拉。必须仔细规划，便于骨块按照预定方向前进。皮质骨截骨通过窄的骨刀完成。尽量行骨膜下截骨（图 6-3-8）。

七、化脓性骨髓腔的S形截骨

Ilizarov 发明了一种特别的截骨方式专治化脓性骨髓炎。由于脓腔或独立或连接，截骨需要把这些腔全部连接起来，成 S 形。该截骨不需要保护血供，因为此处无血供。截骨和随后的牵张成骨会显著改变局部代谢，从而带来治疗骨髓炎的希望。牵张后会出现新的血管，刺激新骨形成。但是除了 Ilizarov 提到外，我们很少看到他的后继者和世界其他地方有医生采用这种截骨术治疗化脓性骨髓炎。

八、横向搬移和骨增宽术的截骨

当腓骨纵向劈开，横向搬移，向内牵引，可以刺激新骨形成和血管化，从而加强胫骨部

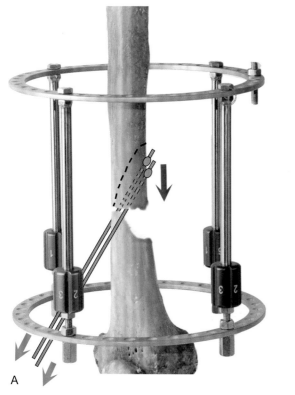
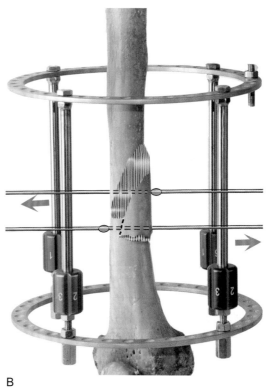

图 6-3-8 骨片截骨牵张修复节段性部分缺损。**A.** 双斜橄榄针牵拉近侧骨块（蓝箭头），骨块向股骨远侧搬移（红箭头）；**B.** 逐渐滑移到远侧后改成双对穿橄榄针固定

分甚至替代胫骨缺损（图 6-3-9）。

腓骨纵向劈开的技术要点如下：

1. 3～4 个腓骨后外侧骨膜切口，成直线。

2. 横行穿入橄榄针，橄榄尾朝外，剪断。

3. 橄榄针之间钻排孔连接成直线。

4. 两端也部分凿断，按排孔纵向凿断骨块。

5. 继续凿开，连成长片状骨块。

6. 直视下完成长片状腓骨块的截骨。

常见错误：

1. 皮肤切口过大。

2. 凿骨处骨膜分离。

3. 骨刀过大。

4. 截骨平面选择错误。

5. 凿骨用力过大，腓骨片骨折。

6. 直接劈开骨髓腔。

7. 截骨开裂到穿针处。

8. 损伤附近血管神经。

9. 还没彻底凿开就扭转骨刀，分离腓骨片。

10. 骨长片排列不在位。

以上这些小错误都会影响骨再生。

当胫骨纵向劈开，向外侧牵引后即为小腿增宽整形。该方法也可用来治疗小腿缺血性疾病，如闭塞性脉管炎和动脉闭塞等。还可以用来关闭各种营养不良性溃疡，如糖尿病足等。由于本章的主要内容是纵向搬移，因此这个技术不做展开介绍。

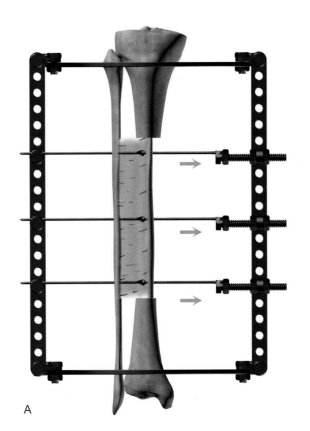
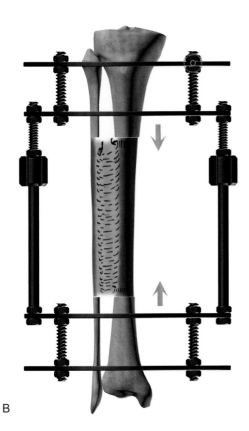

A   B

图 6-3-9　胫骨干缺损，腓骨纵向截骨搬移技术。A. 腓骨纵向截骨，横向搬移；B. 横向搬移完成，远近轻度加压，促进纵向骨愈合（箭头），增加双环、替换长连接片来增加稳定性

第四节　技巧和改进

如前所述，完美纵向骨搬移技术的要求是：在恢复骨的连续性的同时，追求正常！尤其是追求力线、邻近关节面的正常，追求肌肉力量的平衡，追求并发症的最小化，追求患者治疗的舒适度。这涉及到很多细节问题。只有解决了这些细节问题，骨纵向搬移技术才会不断走向完美。笔者总结了以下十五个方面的经验。

1. "瘤段"切除
2. 最称手的兵器
3. 微创截骨永远在路上
4. 构型要稳巧
5. 时间、频率个性化
6. 皮瓣不滥用、不惜用
7. 力线、关节线、旋转
8. 被忽视的腓骨、被忽视的短缩
9. 邻近关节畸形
10. 会师处
11. 成骨问题和处理
12. 长段骨搬移难在哪儿
13. 感染！感染！感染！
14. 并存疾病患者的骨搬移
15. 深静脉血栓

一、"瘤段"切除

近年来大家已经达成共识，即骨感染段的切除，应该按照肿瘤学原则一样，行"瘤段"切除。这个原则，怎么强调，都不过分，因此我们把它放在第一。清创彻底，则感染控制彻底，避免后续反复扩创手术。

创伤性骨髓炎的患肢大多伴有骨和软组织的坏死、感染、缺损和外露。窦道和坏死的软组织必须一并切除。但感染的罪魁祸首是骨。清创不彻底，主要是指骨切除的不彻底。只要

患者全身情况良好，伤口敞开，感染病灶很快就能愈合、长出健康的肉芽。即使有时软组织感染和窦道清除不干净，即使不做药敏、不使用敏感抗生素，也不会影响愈合这个大趋势。这种愈合的前提是机体自身的愈合能力，机体自愈能力本来就足够强大。

在 Ilizarov 骨搬移技术出现之前，对骨髓炎的处理往往是姑息性切除，比如开窗、换药、碘仿纱布等。因为医生无法有效地解决大段骨缺损问题，所以切除的时候小心翼翼，尽量保留组织，以免导致感染容易复发和难以控制，重复清创和修复，因此治疗效果并不理想。由于 Ilizarov 牵张成骨技术的出现，这样的担忧就少了，因为骨的长度恢复比较容易，可以多切些。因此骨折坏死和感染段的切除，可以像切肿瘤一样干净地、整段地扩大切除。由于坏死组织切除彻底，感染容易消失。在后续牵张成骨的过程中，局部形成大量的血管网，不仅直接导致了骨与软组织的再生，还进一步控制了感染。这是纵向骨搬移能够消除创伤性骨髓炎的生理学基础。图 6-4-1 为一典型病例。

我们强调"瘤段"切除是原则。只有极少数例外，可以保留一些骨。前提是该骨必须要有血运、确认无感染、并且手术医生需要有丰富的经验，才可以为了减少搬移的长度和时间而保留（图 6-4-2）。否则一旦判断失误，反而延长了治疗时间，多次手术会增加患者对医生的不信任。

二、最称手的兵器

《三国演义》中，张飞喜欢使用长的丈八蛇矛，而关羽则喜欢重的青龙偃月刀，吕布喜欢使用方天画戟。其中以方天画戟功能最多，其

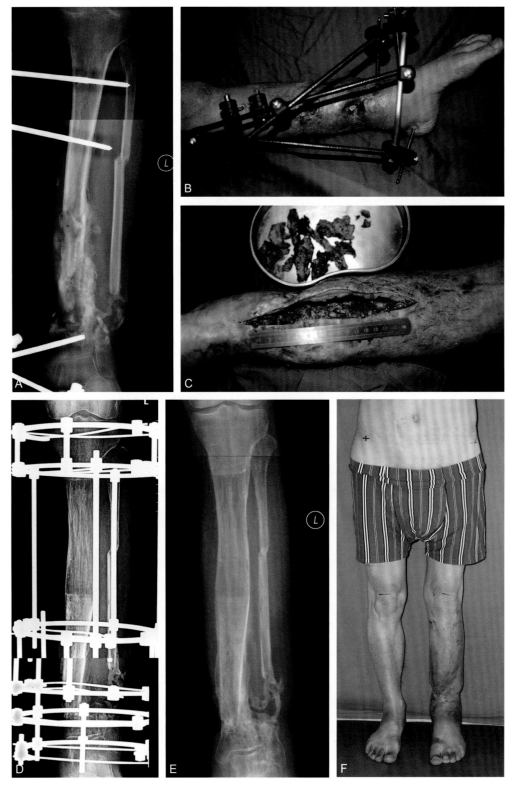

图 6-4-1　**A.** 未见病患，先见片。这样一张 X 线片说明的是什么问题？ "沉默"的片子也能提供很多信息：胫骨创伤性骨髓炎和骨缺损，多次清创和植入（异体骨或硫酸钙），清创没有一次是彻底的。有渗液、窦道和缺损；**B.** 看创面，果然显示的是窦道、渗液。该患者已经经历了十多次手术，反复清创，反复换药；**C.** 手术的第一要务便是彻底清创、"瘤段"切除坏死的骨和软组织，尤其是骨。值得一提的是，在切除坏死组织后，患者的睡眠和胃口也很快改善了；**D.** 缺损 13 cm，逐渐成骨；**E.** 患者术后 15 个月的 X 线片，成骨好，对线好，腓骨处骨不连；**F.** 站立位观，软组织和骨愈合，力线好。注意该患者的双小腿是等长的。恢复了缺损，也恢复了长度，恢复小腿的长度常常被医生忽视。这个病例主要说明"瘤段"切除的重要

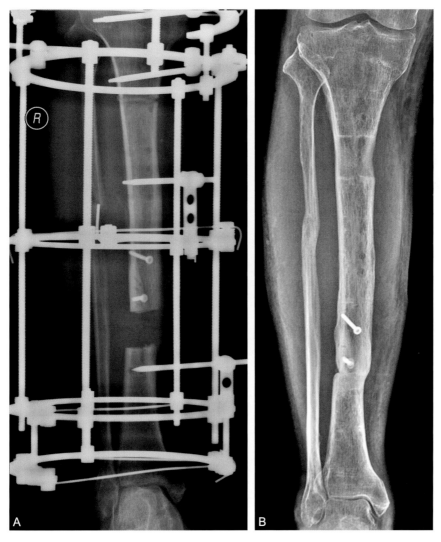

图 6-4-2　A. 患者胫骨下段有开放性骨缺损，拆除钢板内固定后发现之前螺钉固定的一长斜骨折块已经半愈合，无感染征象，有血供，所以予以保留，减少搬移的长度，因此用摆锯去除其远端感染骨块；B. 搬移结束，愈合后螺钉在位的骨块得到了保留

头部构型独特，可砍、刺、勾、铰等，和刀枪之头相比，更复杂，更不易平衡，堪称《三国演义》中兵器使用难度之最（图 6-4-3）。所谓最好的武器，很大程度上取决于使用者对武器结构和性能的充分了解。虽然操作复杂，但发挥的威力可以到最大。和其他外固定相比，Ilizarov 外固定器械操作复杂，相当于方天画戟，威力最大。

　　在短节段的骨搬移过程中，使用单边架是一个选择。其优点是比较简单，舒适感比环形架好，但缺点是针道粗、对皮肤的搬移切割

和重复切割损伤大、偏轴固定（力学上不够稳定），并且在搬移过程中出现上下关节畸形时纠正比较麻烦（图 6-4-4），因此总体而言，不如环形外固定那样拥有刚柔相济、360° 把控的能力。用单边或双边架行骨搬移同样有效，但只能被称作是应用了 Ilizarov 技术，而非 Ilizarov 器械。Ilizarov 外固定器械的基本特征之一就是洞孔环。

　　Ilizarov 外固定问世至今，在技术从前苏联的库尔干流传到欧洲、美国以及世界的六十多年中，其"改进"和"改良"版本的器械不断出

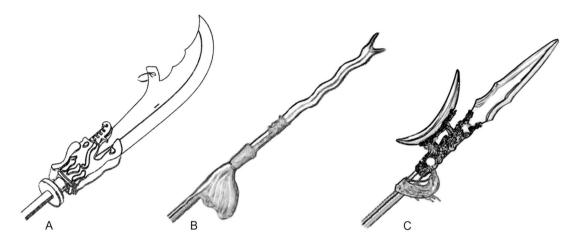

图 6-4-3　使用者对兵器的性能必须了如指掌，相比（A）偃月刀的"砍"和（B）蛇矛的"刺"为主的功能，（C）画载形状虽然复杂，使用难度增加，但功能会很全面，可砍、刺、勾、绞等

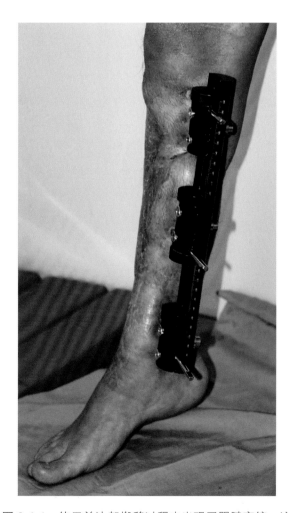

图 6-4-4　使用单边架搬移过程中出现了跟腱挛缩。这是骨纵向搬移过程中常见的一个并发症，此时如果使用了 Ilizarov 环形架，那么只需要在前足补装一个提拉半环就能逐步纠正跟腱挛缩。而使用单边架完成这个提拉在配件的连接上就比较麻烦，而此时如果更改单边架为环形架，无疑增加了患者的花费

现，据统计已经有上百种。我们如今能想到的各种形状前人多已经想到过了。

我们国家的类 Ilizarov 外固定器械中，最早广为人知的是半环槽式外固定架（图 6-4-5）。这种槽式构型的主要特点是把洞孔环部分改成了槽，方便杆滑动。表面上"简化"了原版结构，但实际上滑槽降低了螺纹杆 - 环之间的固定强度，出现不必要的微动；把全环统一改成半环，降低了环的稳定性；增粗的三根杆结构，也降低了原固定架的四杆稳定性。没能发展和保留各种部件，尤其是关节器。导致环环之间

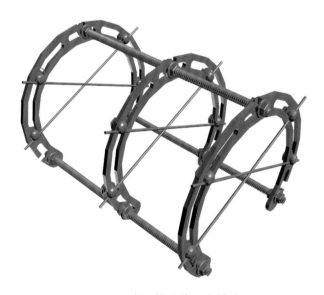

图 6-4-5　半环槽式外固定模式图

只能直来直去，做骨折和搬移勉强可以，但无法完成矫形和进行各种灵活装置。这种"改进"半环和原版全环相比，降低了稳定性和灵活性。

原版的 Ilizarov 架（见图 4-1-3）有三个明显的特点：全环、四杆、短杆。这种构型经历了长期的临床考验。其全环为半环组装而成，虽然延长了手术时间，但增加了变通能力。适合初学者中规中矩的操作。其环边缘呈流线型，手感舒适。但由于生产成本高，国内至今无工厂愿意仿造。

如前所述，在技术和工具不断传播的过程中，不断有"改进"的版本。其中西方国家市场以 Orthofix 公司最为有名。其生产的环和各种配件，强度增加、制作精良。国内有不少公司从这些构型和参数直接引进制造，结果构型偏大、偏笨、偏厚，未能充分考虑东亚人的体型，未能充分了解刚柔相济的原则，市场欢迎度不高。受牵张成骨技术原理的影响，Bastiani 系统各种外固定中也加进了许多单臂多轴的具有搬移和矫形功能的架和构型，以半针为主要环-骨载体，但其半针偏粗，刚度有余，柔韧性和灵活性不足。

国内目前使用认可度最高的依然是北京外固定研究所夏和桃教授的改进版。该版充分保留了 Ilizarov 洞孔环的各种优点，并去掉了不必要的配件，"迷你"了所有的结构，简化了关节器。并在此基础上，做了适当改进，发明了微创截骨和踝同步延长装置，追求"巧力求稳"的各种构型，将 Ilizarov 外固定的内涵进一步延伸和发展。

在骨科的各种技术和器械的发展过程中，仿制、发展和创新是一个正常的程序。而 Ilizarov 外固定因为看起来非常简单，成为骨科仿制和改进最多的一种器械。然而回顾历史，诸多改进和构型烟消云散；展望当今，大多数医生使用的大多构型依然是 60 年前 Ilizarov 奠定的。

把复杂的东西搞成简单是进步，把简单的东西搞复杂是退步（图 6-4-6）。

真正的器械创新不容易。一定是在认真理解 Ilizarov 器械、Ilizarov 技术、Ilizarov 哲学三个层面的基础上进行的改进，才有望突破前人，再往前走一步。

三、微创截骨永远在路上

本章前一节阐述了 Ilizarov 发明的皮质骨截骨术，但使用中发现完全达到保护骨膜和骨髓，只是截断皮质骨的方法操作起来很困难。

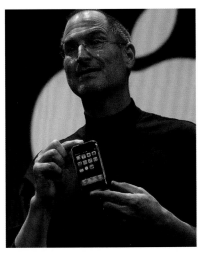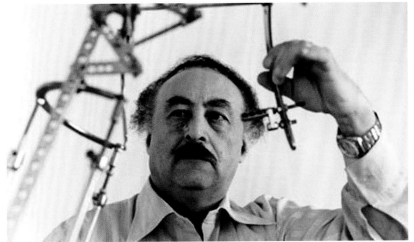

图 6-4-6 九九归一、化繁为简是进步

何况在骨劈凿的过程中，很难沿着预定的线路走。因此，这个技术没有推广开来。在 Paley 著的《矫形外科原则》（*Principles of Deformity Correction*）一书中也提到了各种截骨方法，主要分线锯法和钻孔凿开法两种。线锯法的技术容易为骨科医生理解（图 6-4-7），因为临床上多使用线锯完成截肢手术。术后的 X 线片显示为线状截骨，比较美观，在 X 线片上显示为线形或螺旋状线形（图 6-4-8）。

但线锯法的使用我们体会有几个缺点：

① 对皮质骨、骨膜、骨髓的切割为完全性切断，对血供的破坏很大。

② 至少需要两个切口，穿线技术要求高。

③ 拉锯的过程中，容易切割肌腱、肌肉、皮肤。

④ 所形成的牵张成骨面有限。把水平截骨改成斜行截骨后成骨面增加，但也有限。

于是不少医生喜欢使用钻孔凿骨法（图 6-4-9）。此种方法的截骨，对骨膜没有完全切

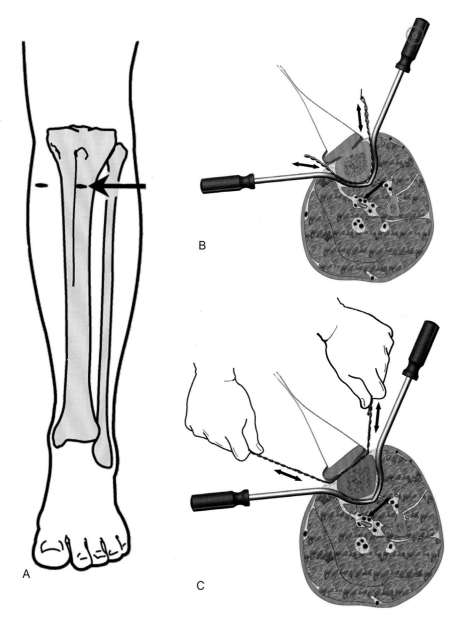

图 6-4-7　线锯法胫骨近侧干骺端截骨。A. 胫骨近侧两个微创切口；B. 线锯直接通过血管钳引入，也可通过特殊的微创截骨器引入，绕过胫骨后侧；C. 反复拉锯截骨，注意保护胫骨内侧皮肤

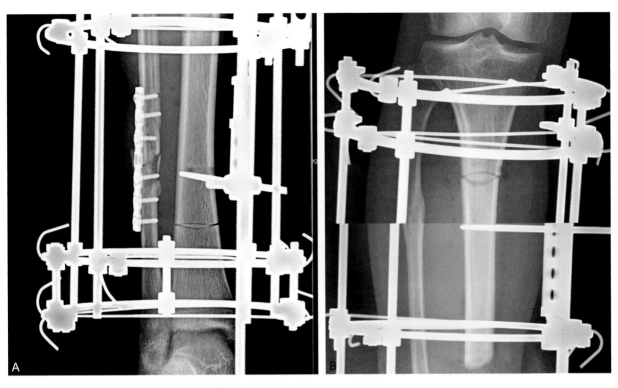

图 6-4-8 线锯法截骨 X 线片效果图。**A.** 胫骨远端；**B.** 胫骨近端

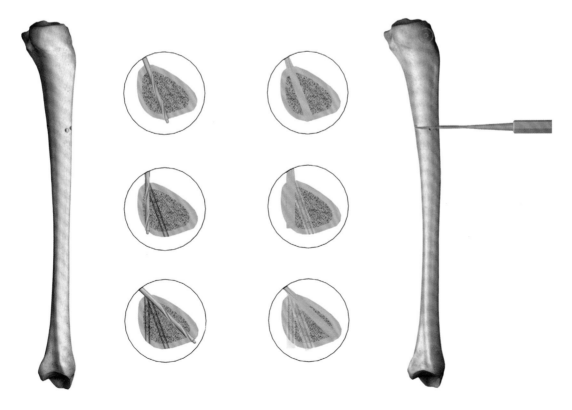

图 6-4-9 胫骨近段截骨。先钻孔，然后骨刀凿断

断，做到了部分血运的保护。但是该技术在安装完外固定后操作时，必须松开外固定，才能观察是否完全离断。操作比较烦琐。同时钻孔由于比较随意，后续的骨刀凿入可控性偏差。在 X 线上的表现不够"美观"。裂纹偏大，后侧骨皮质容易碎裂（图 6-4-10）。

因此夏和桃教授进一步发明了微创 2 连孔截骨法，主要用在肢体的延长中。其步骤是：

①连孔截骨；②安装外固定；③手法折断骨。笔者将其改成 3 孔后加快了手术速度（图 6-4-11）。

连孔之间距离不宜太密，足够按术者的意图方向凿断即可（图 6-4-12）。

如果是小腿延长构型，则在安装完外固定架后，即可拆除套筒延长杆的末端，进行折断或拧断。而一般的骨搬移，则多不使用套筒

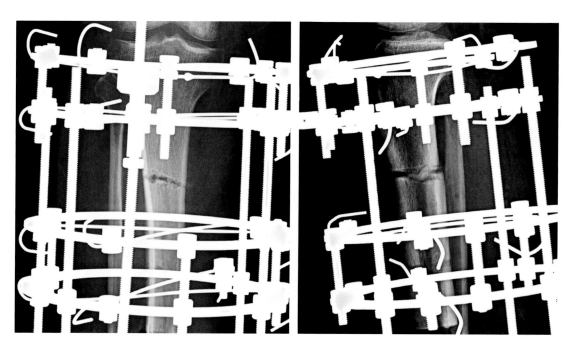

图 6-4-10　胫骨近端钻孔凿骨法的截骨效果

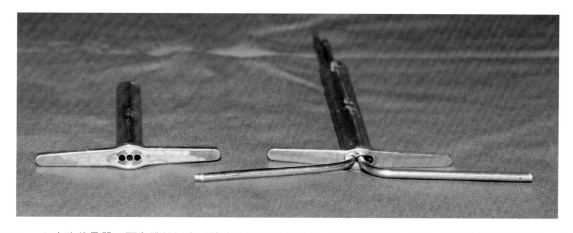

图 6-4-11　3 连孔截骨器。夏和桃教授发明的连孔截骨器为 2 孔，笔者将之改为 3 孔。2 孔的好处是所需切口更小，适合延长（对美观要求高），3 孔的好处是钻孔速度加快一倍，适合搬移（对美观要求低）

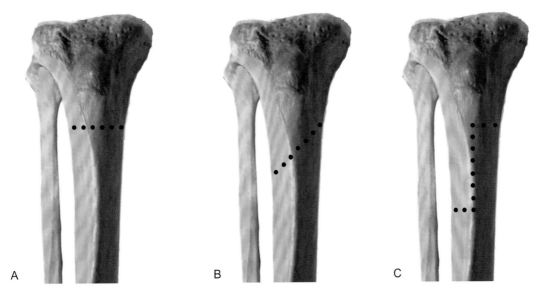

图 6-4-12　胫骨近段的三种连孔截骨方法。A. 横行法，最为常用；B. 斜行法，可以增加成骨面；C. Z 形截骨法，成骨面大幅增加

杆，而是使用螺纹杆。为简化松开外固定架—拧断—再拧紧外固定的程序，我们改进了杆-环连接部的结构（图 6-4-13）。如此既做到了微创连孔截骨，做到了骨膜的"藕断丝连"，也无须在术中透视证实截骨的完全性，节约了手术时间。

该方法的优点：①单切口；②操作简单；③骨膜"藕断丝连"，保留了部分血运；④无须透视。该方法进一步减少了微创截骨的创伤性，并简化了术中操作，成骨更好（图 6-4-14）。

但是此种方法依然在连孔截骨的过程中对骨髓造成了热灼伤和完整横断了骨髓。对

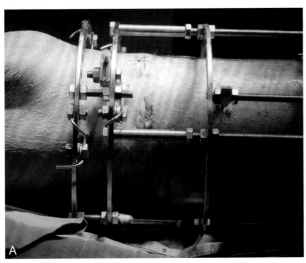
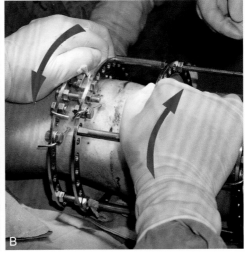

图 6-4-13　胫骨纵向骨搬移截骨处装置。A. 空心内螺纹管通过螺栓固定在环上，远侧和螺纹杆相连，增加了局部强度，方便拆卸；B. 卸下螺栓，螺纹管游离，双手对拧对折，手法截骨完成后复位螺纹管，装回螺栓

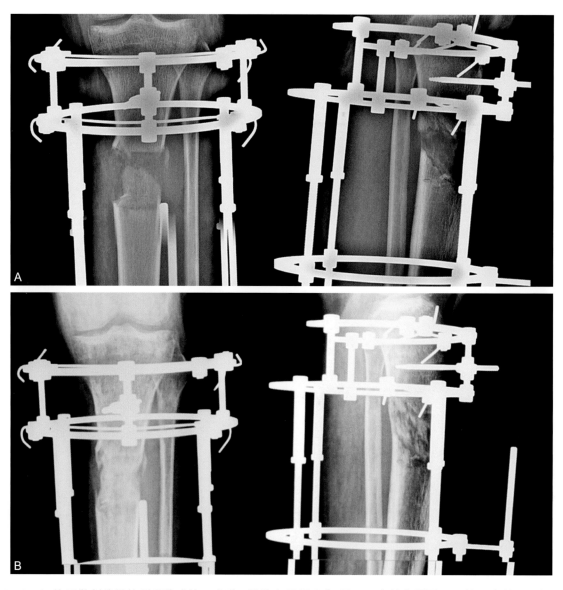

图 6-4-14 A. 使用微创截骨拧断后的成骨，术后 X 线片上显得 "难看"，因为其截骨面不平整，尤其是后侧骨片是裂开的，需要和患者解释。但事实上，由于损伤减小，血供保护的多一些，骨折面大，成骨更好；B. 该患者 3 个月后就有丰富的骨痂生长，其骨痂质量超过线锯截骨

骨膜也破坏了部分。如何真正微创、可控地截断骨皮质，无热灼伤、切口小、不破坏骨髓和骨膜（有助于成骨），是值得深入研究的问题。上述任何方法的截骨，都需要一把好刀，优质的截骨刀，其刀刃宽度应该在 5 ~ 10 mm（图 6-4-15）。

于是我们进一步放弃了微创截骨器，通过皮下移动窗口和角度的变化进行开路钻，配合优质小骨刀的使用，减少电钻和热灼伤的程度，以期能获得一个更小热灼伤的截骨端。虽然术后的 X 线片显示截骨端略微难看，但其实对局部血供的破坏少于微创连孔截骨器。

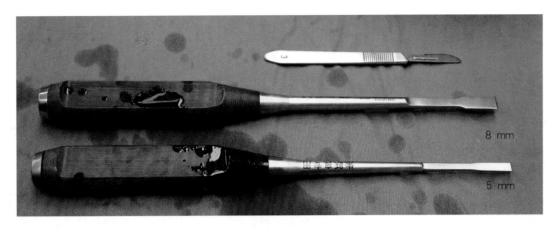

图 6-4-15 优质的骨刀可以方便术者的操作，甚至在没有先钻孔的情况下也能劈开皮质骨。不同宽度的刃有助于在不同的切口中多角度地进行截骨

四、构型要稳巧

有时候习惯了组合式外固定的操作后就忘记了构型和穿针的重要。实际上构型决定了整个外固定和骨的稳定性，决定了成骨的质量，所以怎么强调也不过分。稳定的构型，其成骨才又快又好，不稳定的构型导致成骨弱、慢，甚至已经出现的骨痂吸收消失。穿针入骨不难，实习医生都会，但穿的稳、准、微（创伤小），那就要求很高。

对着围棋空盘就想半天的只有两种人：一是不会下棋的人；二是绝顶高手，还没落一子就有了全盘。外固定还没装，就想半天的也是两种人：一是不会装的，或者以为自己会，其实不会的，临阵一片茫然；二是高手，还没打一针，已经在心里盘算完整个构型和落针点。

我们追求的是巧，但稳是基础。如果不熟练，宁稳勿巧。下面这个病例展示了"稳"的重要性（图 6-4-16）。解决的办法就是增加一个"自由环"。

就稳定性而言，全环大于 C 环，C 环大于半环，半环大于单边，全针大于半针，四杆大于三杆（同直径），四杆均匀分布大于不均匀分布，多环大于少环。这是遵循的基本原则（图

6-4-17）。但是如果照搬，而不是根据病情和部位个性化，则又过于臃肿。在股骨部位，尤其是股骨近段，要特别注意既要稳定，又要简约。太多的环浪费材料和空间，太多的全针导致不适（图 6-4-18）。

先稳后巧，是构型追求的主要目的（图 6-4-19）。

五、时间、频率个性化

仔细阅读 Ilizarov 的原著和动物实验报告，就知道牵张频率越多，刺激成骨越好。但太多，影响患者的休息，并不方便。不断有学者尝试开发一种能简易的增加牵张频率的装备，但迄今为止没能如意。

截骨完毕后到开始搬移的时间通用标准是 7 天。但这个数字有变化，对于成人干骺端部位截骨，该时间正好。对儿童，则要缩短到 3~5 天。对骨干截骨，则因为血供不够丰富，要延长，甚至到 10~14 天。也有医生术后第 2 天立刻延长，考虑到克氏针的弹性缓冲，真正牵开应该在术后 3 日，该速度对儿童或松质骨多的部位截骨，也无可厚非。但术后第 2 天立即延长对截骨切口的愈合有不良影响。

一天 1 mm，分 4 次旋转动力环的螺母，这

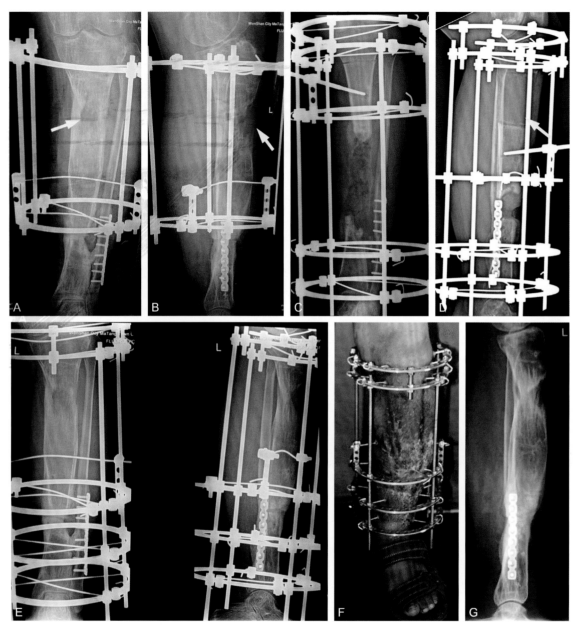

图 6-4-16　A. 在该患者随访的过程中，临近治疗结束（注意部分环已经拆除）才发现牵张成骨处有透亮区（箭头）；
B. 调出侧位片发现透亮的原因是前侧皮质成骨不好，成骨不均匀（箭头）；C. 继续追溯到术后片，发现缺损有
10 cm，在构型上似乎没有问题；D. 在牵拉的中期，成骨依然是均匀的；E. 但是到了快会师时，搬移术后 7 个月时
出现了上述现象，此时可以看到近端稳定环和移动环之间的距离过长；F. 调出当时的体位像，可以看到近端第二个
环和第三个环之间出现了较长的空档。如本书前文基本原则部分所述，环 - 环之间杆的距离不应超过环的直径。此
例其距离（160 mm）已经超过了 33 孔环的直径 133 mm，不稳是成骨不好的重要原因；G. 虽然拆环后该患者并没有
再骨折，但不够完美，留有隐患。预防这种现象的办法，就是在第二个环和第三个环之间加上"自由环"

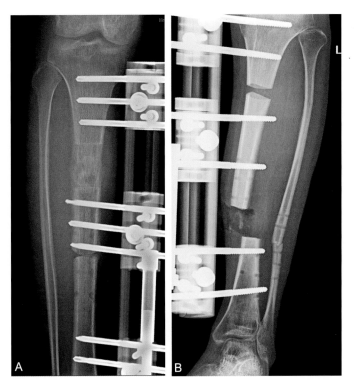

图 6-4-17 A. 单边外固定延长是大部分医生的最爱，因为小巧、简单、舒适，在小距离搬移过程中，是主力工具；B. 但当距离超过 3 cm 时，就更有可能出现力线的漂移，虽然也可以采取一些措施预防和修正这些漂移，但总体可控性方面，低于环形外固定。另外，在术后的立即负重下行走方面，也不如环形外固定可靠。单臂外固定是单平面，或者最多是单轴多向构型，其稳定性抵不上环形外固定的 360° 固定

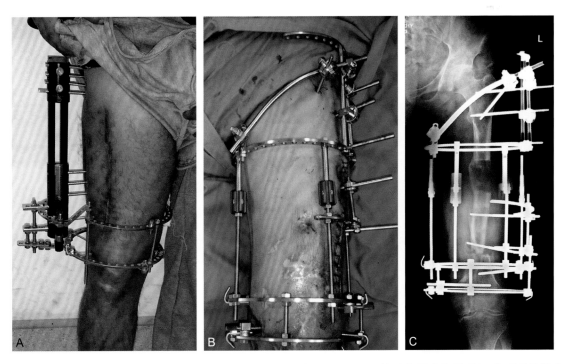

图 6-4-18 股骨的构型要求高于胫骨。总体要求是又稳、又舒适。A. 图示单臂外固定和股骨远端环形的结合，算是 Hybrid 构型，已经有了又稳、又舒适的意识；B. 股骨近段采用弓和半针的构型最早是意大利的医生改进的，该构型中，我们看到只有股骨远端使用 1 ～ 2 枚全针，其余全部是半针；C. 全半弓环结合，输送兼延长共用，因而就会有比较好的成骨结果。股骨牵张成骨的难度要大于胫骨

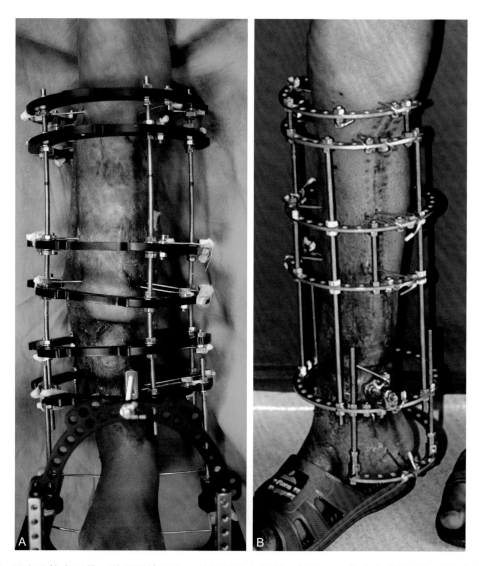

图 6-4-19   A. 国内比较常见的一种环形外固定，其材料特点是轻，但厚，因此在狭小的空间内操作会有困难，我们看到环环之间甚至有"打架"现象。一根全杆通到底后导致了输送过程中杆的变形，既不易装，也不易卸，整个环的直径又太大。虽然也能勉强完成输送，但只能算是入门级的水平；B. 这个构型采取的材料是夏和桃教授的改进版，和 A 图相比，改善了很多，已经开始分单元组装，长短杆并用，环薄，操作空间大，环直径合适，看起来美观

是一个标准速率，由 Ilizarov 本人总结出来后在前苏联和欧美流传。传到意大利后，意大利医生设置了一圈四个面的特殊延长杆，每次转完 1/4 mm 后就有小弹簧卡住（见第三章第二节）。该弹簧卡压式刻度套筒杆由于生产成本增加，不够灵活，现在国内应用较少。速率这个参数受许多因素影响，并根据动态情况不断调整。

比如截骨部位，干骺端血运丰富，当每天从 1 mm 开始，骨干则从每天 0.5 ~ 0.6 mm 开始。

比如人种，西方人多以面包、巧克力和牛排为主要饮食结构，一天 1 mm 大部分可以成骨良好、连续，但中国人以大米和面食为主，速度以每天 4 次、每次一个螺母面较为妥当。实际上，现在的美国医生也主动在胫骨骨搬移和延长中降到每天 0.5 ~ 0.6 mm。1 mm 的速度虽然好记，对于大部分欧美人也太快，对于亚洲人更是如此。太快，成骨会有问题。中国又分南北，北方人身材高大，面食为主，可以从每天

0.6 mm 开始。南方人身材多小，米饭为主，西南地区，不少百姓一日两食，此时就应该降到每天 0.5 mm 更妥当。比如年龄，儿童一开始就应该每天 1.0～1.5 mm，老年人则应该从每天 0.5～0.6 mm 开始。比如营养，营养好的患者，从正常速度开始，营养差的患者，如合并慢性消耗性疾病的患者、素食者、少食者，都应降低速度。而平时体质强健者、爱运动者、食肉多者应该加快速度（图 6-4-20）。

干骺端截骨需要在干骺端穿针，邻近关节面往往不舒适。有时可以考虑在骨干的中段截骨，虽然截骨处血供略差，成骨缓慢，但患者舒适性好，术后膝踝的活动度大（图 6-4-21）。

凡此种种，医生当综合考虑，既要遵循原则，又要个性化，才能让牵张成骨又快又好，还要根据患者随访的过程和变化进行适当修正，为成骨保驾护航。

六、皮瓣不滥用、不惜用

就全球范围而言，皮瓣技术主要由整形外科医生承担，而国内主要由骨科医师承担。在处理开放性创面时，显微外科的骨科医生更能随心所欲。骨或重要神经血管外露时可使用皮瓣覆盖，可一期进行，也可分两次。使用骨搬移技术时，会做皮瓣的医生往往选择皮瓣覆盖创面。但骨搬移不仅仅是骨的再生，也是皮肤

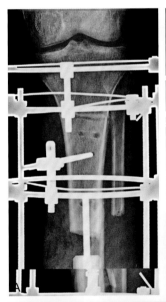
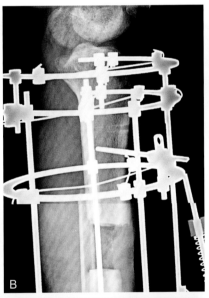
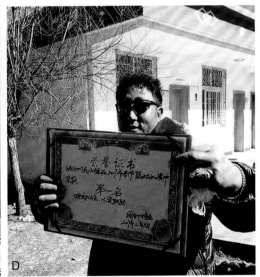
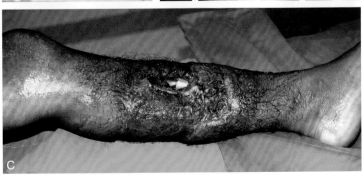

图 6-4-20　骨搬移速度要考虑营养、人种和日常体能。A. 患者为云南人，搬移常规按照当地普通汉族人的每天 0.67 mm 的速度；B. 半个月后摄片发现截骨端已经愈合，不得不二次截断，继续加快速度搬移；C. 追溯术中体位像发现小腿毛发多、生长旺盛，患者为云南藏族人，平素饮食主要是牛羊肉，营养充沛；D. 患者运动量大，术前和愈合后都喜欢运动。这个病例的教训：多数汉族人没有如此好的体质，而藏族人有所不同，该患者起始速度应该为每天 1.0 mm

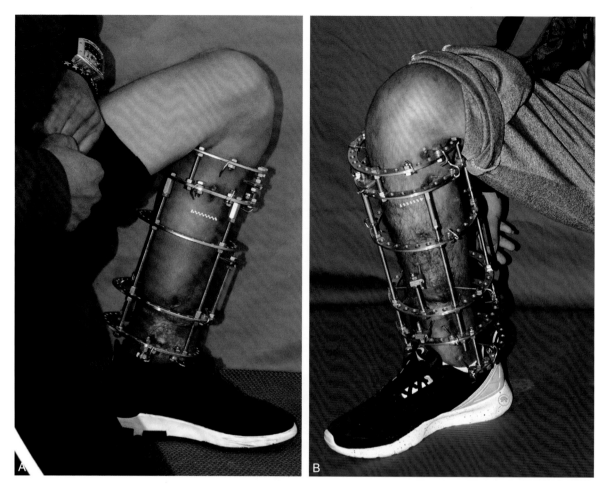

图 6-4-21　A. 当截骨线在胫骨中上段时（见虚线），患者舒适性好，膝关节能轻松屈曲到 135°；B. 而近侧干骺端截骨（见虚线），由于近侧克氏针不适，膝关节最多能屈曲到 120°，部分患者只能到 90°。当截骨越远离膝关节，穿针也越远，其膝关节术后的屈伸角度越好，作为术者，既要考虑成骨，也要考虑患者佩戴外固定的舒适性

和软组织的再生。在搬移完成时，覆盖创面的皮瓣往往是多余的，也就是说如果要行骨搬移，那么皮瓣是多此一举。当然覆盖依然有好处，就是减少了术后创面换药的麻烦。大部分情况下，骨搬移手术同时行皮瓣术无必要（图 6-4-22、图 6-4-23）。

但有些情况下，皮瓣很有必要（图 6-4-24）。

皮瓣不能滥用，但关键时刻也不惜用（图 6-4-25、图 6-4-26）。

七、力线、关节线、旋转

皮瓣外科中，顾玉东院士提出了"点、线、面、轴"的设计原则。同样，骨纵向搬移中，

也有轴线和关节面的原则。骨搬移完成后，成骨良好，骨的连续性恢复，只能算是一个初步目标。高级目标是在这同时，恢复正常的肢体力线、关节线和旋转。

年轻的骨科医生，创伤手术做得多。在治疗骨折的同时，已经开始接触到骨折对位和对线的问题，并开始觉得对线要求更高，掌握起来难。当他涉足膝关节置换时，才感觉到力线是如此"苛刻"：股骨外翻角、通髁线、假体外旋角、胫骨力线、平台后倾角，任何一个参数超过 5° 的误差，都直接影响手术效果。等他做到矫形领域，则对线不仅仅是苛刻，而是"残忍"。一个有经验的矫形外科医师，应该能肉眼

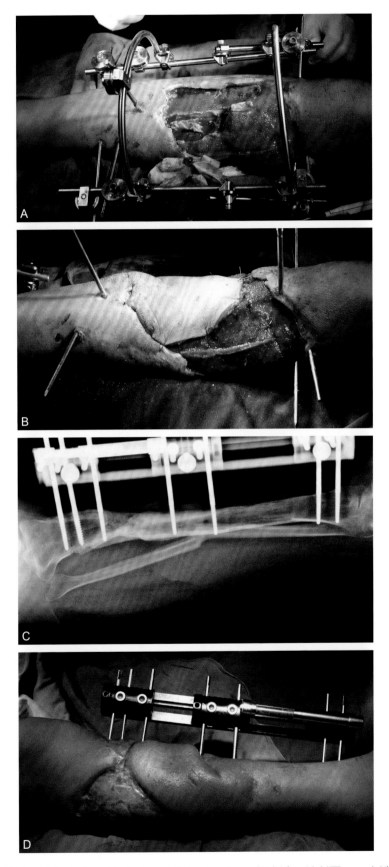

图 6-4-22　A. 此例行骨清创去除大段死骨；B. 搬移同时，使用了局部皮瓣覆盖创面；C. 皮瓣存活，数个月后骨搬移到位，会师；D. 可以看到局部皮瓣堆积，造成了皮肤的浪费。此例初次术中不做皮瓣，软组织覆盖依然可以完成，此种皮瓣增加了患者皮瓣供区创伤、植皮术的供区损伤，延长了手术时间，性价比低

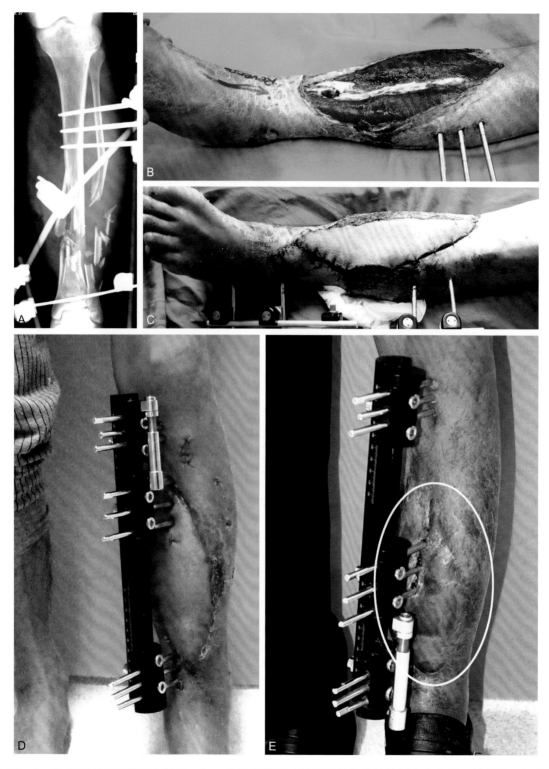

图 6-4-23 A、B. 开放性骨和软组织缺损；C. 一期骨搬移同时进行了游离股前外侧穿支皮瓣覆盖创面，还是逆行血供的，风险和技术难度大，手术时间长，医生很辛苦；D. 在搬移开始前，皮瓣张力良好，均匀覆盖，起到了覆盖创面作用；E. 但当搬移结束时，出现了皮瓣的堆积和浪费，有时还得进行额外手术切除多余的皮肤。此例游离皮瓣性价比低

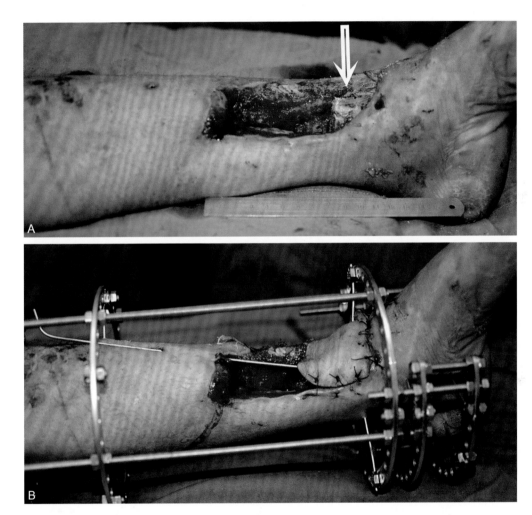

图 6-4-24　A. 此病例中，箭头所指处为有血供的胫骨远端，而非死骨，因此应该尽量保留，如果去除，则 2～3cm 的成骨需要很长一段时间，增加了患者佩戴外固定架的时间。如果裸露而不管，则容易出现骨表面氧化、变黑甚至坏死，当搬移结束时，依然需要覆盖；B. 术中同时行一个小的皮瓣覆盖住裸露的这一小段骨，简单可行，非常实惠。此种情况下，皮瓣转移实属必要，性价比高

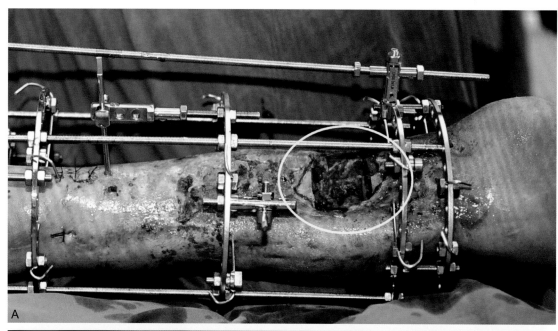

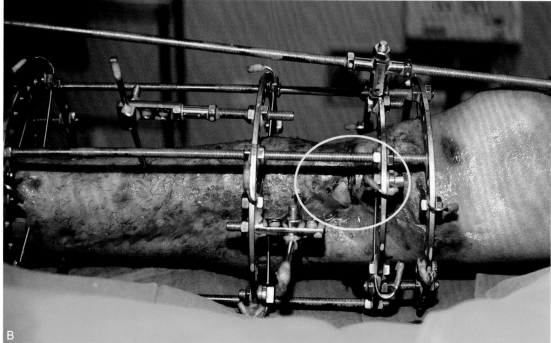

图 6-4-25 A. 此例胫骨近端"瘤段"切除后，有部分活着的胫骨外露，搬移同时未做皮瓣覆盖；B. 后期搬移段会师，骨依然外露，无法自愈，因此需要其他额外的特殊措施才能覆盖裸露的骨。这是个反面例子，告诉医生该做皮瓣时要不惜用

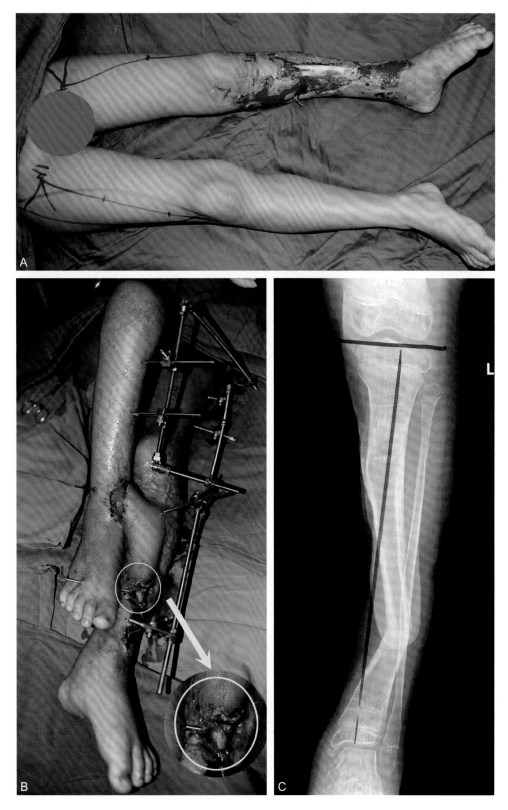

图 6-4-26　A. 此例创伤胫骨中段几乎完全外露，并且非死骨，是有血供的，如不覆盖，其容易感染和逐步坏死。使用皮瓣覆盖能挽救长段胫骨，很有必要；B. 如果直接予以切除行骨搬移手术，搬移时间长、难度大。又由于裸露胫骨的远近段都是瘢痕化和感染水肿，无合适受区血供，因此采用了显微外科中难度最大的桥式游离股前外穿支皮瓣桥接覆盖胫骨，一个半月后皮瓣绝大部分成活，远端少量坏死，此时断蒂同时行骨搬移来解决这点骨外露；C. 搬移到位后，胫骨有成角畸形，但力线良好，以后即使矫形，手术也比较容易。此例中游离皮瓣的意义是保留了大段活骨，留住了骨搬移的"青山"，大大减少了骨搬移的难度。这是显微外科真正配合骨搬移的病例之一

识别 5° 以内的异常，能从局部 X 线片中判断整体的情况。矫形外科其对线和面的要求不仅要超过膝关节外科，还要能融入到直觉中，看 X 线片时眼光要"毒"和"准"。"毒"是一眼能发现问题，"准"是估计出几度的偏差。

也因此，Paley 所著的《矫形外科原则》（*Principles of Deformity Correction*）被称为矫形外科圣经。不熟悉和掌握力线、关节线和 CORA 原则，根本无法做好骨搬移，遑论矫形。但 Paley 理论和技术的源头依然是 Ilizarov 本人及其著作 *Transossseous Osteosynthesis*。Paley 善于归纳总结，把 CORA 角的原则和力线理论

化、严谨化。我们由此可以感受到 Ilizarov 的伟大及其工作的原创性，也感受到 Paley 的巨大贡献（图 6-4-27）。在 Paley 的原著中我们可以看到很多这样的轴线图，包括了力线轴、解剖轴、关节线、旋转、多平面等，并且涵盖正常和各种异常情况的分析。其复杂和严谨程度明显超过了全膝关节置换中对力线的要求。

骨搬移中力线、关节线和旋转异常的病例实在太多，多到熟视无睹。有些可以接受（图 6-4-28），有些则必须矫正（图 6-4-29）。

遗憾的是，我们的大多数患者是这种"娇气型"，而不是"硬汉型"。临床上会有各种各

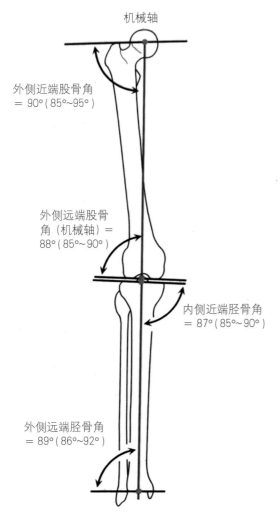

图 6-4-27　全长片上显示了人体下肢正常的机械轴线和关节与该轴的夹角。这些正常参数是异常情况分析的前提

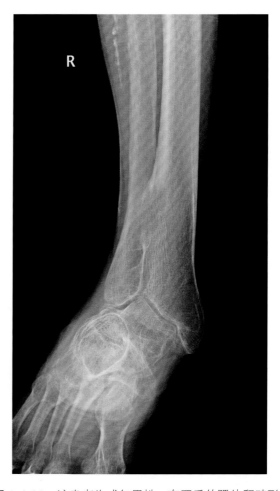

图 6-4-28　该患者为成年男性，有严重的踝外翻畸形，但多年适应，无痛，这种情况不常见，属于力线不正中能耐受疼痛的"硬汉型"。患者来医院要求做瘢痕切除，而拒绝踝矫形。这个病例告诉我们人体有强大的适应能力

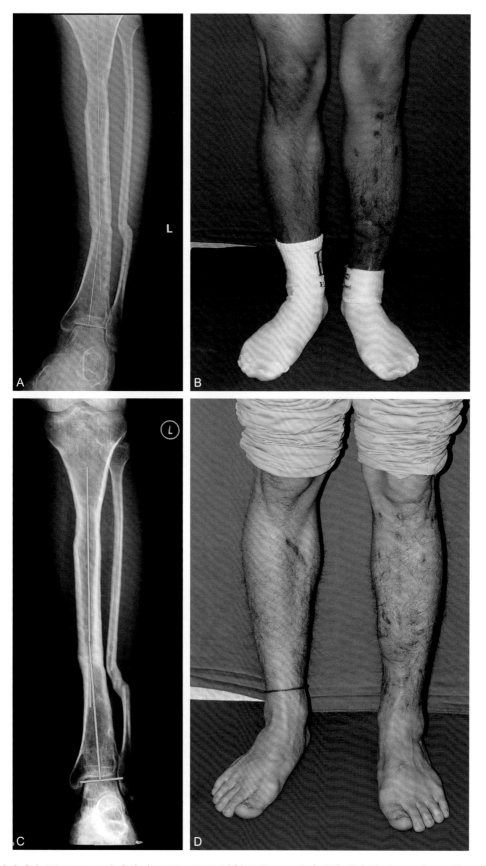

图 6-4-29 该患者与图 6-4-28 患者完全不同，属于"娇气型"。**A.** 患者骨搬移完毕后，只有 10° 的胫骨内翻畸形；**B.** 体位像上有轻度异常；**C.** 但患者踝部疼痛难忍，行 Ilizarov 截骨矫形，结束后胫骨远段呈 5° 外翻；**D.** 术后患者踝部疼痛消失，非常满意

样的小腿骨搬移相关畸形。其中比较常见的是膝内翻、胫骨平台后倾、胫骨内旋、踝外翻、踝前倾畸形（图 6-4-30），其中胫骨内旋畸形最容易被漏诊，即使是经验丰富的骨搬移医生也常常忘记了搬移过程中旋转畸形的预防（图 6-4-31）。

不注意骨搬移后的力线、关节线和旋转，意味着患者疼痛、畸形和远期的关节退变。因此这些问题实在不是小问题。仅仅恢复骨和软组织的连续性只能说是成功了一半，更重要的是去尽可能恢复患者的各种线和角度。

解决的办法分为术中调整和术后调整两种。

术中调整是指在麻醉下，拆除需要调整的环和平面的锁针器，重新排布克氏针和半针。

将移位的骨段直接一步到位固定在理想的位置（图 6-4-32），然后重新固定新位置下的克氏针和半针。需要借助各种垫片和附件装置。必要时，部分克氏针或半针需要拔出重打。如果是旋转畸形的，可以松开平面之间的连接，手法一步到位进行去旋转，然后固定，其先决条件是牵张成骨处尚柔软，其缺点是一步到位，可能会影响和延迟成骨（图 6-4-33）。

术后调整则无须麻醉。可以根据患者术后 X 线片情况，在门诊来改变全架的部分构型进行力线、关节线和旋转的纠正。其矫正能力一般来说略低于术中调整，适合于简单调整或单平面调整。可以通过简单地拆除锁针器，轻度前后平移、左右平移或旋转移位来调整一个平

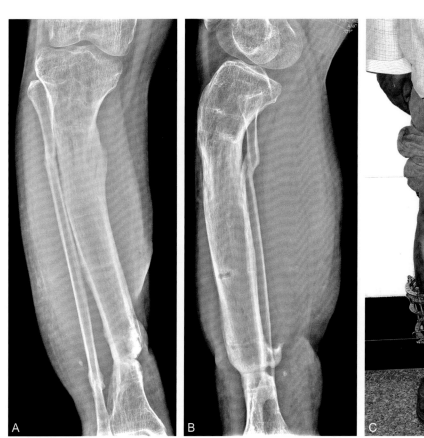
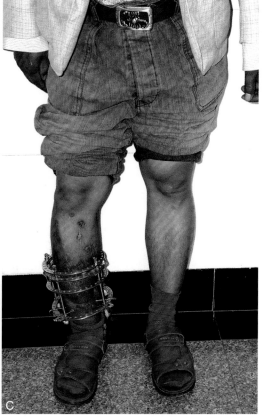

图 6-4-30　A. 该患者骨搬移后正位 X 线片示胫骨近端内翻、远端外翻成角；B. 侧位 X 线片示平台后倾畸形，虽然骨的连续性恢复，行走无碍，但留有踝膝将来疼痛、退变的后患；C. 当回看患者拆架前的体位像时，仔细检查会发现有胫骨内旋畸形，这种畸形很难在正侧位 X 线片上发现，而患者由于立正时也能通过大腿的外旋补偿胫骨的内旋，因此膝关节以下很难发现胫骨内旋，只有显露膝关节才能发现大腿的代偿性外旋

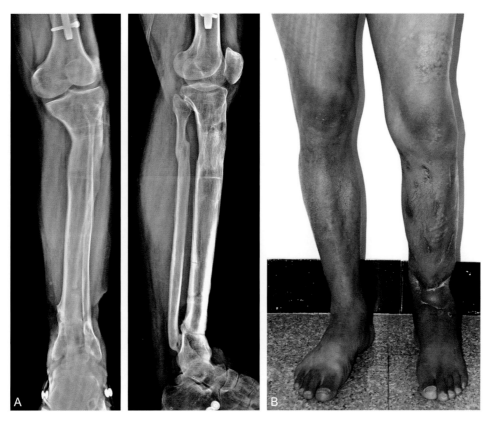

图 6-4-31　A. 患者胫骨骨搬移后留有膝内翻、踝外翻和胫骨内旋畸形；B. 其胫骨内旋通过大腿外旋代偿而被"纠正"，不容易被发现

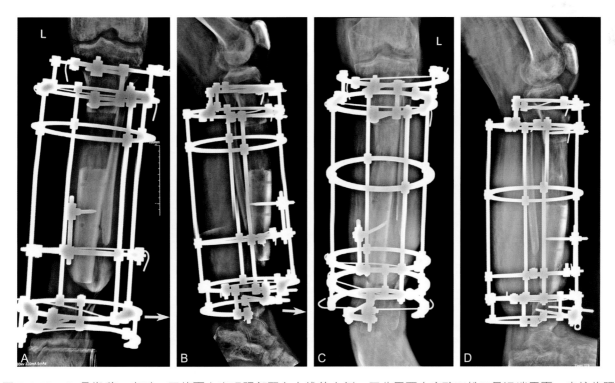

图 6-4-32　A. 骨搬移一半时，冠状面上出现踝部飘向力线的内侧，因此需要在麻醉下松开最远端平面，直接将踝部向外平移（移动方向见箭头）；B. 矢状面上，出现踝部向后漂移，因此需要向前移动（移动方向见箭头）；C、D. 重新固定在正确的力线上，继续搬移，直至会师处骨愈合

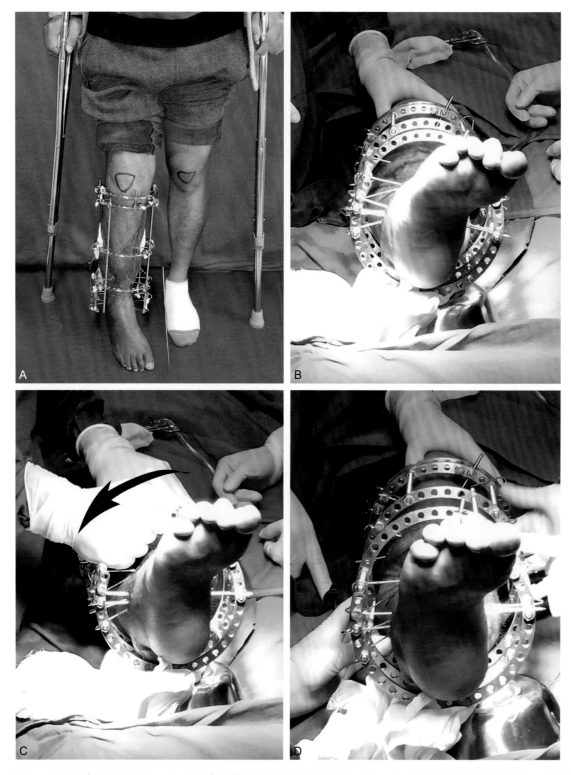

图 6-4-33 去旋转的手法示意图。A. 该患者骨搬移过程中出现了胫骨内旋、大腿和髌骨的代偿性外旋，需要在术中一次去旋转；B. 术前体位；C. 去旋转，远端平面外旋；D. 旋转完毕，胫骨内旋改善

面内、一个节段的轻度畸形，在新位置上重新固定（图 6-4-34）。

对于局部瘢痕多，估计难以一次手法推拉复位的，也可以在术中、门诊安装特殊的构型进行平移复位（图 6-4-35）。

当有成角畸形时，轻者可以通过旋转环上的螺纹杆进行微调，明显的可以通过安装关节器调整（图 6-4-36）。

有旋转移位时进行旋转复位（图 6-4-37）。

一个满意（不是完美）的胫骨骨搬移应当是搬移结束后：肢体外形正常，双小腿长度一致，上下关节功能正常或能达到对侧活动度的 80% 以上，冠状面上关节线和力线正常，矢状面上力线、胫骨平台后倾和踝前倾正常（图 6-4-38）。

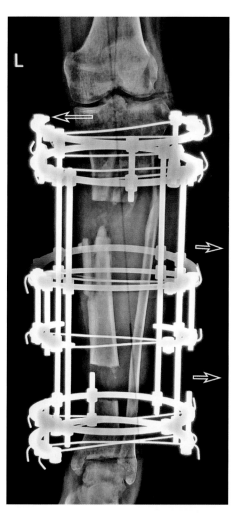

图 6-4-34　该患者为胫骨远段截骨，向近侧搬移。期间，出现了冠状面上的移位，此时可以在门诊松开近段上两个环的连接，将胫骨平台处内移、中段和远段外移（箭头），重新固定即可纠正。操作时动作要轻柔，减少对成骨处的干扰，还要注意环与皮肤之间的空间

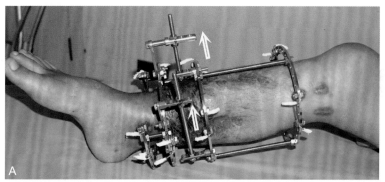

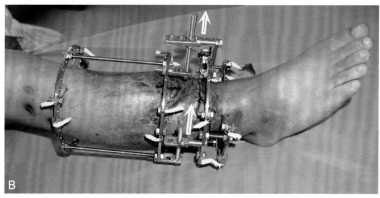

图 6-4-35　该患者在搬移过程中出现了矢状面上的畸形，修整会师端皮肤后由于瘢痕多，难以一次手法复位，使用三个链接装置提拉。A.前侧、内侧；B.外侧。通过调整螺母术后缓慢纠正矢状面上的畸形

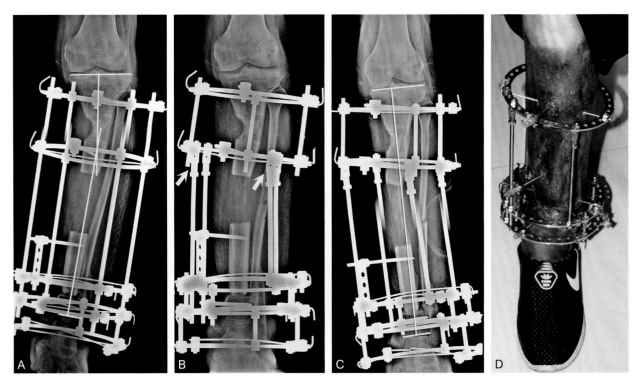

图 6-4-36　患者胫骨近端分两次截骨同向向远侧搬移。**A.** 搬移过程中出现了力线偏差，胫骨内翻；**B.** 在成角处安装 4 个关节器，按照矫形原则进行缓慢矫形，这样对成骨的影响小，逐渐矫正畸形；**C.** 继续矫形直到力线正常；**D.** 最近侧支持环已经拆除，留下三环继续稳固，帮助牵张成骨愈合

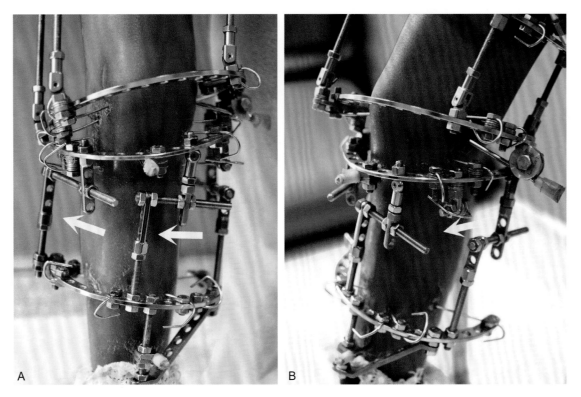

图 6-4-37　**A.** 患者原有胫骨内旋，胫骨近段成骨处安装去旋转构型三个，逐步缓慢地进行外旋（箭头）；**B.** 缓慢去旋转对成骨影响小

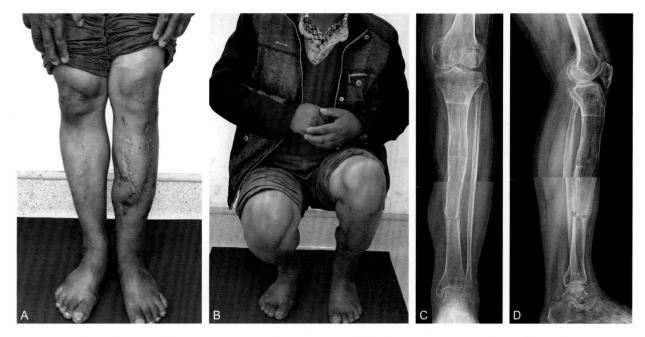

图 6-4-38　满意的胫骨骨搬移结果。A. 外形正常，双小腿长度差异在 1.0 cm 以内；B. 膝踝屈伸功能在对侧的 80% 以上，能够深蹲；C. 正位 X 线片显示力线正常，胫骨远近平台水平并且平行，上下胫腓关节位置正常，外踝尖要超过内踝 1.0～1.5 cm；D. 侧位片显示力线正常，胫骨后倾角度在对侧的 5° 以内，踝关节前倾角度正常

八、被忽视的腓骨、被忽视的短缩

关于腓骨，似乎整个骨科领域关注的都很少。经典教科书上说，小腿腓骨只承受身体重量的 1/6，似乎无足轻重。腓骨中段和上段的骨折可做可不做手术，影响都不大。身体的其他地方缺少骨时，常常取腓骨移植。腓骨近段移植可以重建桡骨远段；腓骨中段移植（带血管或不带血管；单段甚至多段）可以重建股骨头坏死以及胫骨、股骨和手足部骨缺损。取骨后长期随访表面供区无明显影响。种种原因表明似乎腓骨是永远可以被"牺牲"的骨头。唯一公认的是腓骨远段 1/3～1/4 和踝的稳定性有关，应该尽量保留。腓骨的种种取骨术式，导致了骨科医师对腓骨重要性的漠视。然而在小腿骨搬移植和肢体矫形中，我们逐渐意识到腓骨非常重要，是不可以被忽视的：①腓骨不仅仅是胫骨负重的重要补充，甚至在很多胫腓骨先天畸形中腓骨是主要负重骨。②腓骨也是下肢力

线的重要参考，在经典的双踝骨折、Pilon 手术中，大多情况下优先重建外踝，恢复对位和力线，并作为踝其他部分对位对线的参考。③腓骨还是全小腿长度的重要参考，凡是腓骨有短缩和重叠，表明该小腿全长度一定是短缩的。即便是没有拍摄小腿全长片的情况下，也可以通过局部腓骨的情况判断全小腿长度。如果有长度减少，不能忘记骨搬移的同时要延长恢复小腿的长度。因此，对于小腿开放性损伤的患者，腓骨应该尽早修复对位，去除重叠，如此为之后的胫骨骨折或胫骨骨搬移创造条件。因此，腓骨虽小，但很重要（图 6-4-39）。

骨折患者、创伤骨科医师主要注意力都会放在胫骨上。腓骨中段骨折，重叠不多的，可做可不做。待到出现感染和缺损，需要进行骨搬移时，往往腓骨已经愈合或正在愈合。年轻女孩等要求高的患者就会出现术后的轻度不等长（图 6-4-40）。

而倘若在搬移前就已经腓骨等长，或搬

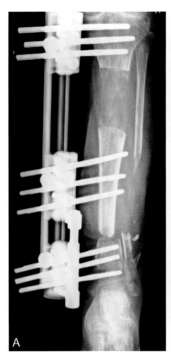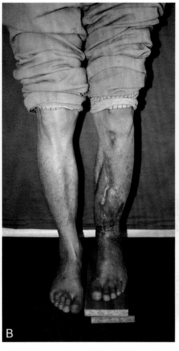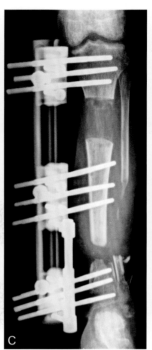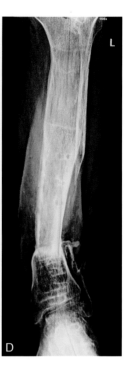

图 6-4-39　A. 该患者胫骨搬移即将结束，有踝外翻和腓骨缺损，但由于腓骨远段 1/4 保留，腓骨缺损好像影响不大，似乎没有其他问题；B. 但搬移结束，拆除外固定架后认真检查发现小腿短缩 3.6 cm（ 图中一块木板的厚度为 1.8 cm ）。一般而言，双下肢短缩 2 cm 以内，通过脊柱和骨盆的倾斜代偿，步态可以接受，超过 2 cm 就会比较难堪；C. 再回溯该患者的搬移过程 X 线片，发现此时腓骨缺损，不容易发现短缩，而应当在这个时候进行会师端的延长 + 搬移，这样能恢复小腿的正常长度，即便是延长 2 cm，也能明显改善跛行；D. 最终患者以踝外翻合并小腿短缩完成了治疗，虽然骨连续性恢复，无疼痛，患者满意，但医生不应该满意。这个病例给了我们两个教训：①在一开始或中间阶段就应当发现力线偏离，并矫正，发现短缩并延长 + 同时搬移；②若追求完美，应用环形外固定可以同时进行腓骨的搬移修复长度。最终是可以达到恢复这侧小腿的力线、踝关节线和腓骨缺损的，并且一次装架

移时候一起行腓骨延长，效果就会不一样（图 6-4-41 ）。这样的轻度不等长虽然患者可以通过骨盆和脊柱倾斜轻易地代偿掉，但由于腓骨延长只是在胫骨搬移中的举手之劳，只要方便，还是应该恢复腓骨的正常长度。单从肢体等长这个角度出发，创伤骨科中腓骨的短缩移位就应当尽可能地复位固定。无论骨折还是缺损，作为医生追求的是恢复正常解剖和生理功能，不断地朝这个方向去努力。

对于数量庞大的胫骨搬移而言，恢复骨的连续性、消除感染是主要目标。过去的几十年中，各种文献和报告都满足于这一目标。但实际上，恢复双下肢等长也是一个目标（次要目标），然而这个目标往往被忽略。在 Ilizarov 技

术的各种亚专科中，恢复肢体等长的内容和讨论主要放到了肢体延长术或"增高术"中进行详细的讨论。然而我们觉得这一目标在搬移术中也很重要，并且常常被医生忽视。在胫骨搬移的病例中，不少腓骨骨折已经重叠愈合。此时，需要考虑先延长到对侧小腿长度而后搬移，或者同时延长和搬移，在搬移的后期发现腓骨短缩时只能先搬移后延长，此为亡羊补牢。对于腓骨已经重叠愈合的而需要一期搬移 + 延长的小腿，则需要注意不仅胫骨要截骨，腓骨也要截骨。如果腓骨忘了截骨，延长的结果是上胫腓关节和下胫腓关节被强行拉开，出现半脱位，腓骨头和胫骨平台的距离延长，外踝和胫骨远侧平台的距离缩短。不仅 X 线片上难看，而且

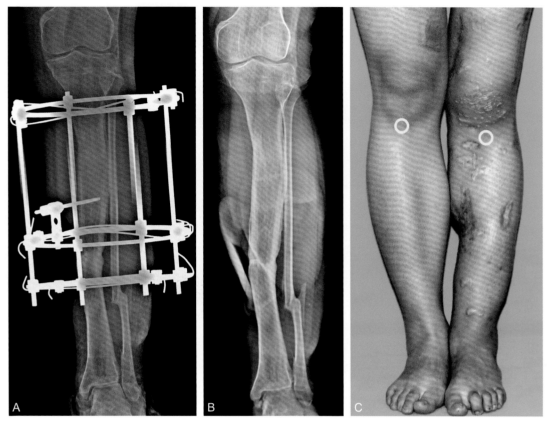

图 6-4-40 A. 患者进行骨搬移前腓骨已经重叠 1.5 cm 愈合，因此骨搬移时就没有处理腓骨；B. 愈合后胫腓骨的关系和力线正常，但由于缺乏对侧比较，其长度无法显示；C. 体位像可以看到胫骨结节患侧较正常侧矮 1.5 cm；考虑到患者是 15 岁的女孩，这样的短缩最好不要发生，患者穿上外衣和裤子行走步态虽然和正常一样，但作为医生要考虑到患者的骨盆和脊柱进行了轻微的"衣下倾斜"，不够理想。能够在搬移中重建正常长度的，一定要努力去达成

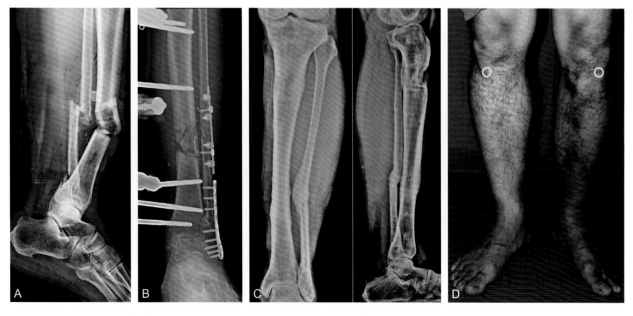

图 6-4-41 A. 另一患者有胫腓骨骨折合并腓骨重叠；B. 创伤后初期处理恢复了腓骨的连续性和长度；C. 搬移后正侧位上显示腓骨长度几乎无短缩；D. 外观双胫骨结节在同一水平

患者疼痛。延长半脱位的腓骨头由于膝外侧副韧带和股二头肌腱附着和拉长拉紧，导致膝关节活动受限、甚至外翻畸形。因此，胫腓骨延长＋搬移的首要原则是胫腓骨同时截骨并且腓骨截骨远近都要穿针。实际上，我们发现，即使是胫腓骨同时截骨同速延长，也会出现腓骨延长长度小于胫骨的情况，紧接着也会出现上下胫腓关节的异常，这一现象容易漏诊。此时主要增加腓骨的固定针数和强度，并对症处理。上下胫腓关节表现还略有不同，在腓骨未打断、打断未穿针固定和打断穿针固定不强的情况下，延长胫骨后上胫腓关节出现距离增大，下胫腓关节由于踝外侧副韧带的牵引弱于向近侧牵引

腓骨的力量，个别患者会出现外踝和胫骨远侧平台距离的缩小。体格检查和 X 线片上都可以看到外踝尖和内踝尖原本的长度差缩小或消失（图 6-4-42）。

腓骨截骨的部位，则应当尽量避开和胫骨截骨在同一水平，以减少骨筋膜室综合征的可能性。这一原则等同于"增高术"中的胫腓截骨原则。如果把腓骨从近到远四等分（1/4、2/4、3/4、4/4），腓骨截骨的部位在近侧当尽量避开腓总神经（近侧 1/4），在远侧尽量保留腓骨的远侧 4/4 长度（维护踝的稳定性）。因此，腓骨截骨的部位在中间 2/4、3/4 段，并且要避免和胫骨同一水平（图 6-4-43）。

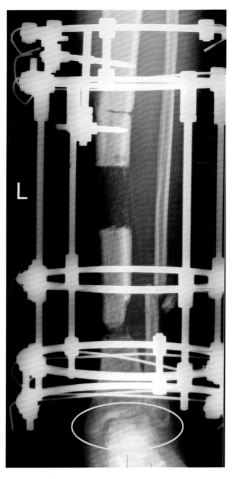

图 6-4-42 内、外踝尖距离的缩小意味着下胫腓关节的半脱位，意味着腓骨相对于胫骨"变短"，需要补足长度。此例中出现这一现象的原因是腓骨没有穿针即行小腿延长＋搬移

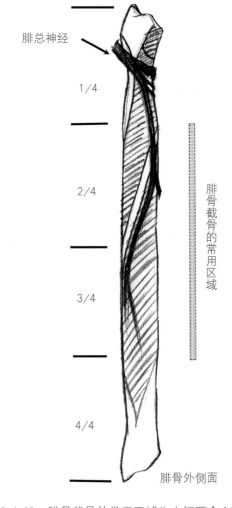

腓总神经

1/4

2/4

3/4

4/4

腓骨截骨的常用区域

腓骨外侧面

图 6-4-43 腓骨截骨的常用区域为中间两个 1/4 段

九、邻近关节畸形

小腿无论是搬移＋延长、单纯的搬移、单纯的增高，都容易出现跟腱挛缩和马蹄足畸形。单纯的增高或肢体延长中，由于小腿长度增加，小腿后侧肌群的张力增加，导致屈膝和马蹄足畸形，尚可理解。但搬移＋延长或单纯的搬移，只是恢复了小腿正常的长度，或长度没有改变，也容易出现屈膝和马蹄足畸形。据我们观察，

此种情况的出现部分和患者缺乏下地行走锻炼、不敢锻炼有关，和大多数创伤对胫骨前侧肌群破坏较多导致足踝背伸力量不足有关，也和搬移过程中后侧肌群附着骨面的位置改变有关。因此在治疗开始，就叮嘱患者积极下地行走，保持膝关节伸直和踝的背伸活动度。如果出现跟腱挛缩和马蹄足，则按马蹄足畸形的矫正原则安装外固定架构型调整（图6-4-44），治疗效果依然良好。

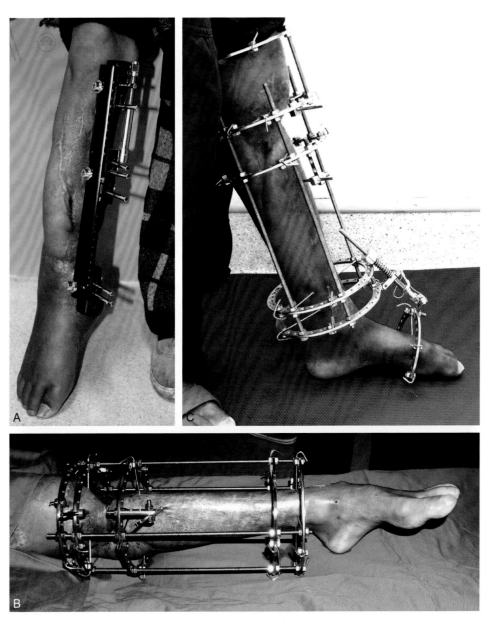

图 6-4-44　A. 搬移过程中出现马蹄足需要矫正，单臂外固定虽然也可以安装配件，但相对复杂麻烦，多需要更换成洞孔环矫形；B. 另一例环形外固定搬移过程中出现了马蹄内翻足；C. 通过添加简单的前足构型即可矫正畸形

部分患者，其马蹄内翻足比较顽固，矫正后也容易复发。对于此类患者应该深知畸形复发的原因，而延长矫形到位后的固定时间，克服患者佩戴前足构型的不适，减少其复发率（图 6-4-45）。

普通骨科手术中，如 DDH 的 Ⅲ 度、Ⅳ 度脱位行髋关节置换，粗隆下未截骨或截骨不足，强行下牵股骨复位关节过度则容易导致坐骨神经的症状。又比如显微外科吻合断裂的神

经和血管，容易出现张力过大，吻合失败，此时多需要移植吻合。对迅速的应力，血管和神经对长度的耐受性很差。但在 Ilizarov 技术中，这两种组织的表现恰恰相反，对缓慢的延长有较好的适应力（神经和血管可以忍受每天 2 mm 的延长刺激，考虑到骨牵张的通用速度是每天 1 mm，这个忍受力已经很好了）。事实上对牵张反应较好的结构中就包含了骨、血管、神经。对牵张反应最差的、抵抗力最强的是肌腱、筋膜，肌肉纤维和肌间膜次之。这些结构是 Ilizarov 技术中为数不多的"死敌"之一。骨搬移和延长过程中出现的邻近关节的各种畸形，实际上是肌腱力量和筋膜力量的失常、失平衡。因此，需要医生密切观察，制订解决方案，追求最佳的效果。

就股骨而言，矢状面上腘绳肌和股骨粗线处附着肌肉的强大，可以引起股骨截骨处向前成角的趋势；在股骨近段截骨，由于髂腰肌的屈髋作用，这种向前成角的趋势增大。冠状面上，由于大粗隆处臀外展肌群的附着和股骨近段内收肌群的作用，导致股骨近段截骨处内翻畸形。上述综合各大肌腱力量的结果是股骨近段截骨处出现前外侧成角畸形。同理，在股骨远端由于腘绳肌和髂胫束的强大，容易出现前屈和外翻畸形。上肢的情况以此类推。

就小腿而言，胫骨结节下是常用截骨部位，搬移过程中由于胫骨结节部位髌韧带的附着和强大，容易导致胫骨近端后屈、平台后倾畸形；踝部，由于以跟腱为代表的后侧肌群的张力更大，踝容易出现马蹄足畸形，而腓肠肌腱始于股骨后侧内外髁，张力增大后出现膝关节不能充分伸直的屈膝畸形。

Paley 等曾经使用螺钉固定来预防上下胫腓关节的分离和跟腱挛缩（图 6-4-46）。但是在整个矫形、延长或搬移过程中这些关节是僵硬的，没有一点活动度。该方法不如夏和桃发明的使用同步延长器进可攻、退可守，既能维护关节的位置，又给予关节一定的活动度，并且减少

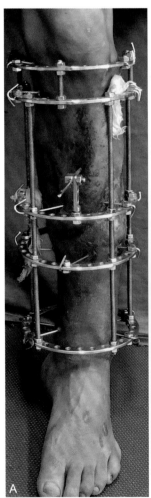
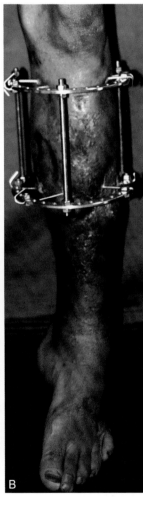

图 6-4-45　A. 该患者在骨搬移过程中出现了轻度的马蹄内翻足，予以如前所述加前足环矫形到位后固定 1 个月，应患者要求拆除。矫形到位固定 1 个月是一个通俗的做法，一般畸形不容易复发；B. 由于患者拆除前足构型时，骨纵向搬移依然在继续，因此 4 个月后畸形复发，并且更为明显。这个病例告诉我们，对于纵向搬移正在进行中的马蹄内翻畸形，其矫形到位后的固定时间应该延长到骨搬移结束

了手术操作步骤（图6-4-47）。

　　儿童不是成人的缩影。这句小儿骨科的经典语录也适用于儿童的长骨搬移。儿童患者胫腓骨感染性骨缺损的治疗结果中，除了上述诸多因素影响外，还加上了儿童发育这个变量。

发育好坏不仅和骨骺损伤有关，也可以导致因为搬移而引起的肌肉附着点再次发生复杂的改变，从而更容易引起邻近关节畸形（图6-4-48）。需要在生长发育的过程中密切随访。

　　有轻度畸形的可以留待发育结束后一次处

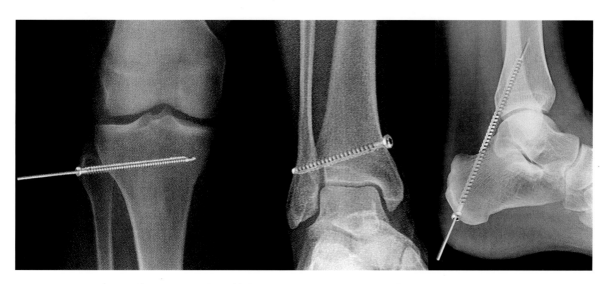

图 6-4-46　美国 Paley 等提出的牵张过程中维护上下胫腓关节和踝中立位的螺钉固定法

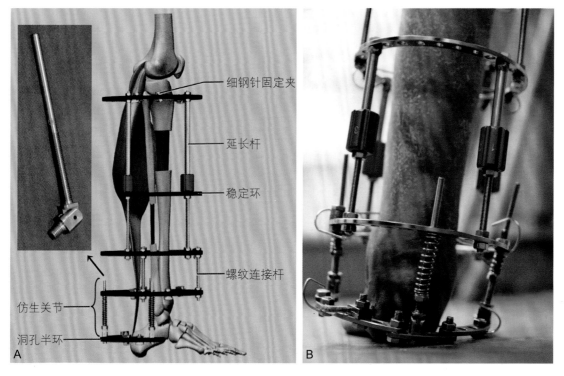

细钢针固定夹

延长杆

稳定环

螺纹连接杆

仿生关节

洞孔半环

图 6-4-47　A. 中国夏和桃提出的踝同步延长器和仿生关节法；B. 三个同步延长器同时使用可以减少小腿延长过程中的跟腱挛缩

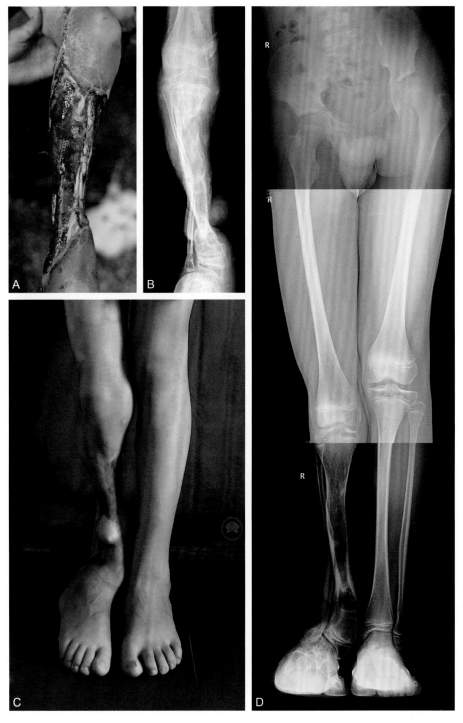

图 6-4-48　A. 男孩，9 岁时右侧胫骨外伤治疗后大段外露、感染、小腿部肌肉缺失；B. 2 年后骨搬移结束，已经有畸形出现，比成人胫骨搬移的畸形明显严重；C. 6 年后畸形继续加重；D. 全长片显示右侧下肢短缩，股骨长度正常，但胫腓骨短缩明显。虽然该患者原始损伤中没有损伤骨骺，但之后骨搬移对骨发育的干扰、肌群力量不平衡等，导致了胫腓骨的发育不全和短缩、胫骨远段成角畸形，骨盆和脊柱相继代偿性的倾斜。这些畸形随着年龄的增大还会加重，该患儿将面临后续矫形和延长。此例告诉我们，由于儿童的生长潜力，其骨搬移后的骨和邻近关节畸形将非常的不确定，医生要预见这种情况的发生，并做好后续处理的准备

理。有快速发展畸形的，则需要在发育结束前进行矫形和干预，减少后期处理的难度（图6-4-49）。这个原则和青少年脊柱侧弯的矫正是一样的，即根据畸形进展、预判骨骺还需要发育多久等诸多因素来考虑是否矫形和如何手术。

因此在骨搬移或搬移＋延长开始，需要充分考虑力线和后续过程中出现的畸形，通过合适的构型和穿针、加强锻炼等尽量预防，如果出现，就应该按 Ilizarov 矫形的一套办法进行纠正。而儿童的下肢骨搬移，要格外注意后期肢体短缩和邻近关节畸形问题。只要细心、耐心地对这些问题——处理，结果会令人满意的。

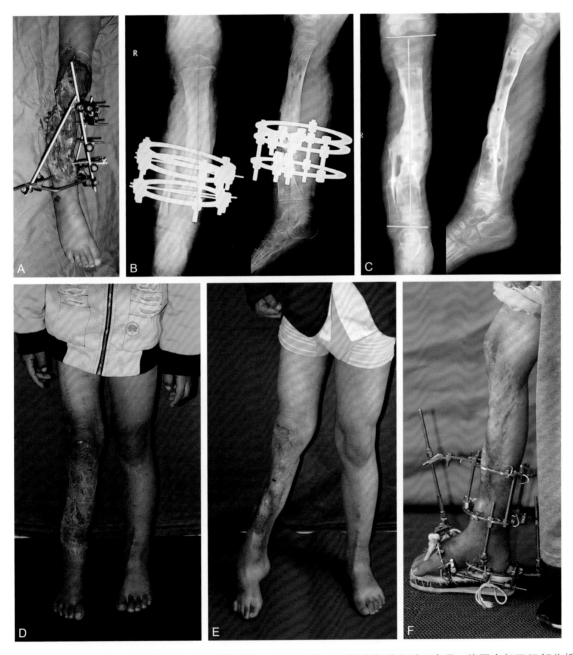

图 6-4-49 A. 男孩，4 岁，车祸导致右侧小腿毁损伤，多次术后；B. 植皮搬移术后 6 个月，外固定架已经部分拆除，拟做全部拆除，发现已经有胫骨中段外翻成角畸形；C. 予以一期截骨，直接环形固定后矫正到位，拆除全部外固定架，力线满意；D. 外观也可以接受；E. 4 年后，由于发育和肌肉瘢痕化的综合作用，发生右侧马蹄内翻足；F. 予以矫形。患儿此时只有 9 岁，可以预测，在其发育结束前，至少要面临一次或多次的矫形

作为医生，切忌得少知足。在恢复骨的连续性之外，还应该全力追求正常。

十、会师处

英文的"docking site"中文很难翻译。我们更愿意称两段骨的靠拢处为会师处。此处的后期处理无非切皮、去瘢、对骨、铲骨和植骨。

（一）切皮

如果患者是骨和软组织的同程度缺损，搬移到位后的会师处皮肤很少多余，甚至有缺损，需要修整、对合甚至皮瓣覆盖。如果患者开始治疗时骨缺损多于皮肤缺损，或无皮肤缺损，则搬移后期会师处皮肤必然增多，需要切除后重新对合缝合（图 6-4-50）。

切除时注意宁少勿多，或者只是一个切口切开，而不是切除。等待骨端修整后再切除多余的皮肤缝合。如果开始时按照骨端予以切除，容易导致皮肤张力大，无法缝合。修皮时机在骨 - 骨完全对拢前 1 周左右为合适。有时铲骨

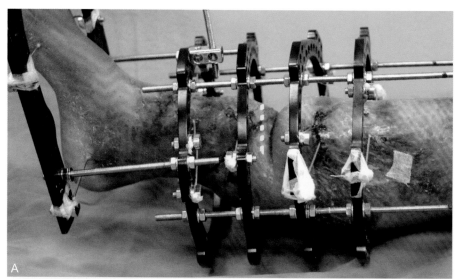

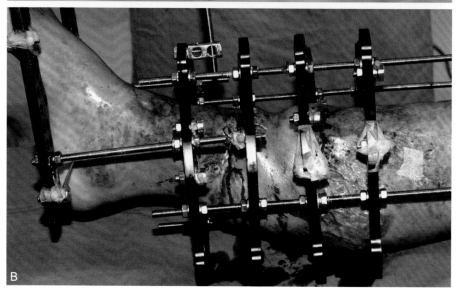

图 6-4-50　A. 该患者会师处有明显的皮肤下陷，卡压在骨端之间，可以先在一侧横行切开；B. 等处理骨以后再根据张力情况补切缝合。注意切口横行为主，便于去除多余的皮肤

完毕后发现缺损较大，在 1 cm 以上时，修好的皮肤容易再次塌陷造成卡压，此时可以用克氏针支撑 1～2 周，然后拔出（图 6-4-51）。

（二）去瘢、对骨、铲骨

去瘢是指使用咬骨钳、骨刀、刀片去除卡压在两骨端之间的瘢痕组织，便于骨端汇合接触。注意去瘢前当回松搬移的螺母，为去瘢、铲骨留出更多的空间。处理完毕后螺母可以拧回原位。对骨是使用各种方法将搬移段骨和对合骨进行调整，做到对位正确。铲骨是处理骨端面，做到最大面积的接触，大多是平铲，如果两端都是斜面，也可以平行斜铲。骨端的处理目标是线、位、面三个要素的最佳接触。

短节段的骨搬移，会师处往往对位好、骨端对合整齐、中间瘢痕组织少，可以不做任何调整，直接到位后愈合（图 6-4-52）。即使是短节段缺损，要想做到全程无调整，也需要认真安装外固定架：构型合适、力线正确、骨端匹配，才能一步到位、直接愈合。

然而这种情况在临床不多见。中段或超长段的骨搬移面，对位、甚至对线都会有偏差，需要一一处理。最常用的办法是去除卡压的瘢痕，铲平骨端（图 6-4-53）。注意骨端的接触虽然并非需要 100%（由于搬移段骨端和目标处骨端面原本不同，达到 100% 匹配是不可能的），但接触面积应该追求最大，我们的经验至少应该在 2/3 以上（图 6-4-54）。

更多的患者，其会师处对线、对位、对面都需要调整。有的患者胫骨下移过程中，距离长，佩戴外固定架时间也长，其会师处有较大的对线偏差，对位不够好，对面也需要仔细铲平，才能完成一个好的对接。调整时对针、架和腿三个要素都要仔细斟酌（图 6-4-55）。如果出现牵张成骨已经愈合的情况，可以把成骨处截断。这种附近部位的截骨，也可以称为旁截骨术（parafocal osteotomy）。旁截骨术一般离骨不连处不远，和二次截骨其实是同一个概念。只是搬移范围小，纯粹为了会师处骨不连处的数个毫米的加压。

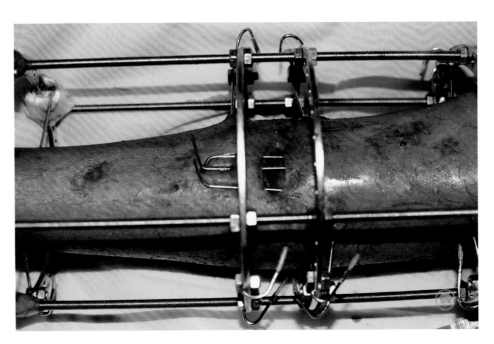

图 6-4-51　克氏针可以起到临时支撑皮肤的作用，防止再次卡压

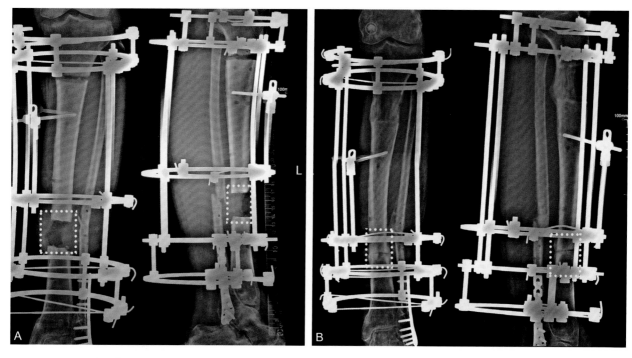

图 6-4-52　**A.** 该患者是 5 cm 以内的短节段搬移，因此会师处骨端对位、对线、对面都佳；**B.** 瘢痕少，未做处理而直接对合骨愈合。遗憾的是，临床这样的全程无需调整的患者比较少

较长段的搬移时容易出现一个有趣的现象，即骨端会从平整变得圆润和呈流线型（图 6-4-56），该现象暂时还没有权威的解释。我们的理解是骨端在搬移中如同潜水艇和导弹在水下一样，其头部自动适合成最小阻力的流线型（图 6-4-57）。这也许是人体的一种自我调整功能。会师时，我们往往需要再次铲平这种流线型的骨端，便于对接。有时对侧的对合处是凹面或者很大的平面，则不需要铲平，继续搬移加压接触面即可。

（三）植骨

植骨是骨科基本技术。考虑到 Ilizarov 牵张成骨的强大功能和调节能力，我们主张一般不要植骨。自体骨多取自髂骨或其他部位，导致新的供区损伤。异体骨排斥反应明显，容易感染。植骨导致 Ilizarov 技术的优势减小，患者在治疗开始就会被告知，所有的皮瓣、带血供的或者不带血供的骨移植，其实都是拆东墙补西墙。而 Ilizarov 技术是再生性质的技术。如果使用自体植骨术，Ilizarov 技术的光辉不免大打折扣。只要时机把握正确，认真细致处理，会师处一般是不需要植骨的。只有当其他技术无法，我们才考虑植骨。

十一、成骨问题和处理

骨纵向搬移中新成骨的问题主要是成骨不良，而成骨过快是次要问题。成骨太快太好多是儿童、青少年、体质好者，或者搬移的过慢引起。这容易解决，只需要调整医嘱、加快搬移速度或者再次微创截骨即可。但成骨不良原因就很多，需要仔细甄别。比如营养不良、疼痛、吸烟、饮酒、贫血、年老、维生素 D 缺乏、糖尿病、甲状腺功能低下、免疫抑制剂、抗肿瘤药物等等都会影响成骨，这些影响因素，和对骨折愈合的影响是一样的，各种书籍中都有，此处不再赘述。螺母调错、固定不稳、局部血运差、感染等多为外固定相关性因素。解

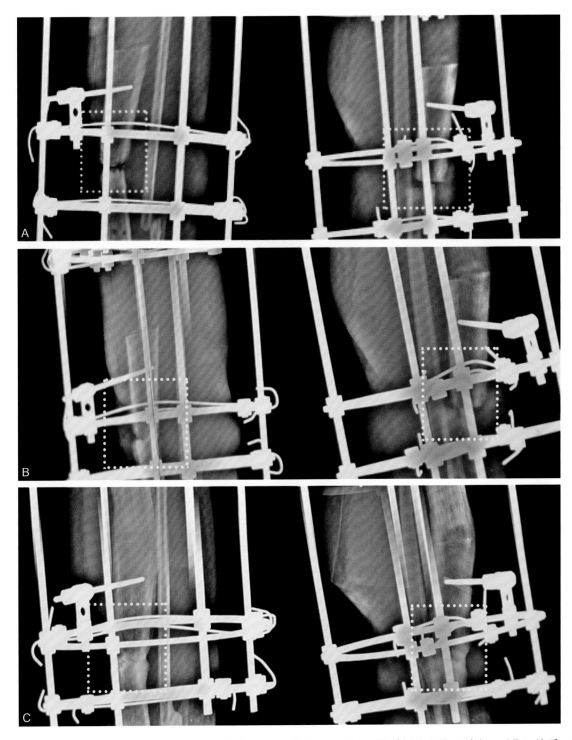

图 6-4-53　**A.** 患者胫骨纵向搬移，会师处汇合前 1 周，X 线片显示对合面骨质部分吸收、稀疏，对位可接受；**B.** 予以麻醉下调整，铲平骨端，正位片接触好，侧位片有 2/3 的接触，全小腿力线正常，缓慢加压 1 周后骨折接触充分；**C.** 调整术后 6 个月，会师处骨愈合良好

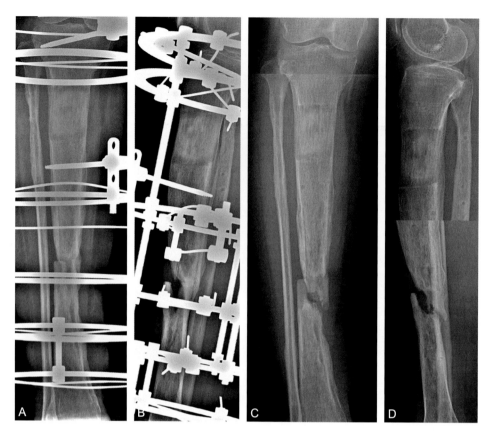

图 6-4-54　A、B. 该患者搬移到位，调整后正位接触良好，侧位只有 50% 接触，愈合长达 3.5 年；C、D. 在拆除外固定架后 3 个月，患者会师处再骨折。这例教训是：会师处不仅要对位好，也要有足够的接触面积，否则愈合的骨强度不够，容易再骨折

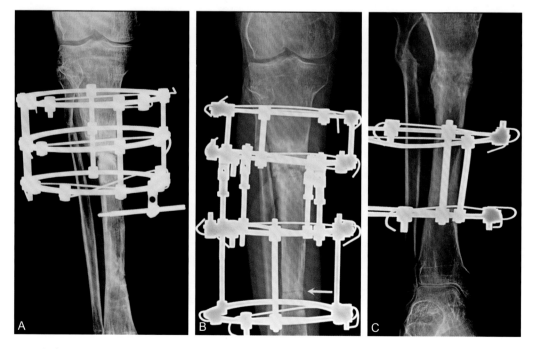

图 6-4-55　A. 患者胫骨远端截骨逆向搬移修复胫骨中上段缺损已经完成，然而遗留了会师处骨不连；B. 略微改变外固定构型，于胫骨中远段再次截骨，也称旁截骨（箭头），继续向近侧搬移；C. 会师处愈合，中远段旁截骨处继续固定，直至愈合

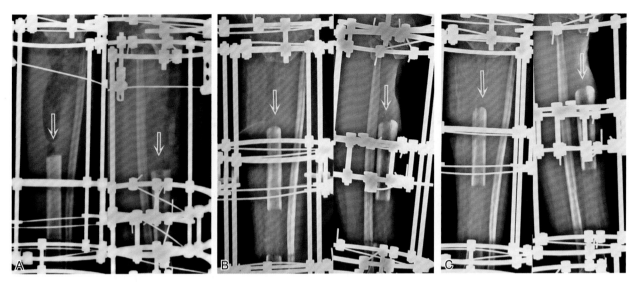

图 6-4-56 A.注意该患者在逆向搬移初期，骨端（箭头所指）正侧位片上显示处理平整；B.4 个月后，随着搬移继续，骨端变得圆润；C.又过 3 个月后，变得更为流线型

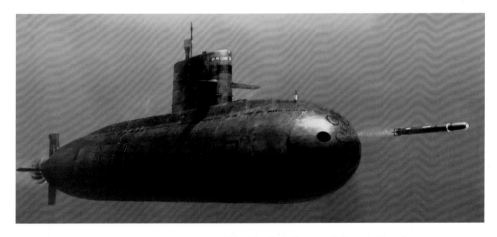

图 6-4-57 潜水艇和导弹的前部为流线型，减少了水的阻力

决的方法是尽量找出原因，如治疗或改善原发病、加强营养、改变构型、解决疼痛问题、减慢搬移速度，甚至停搬、回搬、手风琴技术等。不少人认为饮酒有活血作用故而能促进骨生长，我们的经验表明饮酒过多减慢成骨。患者术后食用大量骨头汤未能增快成骨。相反，吃素并且素菜品种多样的患者，其成骨骨痂反而比较稳定和均匀。

虽然有上述诸多因素的影响，我们认为成骨缓慢主要的原因还在于外科技术和医生的整体把控，包括手术操作技术、穿针构型、术后监控随访等。关于正确的手术操作技术和穿针构型在前述章节中已经说明，此处不再重复。重点讨论一些特殊的现象和原因及其处理。

成骨过快需要再次截骨（图 6-4-58）。理论上讲，原位截骨处再次截骨除了增加治疗时间外，成骨质量并不影响。第二次截骨时，由于成骨处骨质强度低于正常骨，只需骨刀进入轻轻打击即可。

"哈尔滨现象"按其原发现者曲龙教授的定

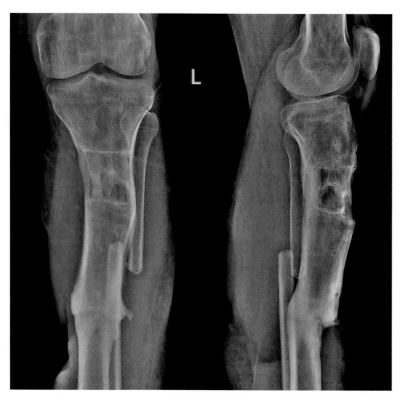

图 6-4-58　该患者由于成骨过快，骨痂坚固，只能再次原位微创截骨。截骨后成骨良好，只是在愈合后的一段时间内，可以清晰地看到前后两次成骨的密度不一样，说明是不同批次的成骨

义为"任何组织在慢性张应力（牵拉）和压应力（压缩）的同时影响下，会发生不需要的组织凋亡或转化，需要的组织均表现为极高的再生能力，而且这些组织会按照特定的部位及组织的功能要求再生"。通俗的说就是指骨搬移过程中不仅截骨部位成骨，搬移的前进方向上也出现了成骨。该现象本质上属于成骨过快过好的范畴。曲龙教授家乡在哈尔滨，因此将该现象命名为"哈尔滨现象"。在 Ilizarov 的原著和诸多西方相关著作中，未曾提到该现象。人体具有神奇的自我修复和调整潜力。无独有偶，在诸多胫骨横搬治疗的足踝创面中，也出现了足背创面长出足背皮肤和足底创面长出足底耐磨皮肤的现象。原位原组织再生效果奇特，甚至颠覆了皮瓣外科修复创面的理念。除了足底皮瓣就近转移外，其他皮瓣修复足底创面（占临床大多数）依然没有解决耐磨的问题。要么术后

皮瓣磨破，要么没有感觉难以负重（即使进行了皮神经吻合）。理论上说，总是抵不上"原配"皮肤。

那么，"哈尔滨现象"到底是好还是坏？

曲龙教授所著的《骨搬移治疗骨缺损与骨不连》一书中，认为该现象算是好的，反映了机体整体或局部的一种活跃旺盛的成骨状态。对此，我们表示赞同。此部分患者无需特殊处理，静待愈合成骨即可（图 6-4-59）。

但我们也碰到结果不好的。不好的，就需要处理。成骨不够丰富的"哈尔滨现象"，依然有薄弱处再次骨折的可能，其薄弱处就是不够丰富或粗壮的"哈尔滨成骨"，可以切除后继续搬移（图 6-4-60）。但这样一折腾，整个治疗时间就延长了。因此碰到不够理想的情况，应该先行处理（图 6-4-61）。

"哈尔滨现象"和 Masquelet 膜诱导成骨技

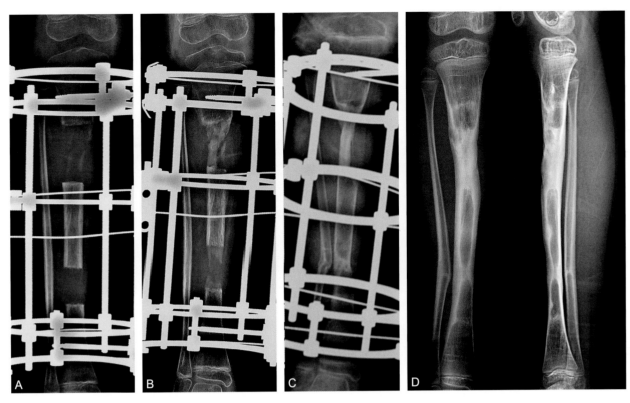

图 6-4-59 A. 患儿 7 岁，因胫骨近端骨囊肿复发予以切除，胫骨远端截骨向近端搬移。术后 1 个月即可隐约见切除部分有成骨，即为"哈尔滨现象"；B. 术后 3 个月，在远侧骨段的持续压缩搬移下，成骨活跃明显，但成骨凌乱无章，此时停止骨搬移，维持外固定构型不变，静等成骨；C. 术后 7 个月，杂乱无章的"哈尔滨成骨"在应力下变成柱状，但略细；D. 术后 17 个月，"哈尔滨成骨"增粗到正常骨的容量

术之间也许有联系。一般而言，凡是年龄越轻、骨膜越完整、软组织越完整，该现象表现的就越明显。牵张成骨，压缩也成骨。核裂变和核聚变都能产生巨大的能量，但需要启动能量，而外固定的牵张和压缩都是启动能量。

搬移过程中截骨端成骨不好或偏慢是更为常见的一种现象。此时需按如下阶梯进行修正：减速、停调、回缩、手风琴技术、回缩+再截骨、植骨。减速是指从普通 M6 六面螺母（一圈为 1 mm）的 6 面/天，下降到 4 面/天、3 面/天、2 面/天、1 面/天，甚至 ½ 面/天。如果 2～4 周后依然成骨显影不明显，可以停调，即停止搬移，直到影像学上出现均匀淡骨痂再继续。

回缩，是指上述两法无效时，可以将搬移环回调，实际上起到再压缩作用，以刺激和加快骨痂的形成。也可以回缩一段时间后再牵张，称作手风琴技术，也是刺激成骨的作用。当该方法依然无效时，说明由于种种原因，比如感染或者血运破坏，截骨端已经丧失了成骨能力，可以将搬移的骨段再次回缩，加压，促进此处骨折愈合，同时另寻他处截骨搬移。

最后，当一切方法无效，依然留有骨缺损时，可以考虑用自体植骨技术。植骨技术又分为三种，一是用显微外科技术进行带血供的游离骨移植，如有软组织覆盖不良，可以同时进行皮瓣覆盖；二是不带血供的骨移植，但要求软组织覆盖好；三是膜诱导成骨技术。这些技术在相关专著中都有，此处略过。不建议进行同种异体骨移植或人工骨移植，两者花费巨大，并发症多，加重了患者的经济负担、耽误了治疗时间。

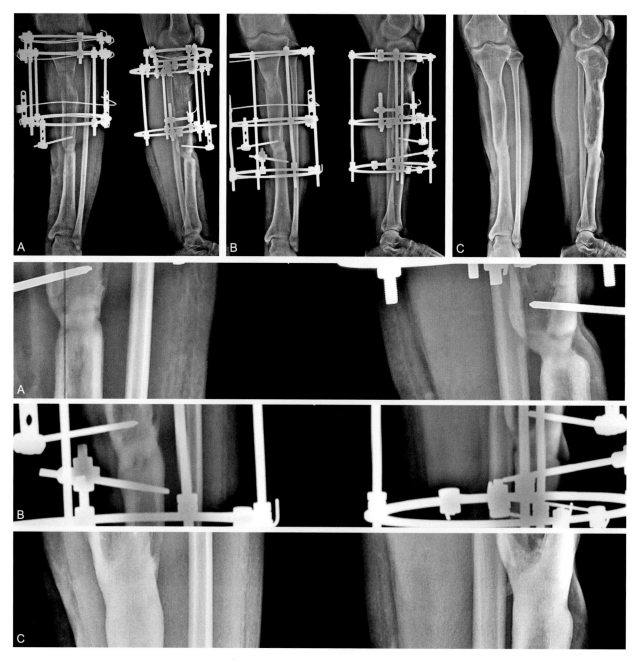

图 6-4-60　A. 患者男，18 岁，胫骨中段缺损，近侧干骺端截骨向远侧搬移，术后 8 个月出现"哈尔滨现象"，停止搬移，见除了矢状面上成骨略细外，"哈尔滨成骨"良好，术后 12 个月拆除此部分外固定；B. 拆除后 2 个月，行走时发生"哈尔滨成骨"处骨折，予以切除所有"哈尔滨成骨"，继续搬移，术后 24 个月成骨较好；C. 但该患者有前车之鉴，予以延长外固定带架时间，术后 30 个月拆除全架，术后 36 个月显示新的会师端成骨良好，正侧面上接触面积都很满意，患者未再发生骨折

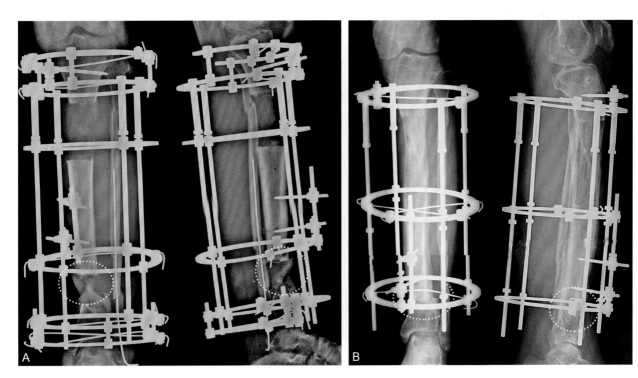

图 6-4-61　A. 该患者搬移过程中出现了"哈尔滨现象"，但成骨不理想，容易愈合后再骨折（虚线）；B. 予以果断切除后继续搬移，会师端接触面积理想，骨愈合理想

有些患者随访不及时，出现了搬移到位，并且部分成骨已经皮质化，可以继续延长固定或者增加外固定强度的方法来帮助成骨（图 6-4-62）。

有的牵张成骨处不好，部分骨痂没有生长出来。此时可采用同侧腓骨移植（图 6-4-63），也可以采用再次部分骨搬移（图 6-4-64），术后外固定时间长。这两种方法选用何种依照患者意愿而定。胫骨近端前侧和内侧容易成骨不良，和截骨入路有关。靠近电钻和骨刀进入处，血运破坏多，容易成骨不良。远离处，藕断丝连，血供好，成骨好。

牵张成骨的好坏和术后患者的肢体康复强度及拆架时间有关。国内的患者多为锻炼不足。

各种康复方法中，最重要的是行走。Ilizarov 生前查房时很在意前日手术的患者是否下地行走，他认为患者能术后两日内完全或部分负重行走，完成日常生活是非常重要的。秦泗河也归纳出了下肢矫形患者术后的"一路二线三平衡"，其中走路放在第一位。在术后的随访中，医生常问"锻炼了吗？走了吗？"，患者回答"走了"。然而有不少患者是敷衍，其对行走的重要性认识不足。长期不行走会引起骨质疏松、成骨变慢、会师端不容易愈合（图 6-4-65）。只要细心研究 X 线片的骨质情况，医生可以判断出患者是否进行了有效的负重行走。

成骨的好坏影响到拆除外固定架的时间。我们的经验表明，拆除外固定架保守些更加安

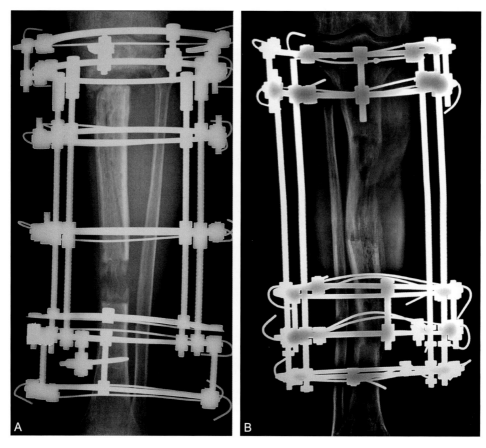

图 6-4-62　A. 成骨稀疏但较为均匀，可以通过手风琴技术刺激成骨；B. 成骨稀疏呈"S"形说明力学不稳定，可以增加自由环或通过其他方法增加外固定的强度，并延长固定时间来解决

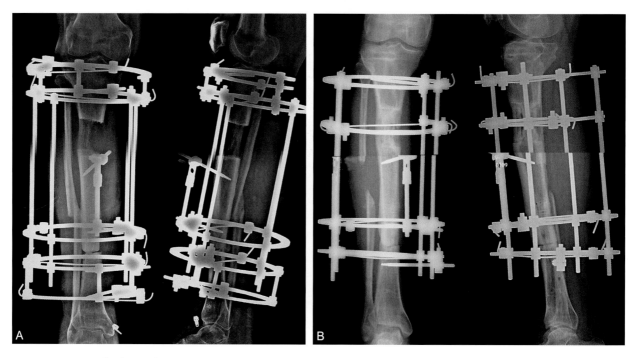

图 6-4-63　A. 骨搬移已经完成，胫骨近端截骨处内侧和前侧成骨失败；B. 直接予以腓骨中段取骨移植入缺损部分，大小形状合适，愈合良好

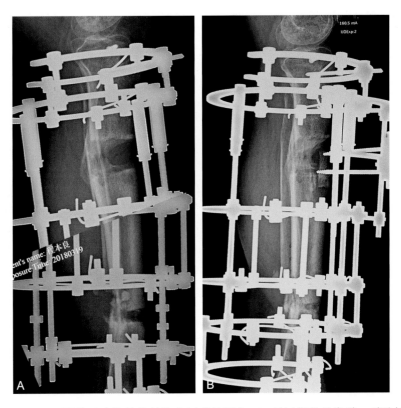

图 6-4-64 A.胫骨近端截骨处前和内侧成骨不良；B.予以部分骨搬移，消除缺损

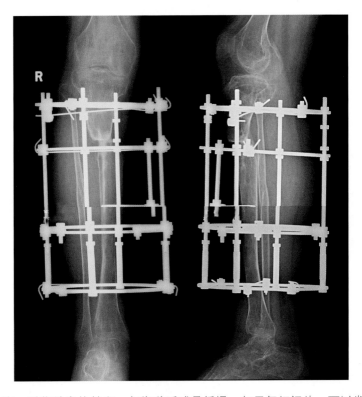

图 6-4-65 患者男，20岁，受伤前身体健康，但搬移后成骨缓慢，如果仔细阅片，可以发现患者全下肢骨皮质菲薄、疏松，在足部尤为明显。因此无论其口述如何积极康复，片子情况说明患者几乎没有行走。追问后可以发现该患者搬移后长期坐着玩电子游戏，"积极康复"只是应付父母和医生的话语，这样的骨质疏松在年轻男性患者中并不少见。处理的方法是下地负重行走，延长固定时间

全，佩戴时间宁长勿短。如果是碰到对侧截肢或者对侧下肢也有损伤需要固定的患者，其成骨时间更长、质量更不佳。应当想尽办法让患者早点下地行走。比如对侧截肢患者可以早点安装假肢（图 6-4-66），对侧如有内固定可以改成坚固的外固定，早期下地活动（图 6-4-67）。细心调整，认真处理相关并发症，延长佩戴时间。遇到成骨处再骨折的处理，则较为简单，按骨折处置原则再次使用外固定加压固定即可。

相比胫腓骨，股骨的搬移难度要大。容易出现成骨慢、膝僵硬（图 6-4-68）。股骨外固定对患者日常活动和睡眠的影响要大于胫腓骨外固定，因此患者容易出现无法忍受的现象。应该仔细调整，和患者一起解决一些细小的问题，完成治疗。

十二、长段搬移难在哪儿

目前没有教科书和文献对多少长度才称作长段骨搬移有公认。我们对这个距离，按照约定俗成的原则做了一个大致的分类（表 6-1）。

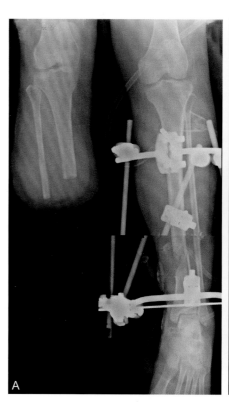
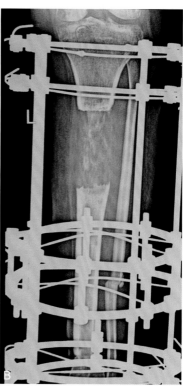
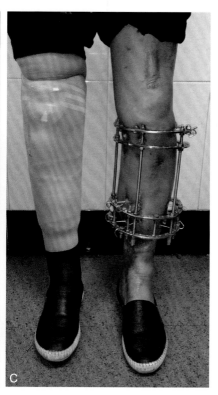

图 6-4-66　**A.** 患者右小腿创伤后截肢；**B.** 搬移术后，由于下地行走少，牵张成骨不理想；**C.** 和假肢师商量后鼓励其尽早佩戴假肢，方便早期行走。正常截肢后最佳的装假肢时间是 3～6 个月，这样残端水肿已经退却，假肢贴附性好。但骨搬移的患者应该尽早安装，甚至是临时性假肢，来刺激成骨

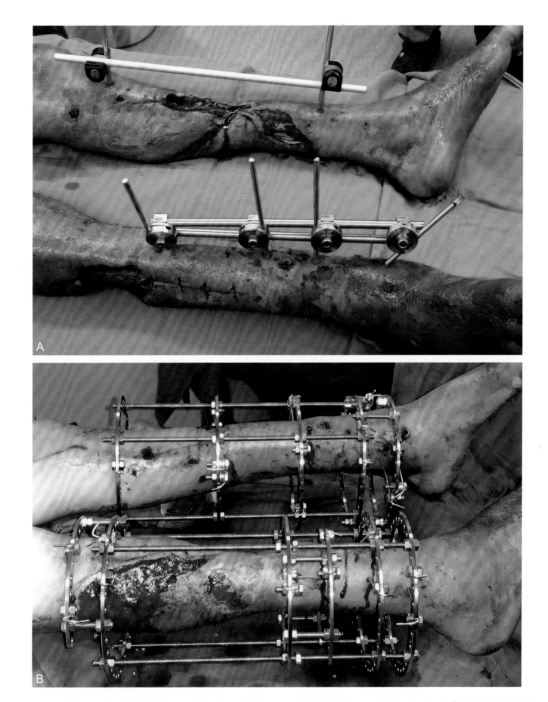

图 6-4-67　A. 患者右侧小腿有骨缺损需要搬移，左侧只是开放性骨折，可以使用组合式外固定加固固定；B. 为了更早的双下肢负重行走，刺激右侧牵张成骨，将左侧也同时改为环形外固定。环形外固定对骨折拥有无与伦比的稳定性

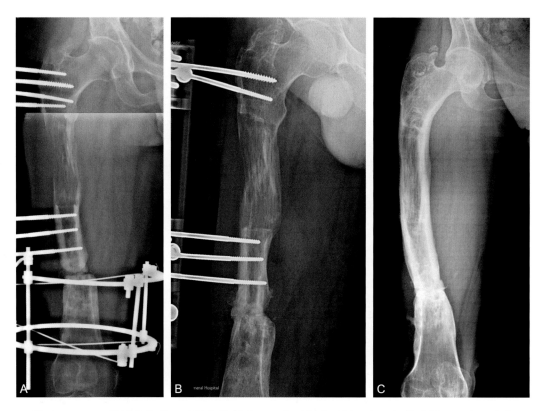

图 6-4-68   A. 股骨骨搬移，成骨容易稀疏；B. 此时需要延长固定，保护成骨；C. 直至愈合

表 6-1   成人骨缺损或纵向搬移长度

概念	缺损长度
短节段	≤5.0 cm
中节段	5.1 ~ 10.0 cm
长节段	10.1 ~ 20.0 cm
超长节段	≥20.1 cm

虽然技术一样，四肢再植成功的难度远远大于单肢再植，其中牵涉到全身情况复杂、术后贫血、感染和团队协作问题。同理，肢体的长段骨搬移虽然同样是骨搬移，但带来的相关问题明显增多，因此长段骨搬移难。

长节段或超长节段骨搬移难点一是成骨难。节段长，骨痂难以丰富均匀，需要密切随访、改进营养，相关处理方法前面已经述说。长时间佩戴外固定各种不适会更明显，并发症多，需要一一仔细处理。其构型更需要稳定，早期可采用斜拉针，以减少切割，后期再更换为横针。可以采用多处截骨技术。注意长时间佩戴后再好的构型也会出现肢体和环的位置发生改变，比如下沉、卡压、钢针松动等，需要一一调整，甚至更换整个外固定。难点二是肢体肿胀更明显。肿胀的原因一是肌肉附着点改变引起的堆积；二是部分患者出现了隐形的深静脉血栓（见深静脉血栓部分）；难点三是患者随访时间长，耐受性差。所以一定要注意患者的舒适度，来确保治疗的完成。

一期或二期多处截骨可以有效地解决成骨过慢、不良或长度过大的问题（图 6-4-69）。

一期截骨的好处是 2 ~ 3 个部位的截骨，加快了成骨（图 6-4-70）。我们的经验表明，一期多处截骨虽然可以加快成骨速度，但减少了一个潜在的二期截骨搬移的部位，应该慎重使用，不要常规使用。其比较好的适应证是长度在 10 cm 以上的长段骨缺损，5 cm 以内的缺损应该作为相对禁忌证。

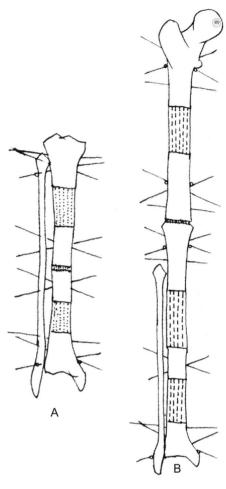

图 6-4-69　A. 胫骨双处截骨对向搬移；B. 膝关节缺损，使用股骨一处截骨和胫骨两处截骨桥接缺损

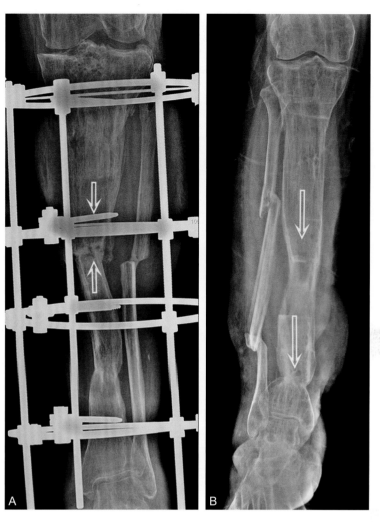

图 6-4-70　A. 胫骨远近段双截骨后向中段会师；B. 胫骨近段双截骨后同向朝踝关节方向搬移治疗缺损。理论上双截骨、多截骨可以加快搬移的速度

二期多处截骨的好处是可以作为一期单处截骨失败时的补救措施，因为是在一期单处截骨出现问题的情况下（比如感染或成骨失败）使用的，是合适的（图 6-4-71）。另一个适应证是肢体畸形和短缩共存，可以一处截骨纠正畸形，另一处截骨延长肢体。

十三、感染！感染！感染！

Ilizarov 牵张成骨原本为感染性骨缺损而生，倘若被感染反噬，则正不压邪了。虽然 Ilizarov 也曾经说过，"感染会在搬移中灰飞烟灭"，但感染这个巨大的阴影依然存在。骨搬移的相关感染分为三类：①针道感染；②截骨端感染；③其他部位感染。针道感染比较普遍，文献报道从 10% 到 100% 不等，估计是感染标准不一导致结果相差很大。我们的经验表明针道反应和针道感染，渗液和流脓，界限不是那么清晰，但是大约 95% 的患者在经过常规处理后都会好转，只有 5% 的患者才会发展成严重的针道感染、窦道和骨髓炎。这一小部分依然可治疗。真正因为针道慢性感染放弃治疗的只有 0.5%（朱跃良骨纵向搬移 400 例，针道感染严重导致放

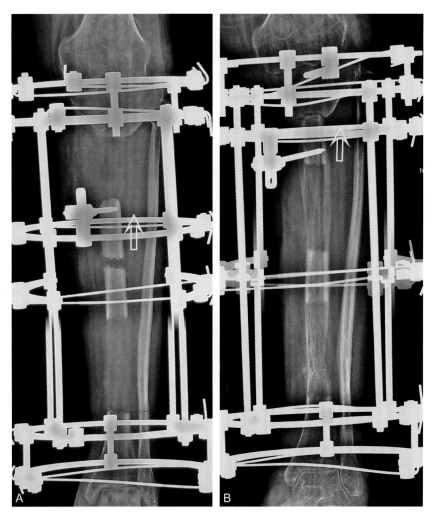

图 6-4-71　A. 患者有 13 cm 胫骨缺损，在胫骨远侧干骺端实行单处截骨搬移至一半时，发现成骨差，继续下去有成骨失败的风险，于是在中间骨段再次截骨，近侧骨段继续向近端搬移；B. 远侧骨段留在原位，如同锚一样帮助已经搬移出来的骨痂成骨，直到双段成骨愈合

弃外固定的 2 例，未发表）。如果打个比方骨搬移和感染性骨缺损是敌我双方的话，那么截骨端感染则是战争还没开始，我方大本营被"秒杀"了。因此截骨端感染的防治是重中之重。其他部位感染有的也极难治疗，下面一一举例细说。

（一）针道感染

　　外固定相比内固定有两大缺点：一是普遍性的针道反应和感染；二是术后不适。关于针道感染，由于对结果影响不大，虽然常常发生，但重视的不多，以至于一些外固定书籍中对这一专题认真讨论的也不多。然而随着治疗例数的增加，这个平常的问题显得愈发重要，不重视不行，不重视其结果可能会是灾难性的。

　　正常的针道表现为干净、干燥且针孔周围有一层薄的痂皮保护。远看以白色为主，近看呈现为淡棕色或已经纤维化的白色或夹杂。这层痂皮嘱咐患者千万不要去除，不要用酒精、碘伏（聚维酮碘）或棉签擦去。这层痂皮比敷料更好，具有非常好的保护作用（图 6-4-72）。可惜的是，根据我们的观察，这样针道正常的患者只占 30% 左右，大多还是有针道轻度和中度感染。

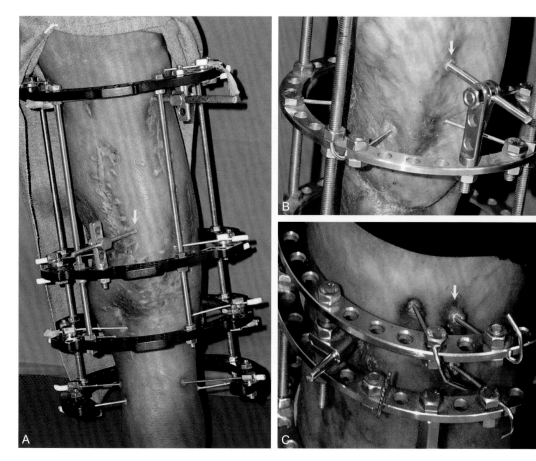

图 6-4-72　A. 正常针道反应：针道周围有正常痂皮保护（箭头），图中所有针道都为正常；B. 显示半针的针道放大图；C. 显示全针针道周围的痂皮

关于针道感染，Paley 将其分为 3 级：Ⅰ 级为软组织炎症；Ⅱ 级为软组织感染；Ⅲ 级为骨感染。

Checketts 将其分为 6 级。1 级：针孔周围局部渗出和皮肤发红，需局部护理；2 级：针孔周围皮肤发红、软组织压痛、有时有脓液渗出，需局部护理并口服抗生素；3 级：2 级护理和抗生素治疗未好转；4 级：严重软组织感染，通过精心护理和口服抗生素未能好转，钉道大于 1 个，此时要去除固定钉，放弃外固定支架；5 级：软组织情况同 4 级，累及骨组织，X 线片显示骨髓炎，应去除外固定；6 级：骨和软组织形成窦道，需要更大的手术来治疗。这个分类系统过于复杂，不方便临床记忆和使用。

夏和桃将其分为轻度、中度、重度感染和慢性针孔骨髓炎 4 种。轻度感染：针孔感染，周围微红、微痛，有少量浆液渗出，活动关节时症状加重，护理和休息后可自愈；中度感染：针孔流脓，周围皮肤糜烂，有炎性肉芽组织增生，可有全身发热；重度感染：分泌物多，细菌培养阳性，周围皮肤和软组织红肿、局部肿痛，若不进行正确处理，则进一步波及深部，造成慢性骨髓炎。慢性针孔骨髓炎：拔出钢针后针孔久治不愈，时好时坏。

我们认为夏和桃率先提出的将针孔感染分为轻度、中度、重度感染和慢性针孔骨髓炎四种非常合适，这四种情况符合临床大部分患者的总体针道感染情况，能够帮助指导治疗和愈后。但内容略多，不容易记忆，我们将之改进规范为如下 4 级（表 6-2），便于进行交流和研

表 6-2　针道感染的分级和处理

级别	通俗	特征 1	特征 2	处理
Ⅰ级（图 6-4-73）	轻度	皮肤略红	流浆液	清洁 + 换药
Ⅱ级（图 6-4-74）	中度	皮肤糜烂	流脓液（少）	清洁 + 换药 + 抗生素
Ⅲ级（图 6-4-75）	重度	皮肤区域性红肿	流脓液（多）	清洁 + 换药 + 抗生素 + 去针
Ⅳ级（图 6-4-76、6-4-77）	慢性	皮肤窦道	骨感染（X 线片）	去针 + 清创 + 后续手术

究。级别越高，治疗越困难。

以下划分容易记忆和区别：Ⅰ级者仅仅针孔周围略红，流出的是浆液或水样液体，和流脓（Ⅱ级）有明显区别。有脓液一定是Ⅱ级以上。Ⅱ级和Ⅲ级的区别除了脓液多少外，主要是看有无区域性红肿，有则为Ⅲ级，无则为Ⅱ级。一旦 X 线片显示有骨髓炎和骨的表现或有窦道，任何一个要素，就定为Ⅳ级。就处理难度而言，当然是Ⅳ级最难，好在Ⅳ级感染毕竟少见。大多患者针道感染由轻到中到重到慢性，逐步加重，但我们也遇到过轻度直接变为慢性的，或者术后就是重度的。Ⅰ级的患者我们术后要求使用生理盐水或冷开水蘸棉签每日擦洗多次，然后自然干燥，敷料可用可不用。我们不使用酒精和碘伏，因为两者有凝固蛋白、破坏痂皮和愈合的副作用。Ⅱ级感染则要严密观察，按表 6-2 中处理 2 周不好转就应该去除钢针，避免转为Ⅲ级。Ⅲ级应当机立断，尽快拔出钢针，避免转为Ⅳ级慢性。慢性者不仅要去除钢针，还可能要做窦道清创，引流换药后二期缝合或皮瓣闭合，有时处理起来会非常麻烦。俄罗斯库尔干 Ilizarov 中心曾经统计 1667 例患者，最终有 12 例（0.7%）发生了骨髓炎。这个数据和我们的经验数据相差无几（见前）。当然针道感染分级之间并无不可逾越的鸿沟，勉为其难的分类，并给予明确的标识，主要是为了提高医生的警惕性，方便判断愈后。具体病例参见图 6-4-73 ~ 图 6-4-77。

处理中换药要及时清除分泌物，更换纱布，保持针道周围的皮肤清洁和干燥，可以去除的钢针应该直接去除。由于稳定需要，不能缺少的，则拔出原钢针，在附近无感染部位再次打入钢针。对于Ⅳ级感染，则需要扩创。拔出钢针，沿着窦道周围，切除坏死皮肤，刮除所有死骨，彻底冲洗，窦道大的可使用负压封闭引流直至愈合，窦道小的直接碘伏纱布换药。无论采用何种方法，目的是让肉芽从内到外生长，不提倡直接缝合皮肤和皮瓣转移覆盖，这样会导致引流困难。应该让窦道内液体尽量早日流出、流干净，通过患者自身的组织活力和生长消除感染，整个过程可能持续数周到数月。一定要认真换药，每日不得少于一次，最好的方法是患者自己学会换药。整个治疗过程中，细菌培养和药敏试验我们认为作用非常有限，敏感抗生素的使用与否和愈合几乎无关，常规不做。Ilizarov 技术和中医一样十分强调正邪双方，是一种模糊控制和技术科学，不是证据优先的科学技术。他常说"Mother Nature"，其中含义深远，非西医能解释。

针道感染总体来说粗针比细针重。因此，只要力学稳定性、构型合适就尽量使用 1.5 mm、1.8 mm 直径的细克氏针，减少 3.0 mm 直径以上全针或半针的使用。其窦道，虽然大多直径只有数毫米，但实际就是又一个感染性骨缺损。因此比较大的、实在难以换药的窦道，可以考虑再次部分骨搬移消灭感染性骨缺损。有些患者属于顽固性感染，针道感染此起彼伏，极难治疗（图 6-4-78）。在笔者做的 600 例中，遇到过 3 例。其结局分别是截肢 1 例、愈合 2 例。此类患者或者放弃，或者全部拆除外固定，支

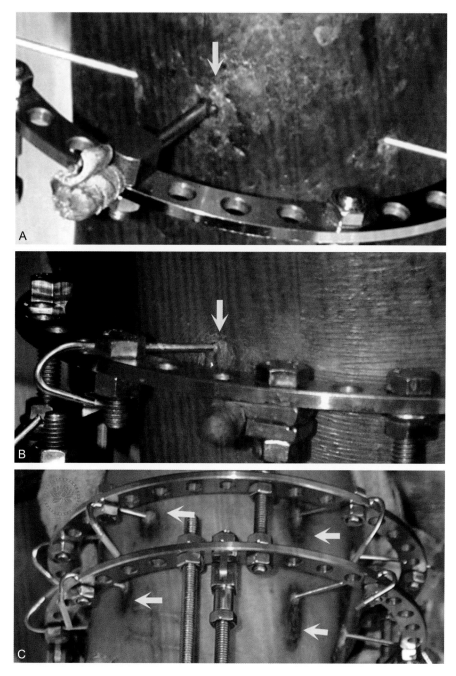

图 6-4-73　Ⅰ级感染。**A、B.** 针道轻度感染的表现：略红＋浆液，见箭头所指处；**C.** 4 个箭头所指的长条状为在牵张力的作用下针道反复游走在正常－轻度感染之间形成的色素沉着

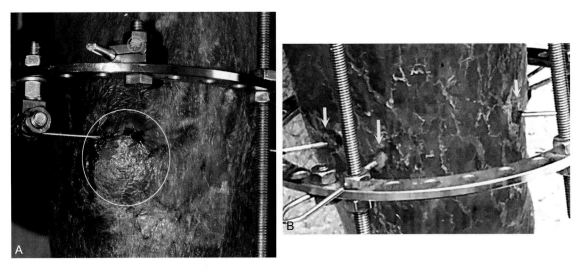

图 6-4-74   Ⅱ级感染。A. 中度感染的特征是糜烂（图中圆圈内）；B. 脓液（图中箭头），红肿依然有，但局限在针道周围

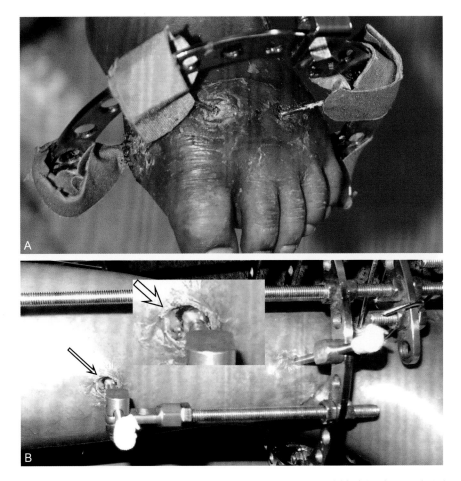

图 6-4-75   Ⅲ级感染，A. 不是轻度的针孔周围略红，也不是糜烂，而是区域性的红肿；B. 脓液多，针孔外已经擦拭完毕后可见针孔内还有，见箭头所指及放大图。注意Ⅱ级感染的脓液局限在钢针周围，而Ⅲ级感染的脓液量很多

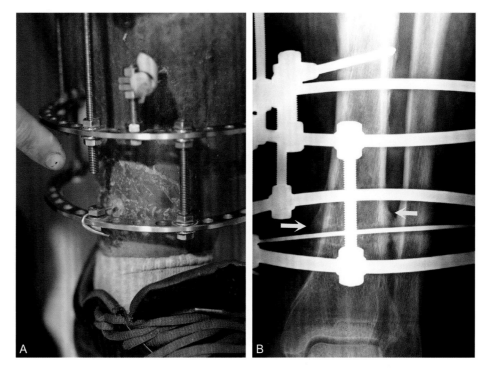

图 6-4-76　Ⅳ级感染。**A.** 手指处窦道外观为Ⅰ级感染，**B.** X线片显示有明显的骨膜反应（箭头），该病例定级为重度。一旦骨膜出现了反应和增生，说明感染已经刺激到骨膜和骨髓内，为深部感染，不管表面如何，应该作为Ⅳ级感染来处置，避免转变为更广泛的骨髓炎

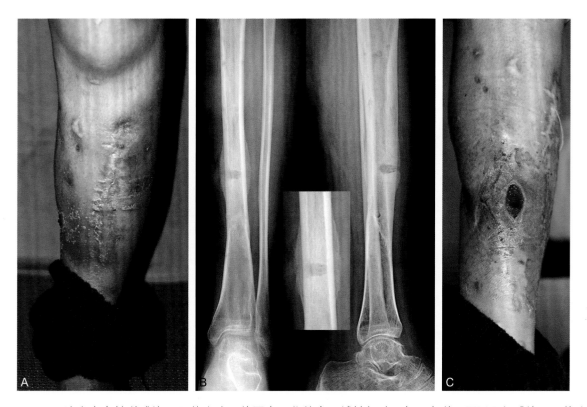

图 6-4-77　**A.** 该患者有针道感染，即使去除了外固定，依然有区域性红肿，但无窦道，属于Ⅲ级感染；**B.** 抗生素输液治疗 2 周后无效，摄片显示针道周围有骨膜反应，针道内隐约可见小死骨（见中间的放大图），已经转为Ⅳ级；**C.** 窦道也随即出现，确定为慢性感染无疑，后经反复清创治疗、换药才愈合

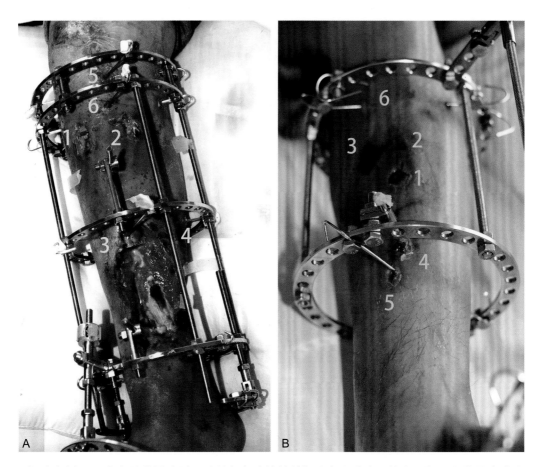

图 6-4-78　极端病例。A. 患者从截骨端到几乎所有克氏针针道相继发生感染（其中 1 和 2 为截骨端感染，3～6 为针道感染）。更换针位置依然出现，最后截肢。B. 相似患者，按数字顺序发生感染。其中 1 为最初窦道；2 窦道已经成形；3 窦道感染和脓肿即将破溃；4 和 5 为 Ⅱ 级感染，最终演变为窦道；6 为正常，但后来也变成窦道。该患者去除外固定，经过艰苦治疗后，窦道全部愈合

具临时固定，等待情况稳定后再尝试治疗。

　　针道周围的反应有时不仅仅属于感染，还有湿疹（图 6-4-79）。此时当分析湿疹原因，去除病因，细心护理针道和皮肤，干净干燥，使用卤米松软膏或请皮肤科会诊处理，多会逐步好转。引起湿疹的原因和引起针道感染的原因是相同的。比如，局部皮肤污垢、针道不保洁就可以引起针道感染和湿疹。后两者之间又相互加重，恶性循环。

　　在西医中，很少有"忌口"这一概念，骨科术后补充营养和蛋白是共识。但我们发现，针道感染确实和饮食有密切相关性，因此不得不重视中医的"忌口"。多个患者出现了术后连日吃鸡肉补充营养后针道明显流脓，在停吃鸡肉后，反应减轻，针道愈合。个别患者，吃鸽肉后上午进食，下午针道就流出大量脓液。停掉后，迅速消失。其变化短至数小时，十分明显。因此我们的经验，患者术后不宜吃鸡肉，特别是鸽肉。其他动物蛋白和鸡蛋我们尚无发现有明显的针道影响，但推测还有不少可能会轻微地导致针道感染。中医提出的牛肉等偏"凉"，鸡、鸽、羊肉等偏"热"，不无道理。而原本长期吃素的患者，其针道多干净、干燥，成骨还更均匀。因此，我们现在常规推荐患者术后吃素为主，只是素菜种类应该丰富一些，尤其注意摄入豆类等植物蛋白含量高的食物，如此术后针道反应轻微，成骨均匀且不慢。

　　一旦出现针道感染，所有的处置已经是被

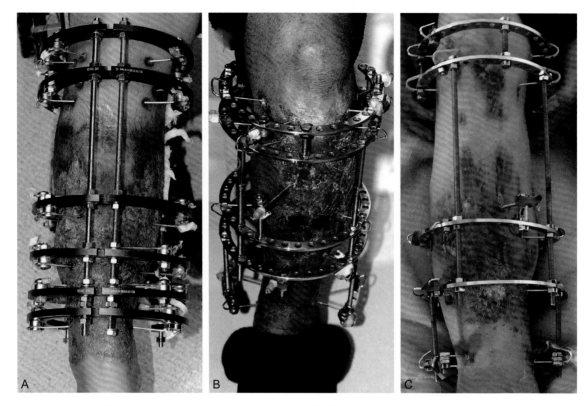

图 6-4-79 A. 湿疹引起的原因各不相同，但表现类似。可以单纯地因为个人卫生不好，针道无护理，皮肤脏而引起的；B. 或因使用碘伏每日多次"消毒"皮肤引起；C. 也可以因糖尿病患者未能控制好血糖、未能保洁好针道引起

动了。因此重点是找出可能的原因并加以预防。原因可能有很多，患者方面的可能是护理不当、不讲卫生、基础疾病、应用免疫抑制剂、不"忌口"、过敏体质等，医方的可能和外固定的技术理念、实际操作和器械有关。其操作预防要点再次强调如下：

1. 无菌操作。实际上，对无菌的要求，Ilizarov 手术要低于一般骨科手术，更低于关节置换等Ⅳ级手术。虽然如此，有两个环节一定要注意无菌观念：一是克氏针的消毒。由于外固定中克氏针和半针是唯一真正的内植物，需要特别注意针的消毒，避免钢针堆积在消毒盒内。应当严格按照供应室要求，限制重量，提供足够的蒸汽流入空间；二是改变更换构型时候的无菌观念。此时，患者已经带着外固定架，消毒多难以彻底进入螺母、针和环间隙。应该认真仔细消毒，有条件的可使用喷雾器消毒。

术中旧的构件不要再用，新旧分开，新植入针必须绝对无菌，其他部件也需要尽量新旧分开。感染重的，术中需要两套器械和辅料。

2. 皮针界面要友好。钢针穿入皮肤处尽量为锐性。克氏针针尖锋利可以直接顶入，但半针应该切开，切忌直接使用螺纹半针电钻拧入（这是组合外固定器中常见的操作手法），导致皮肤周围坏死，术后液化、感染、脱落。半针应当常规使用套筒保护皮肤和软组织。全针穿出的对侧皮肤，必须无张力，如有张力的当切开减压然后在新的位置重新缝合。

3. 肌针界面要友好。无论全针、半针，钢针穿过皮肤进入皮下后，经过和穿过的肌肉、肌腱越少越好。术后少则数周、多则数年的外固定佩戴，没有良好的肌针关系，患者无法坚持。四肢各个横断面解剖不同，哪里进针、哪里出针各有不同，原则是"不穿肌腱，少穿肌肉"。通过套筒，可以轻易地避开肌腱，有些部位肌肉纤维无法避开的，可以通过入针点的设计和套筒的使用，做到少穿，或穿而少伤。尤其是电钻导致的搅伤。

4. 骨针界面要友好。俄罗斯库尔干 Ilizarov 中心最近的大样本数据显示热灼伤是针道感染的主要因素，因此骨最怕热。术中钻入时应该尽量低速，使用生理盐水或酒精纱布降温。穿过对侧皮质后，应该尽量敲击完成，如此减少热灼伤。不追求快速钻入钢针，细心操作，虽然会导致整个手术时间延长，但值得。贪图一时快感，术后针道感染又手忙脚乱。由于国家对医用不锈钢材料的规定不同，国产克氏针材料实际硬度低于俄罗斯和西方国家的硬度，增加了穿硬骨的困难度，这种硬骨包括体质非常好的男性的长骨中段、胫骨嵴和部分硬

化性骨髓炎患者的骨，当使用国产全针时，应当尽量避免穿入这些部位。实在因为力学稳定性需要，非穿不可的，改用粗的全针，或用钻花开路。有时克氏针头部磨平，钻入困难，产生大量热量，增加了术后感染的可能性。

Ⅰ级和Ⅱ级感染愈后留下的瘢痕小。从Ⅲ级到Ⅳ级，针道感染愈合后会留下比较大的明显的瘢痕，外形不好看（图 6-4-80）。

（二）截骨端感染

截骨端感染是牵张成骨的"老窝被端"，其危害甚于针道感染。但是国内外几乎查不到关于截骨端感染的系统性资料。因其发生率少，但对骨搬移的危害极大，我们将之研究后也分为 4 级，便于规范，大体来说其特征类似于针道感染，处置略有不同（表 6-3）。

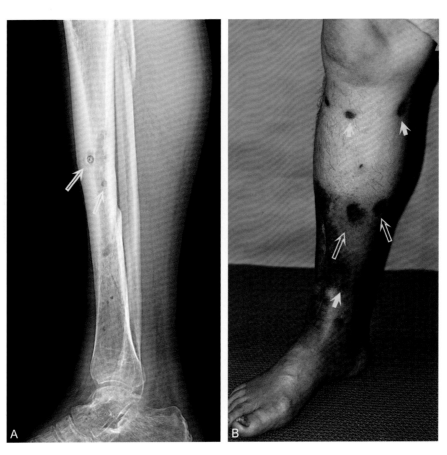

图 6-4-80   A. 患者Ⅳ级针道感染，窦道内尚有死骨但愈合（空心箭头）；B. 愈后留下的皮肤瘢痕（空心箭头）最终要大于普通针道（实心箭头）

表6-3　截骨端感染分级和处置

级别	特征1	特征2	处理
Ⅰ级	切口红肿		抗生素 + 酒精湿敷 + 停止搬移、延期搬移
Ⅱ级（图6-4-81）	切口红肿	流浆液	抗生素 + 拆线 + 反向搬移 + 二处截骨
Ⅲ级（图6-4-82）	切口红肿裂开	流脓液	抗生素 + 清创换药 + 二期反向搬移 + 二处截骨
Ⅳ级（图6-4-78A）	切口红肿裂开	骨外露	按新部位骨感染性缺损原则处置

　　由于截骨端感染危害严重，应该尽量预防避免，可以参考前述的针道感染的预防措施。在行截骨时，若手术器械已经接触过污染的创面，应更换，并且更换医生的手套。截骨时，注意微创操作，切口应该纵向，而非横向。横向切口在纵向骨搬移的过程中容易裂开，导致感染（图6-4-83）。

　　如果确实有危险时，应该分两步走。两步走有三种做法：

　　（1）一期清创 + 切骨，保留原外固定架，二期上搬移架截骨搬移。原外固定多是

Hoffman Ⅱ型组合外固定，拆除简化构件后彻底清创，等炎症反应不剧烈或轻微时再二期截骨搬移。该步骤最常用，最容易为患者所接受，也容易理解。

　　（2）一期清创 + 切骨 + 上搬移架，二期截骨搬移（图6-4-84）。和前一种做法相比，该做法的好处是患者佩戴环形外固定架后可以立即下地部分负重，并且矫正足踝的畸形。适合于已经长期卧床、有深静脉血栓形成风险或足踝已有畸形并且创面感染较为严重的患者。

　　（3）一期清创 + 短缩，先愈合，二期上搬

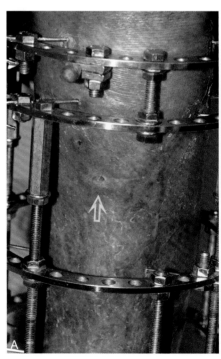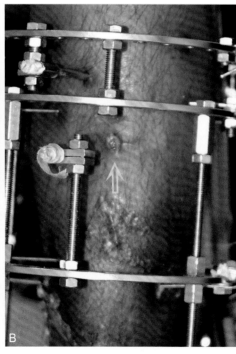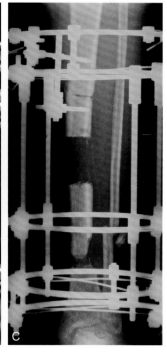

图6-4-81　A. 截骨端感染Ⅱ级初始表现为红肿和流出清水样浆液（箭头），此时感染轻；B. 按表6-3中相应处理可以转变为愈合（箭头）；C. 再等待1～2周，确认感染消失后可以换一个部位截骨继续原计划中的搬移

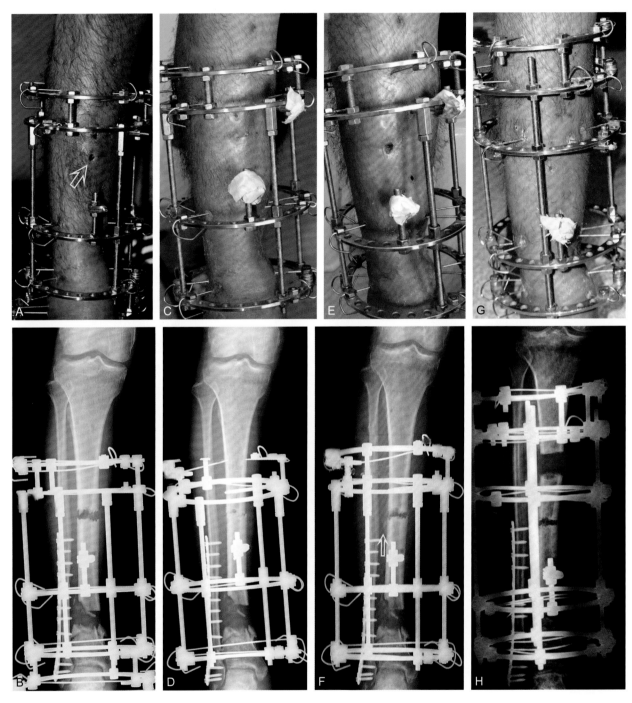

图6-4-82　A.患者搬移2周后截骨端感染（箭头），流出脓液，为Ⅲ级，其上方窦道为针道感染；B.显示骨搬移情况；C、D. 按表 6-3 中处置，并反向搬移将骨段逐步压缩回原来位置，窦道愈合；E. 再次尝试原位搬移，此时未做二处截骨，结果再次出现截骨端不愈合；F. X线片表现为骨膜增生反应；G. 病灶搬移失败，将骨段反搬回原位，休养2周后，在胫骨近端，原截骨端近侧行二处截骨搬移，截骨端感染未再次复发；H.成骨良好

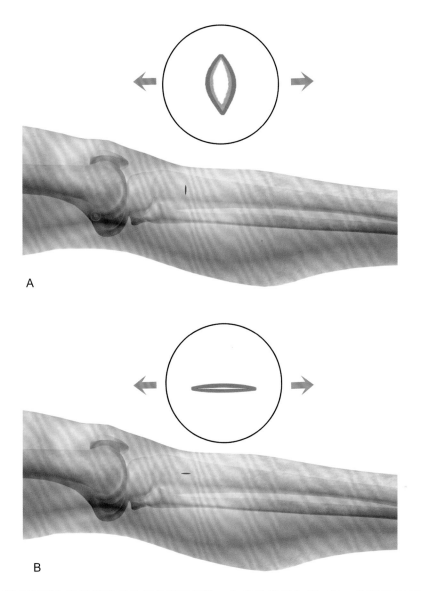

图 6-4-83 胫骨近端干骺端为胫骨搬移最常用的截骨部位。A. 行皮肤横向切口时，有利于骨刀插入横行截骨，但术后骨牵张开始，其切口裂开感染的可能性大为增加；B. 纵向切口，则轴向牵张对切口的影响很小，切口能随着肢体延长或骨纵向搬移而延长，更加安全

移架延长（图 6-4-85）。这是一种特殊的方法，不常用，但髓内针感染或其他很难愈合的感染时，为了保险起见，可以使用这种方法先短缩后延长，看一步走一步。

十四、并存疾病患者的骨搬移

我们原本担心，当患者合并有糖尿病、结核等全身性疾病时，骨纵向搬移容易失败。但大宗病例经验表明，这种情况并没有发生。

糖尿病患者血糖控制不好，极易发生针孔感染和皮肤坏死，所以操作尽可能用细针，微创缓慢，严密观察，早发现及早处理各种并发症。全身情况一定要控制好，尤其是低蛋白血症。如此严密监控之下，其骨纵向搬移的整体效果和正常人无异（图 6-4-86）。

骨结核患者需要术前制订正规的抗结核方案，一般四联：利福平、异烟肼、乙胺丁醇、吡嗪酰胺，治疗 2 周左右，红细胞沉降率降到

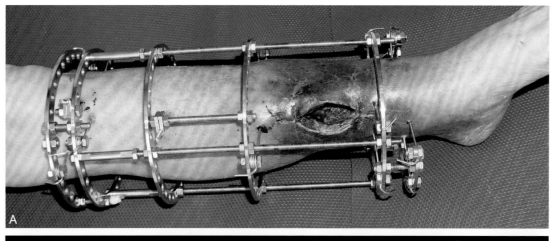

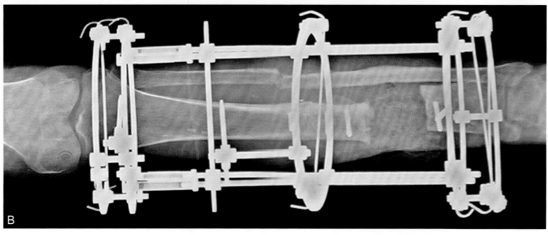

图 6-4-84　A. 患者创面感染严重，渗出很多，此时一期按照骨纵向搬移构型安装环形外固定系统，创面敞开换药，不截骨；B. 等待创面渗出减少后再在胫骨近端行截骨术，大大减少了截骨端感染的风险

30 mm/h 可行骨科手术，术后左氧氟沙星强化 3 个月（即短暂的五联），继续四联治疗，全疗程 12～18 个月，比肺结核略长。这样的抗结核治疗类似于骨肉瘤的新化疗方案，是围绕全手术期的，而不是单纯手术后才开始化疗，从而减少了骨结核扩散的风险。我们的经验表明，骨结核患者在正规抗结核的骨纵向搬移过程中，其成骨无异常（图 6-4-87）。

　　和糖尿病、结核不同，恶性肿瘤患者瘤段切除后，一是由于肿瘤本身的破坏机制，二是局部和全身应用了正规的抗肿瘤治疗，这类治疗对正常组织的杀伤力很大，因此牵张成骨要慢，比如骨肉瘤（图 6-4-88）。

　　老年、骨质疏松、恶病质的患者也是一种病理状态，虽然成骨慢，但最终也能成功。牵张成骨原则的六字真经（缓慢、持续、稳定）是经得起考验的。我们加上"活体"，合成八字真经。这说明一个真理：只要是活体组织，哪怕活力微弱，依然有生的可能。会慢点，会难点，但一定会再生。此时，医生需要的是信心、耐心、技术的变通，包括外固定时间的延长、速度的调慢等。

　　因此，只要是活骨，即便伤痕累累、苟延残喘，依然拥有生的嫩芽。

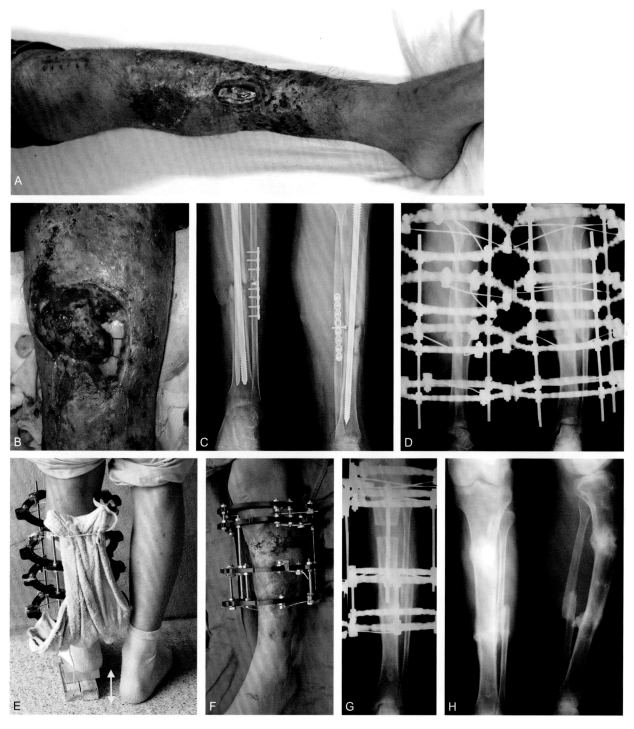

图 6-4-85 A. 患者胫骨外露，骨外露面积不多；B. 转皮瓣失败，治疗过程中渗出很多；C. 髓内针感染，此种感染容易沿着髓内针发展为全髓腔感染，因此比钢板感染和外露更可怕；D. 去除髓内针后，先行外固定短缩融合，消除创面愈合骨折；E. 遗留左小腿短缩 4 cm（箭头）；F. 1 年后再行胫骨近端延长术，此时可见小腿无感染征象，截骨端感染风险低；G、H. 延长 5 个月后拆除外固定架，骨愈合良好，但延长端轻度前弓

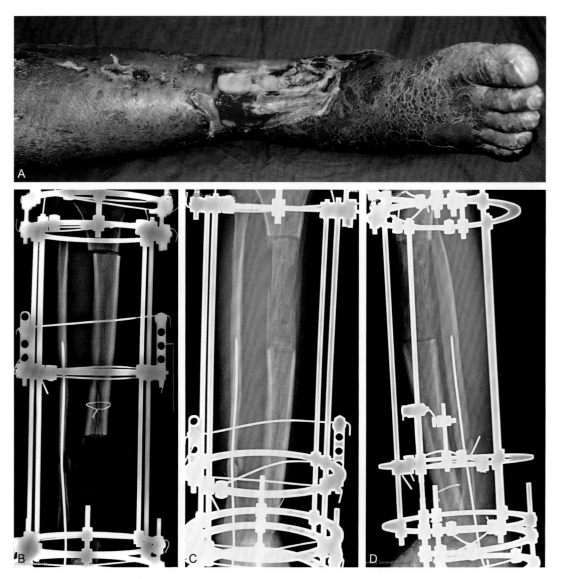

图 6-4-86　A. 患者胫腓骨下段感染性骨不连骨外露，骨缺损 11 cm，同时有糖尿病；B. 常规清创后截骨纵向搬移，全程严格控制血糖，调整内分泌情况；C、D. 正常速度搬移的过程中发现长段缺损骨良好，没有糖尿病干扰导致成骨障碍的现象发生

十五、深静脉血栓

　　下肢深静脉血栓（DVT）本来是下肢大手术如髋膝关节置换等术后常见的并发症，似乎和外固定无关。然而，我们的经验表明，Ilizarov 环形外固定术后依然有发生 DVT 的可能，尤其是双下肢同时手术，其中一侧甚至两侧有外固定者。由于单侧下肢纵向搬移的患者，术后医生会鼓励患者立即下地活动，部分负重行走，因此发生 DVT 的可能性并不大。但多发肢体骨折、双下肢骨折、卧床不起、肥胖或伴有某些内科系统疾病的患者，其在搬移后发生 DVT 的可能性大大增加，有时甚至是致命的（图 6-4-89）。

　　我们的经验，下肢骨纵向搬移，也应该参照下肢大手术的一些标准：

* 中国骨科大手术 VTE 预防指南（中华骨科杂志 2016）
* ACCP 抗栓及溶栓治疗循证医学临床实践指

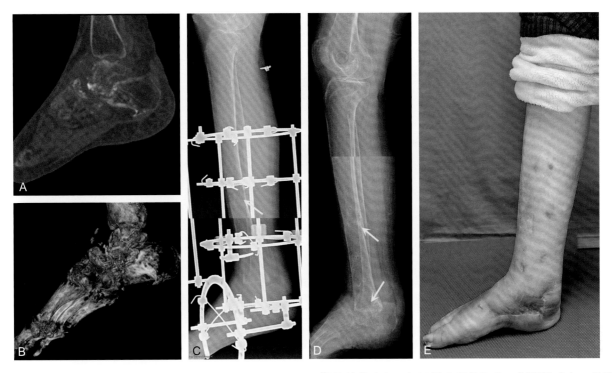

图 6-4-87 A. B. 患者踝关节结核，距骨破坏；C. 正规围术期抗结核治疗，行胫骨中段骨搬移，拟胫跟融合，截骨端成骨良好，由于生长过快而二次截骨继续搬移（箭头）；D. 搬移结束，见牵张成骨良好，胫跟融合良好，其骨愈合没有因为结核或抗结核药物的使用而受到影响；E. 踝外观良好，原有的皮肤窦道消失

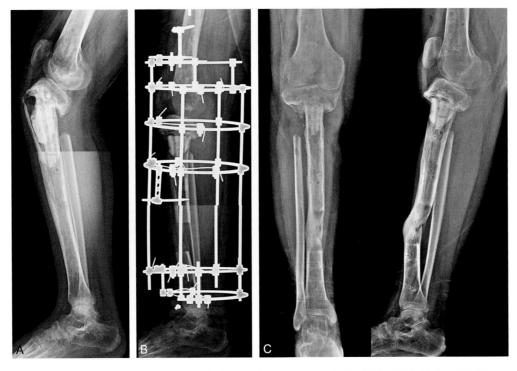

图 6-4-88 A. 患者胫骨近端骨肉瘤切除术后正规化疗 2 年，已经行同侧和对侧腓骨移植术，骨不连，患者已经放弃治疗而拟行截肢手术；B. 经耐心劝说后，我们切除胫骨近端骨不连的移植腓骨，术中发现局部恶臭，为原化疗药物局部应用残留所致，估计其对正常组织杀伤力很大，可能为骨不愈合的重要原因。切除后胫骨远端截骨逆向纵行搬移；C. 搬移 18 个月后骨缺损完成，远段成骨良好，拆除外固定架。该患者缺损 8cm，但佩戴外固定架 18 个月，成骨比正常人要慢得多，但最终成功

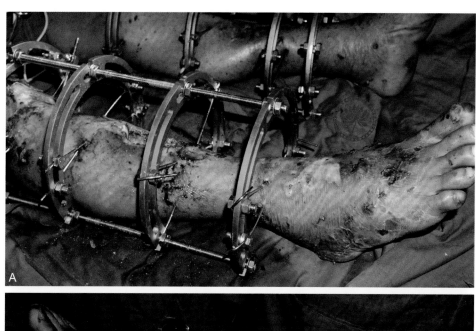

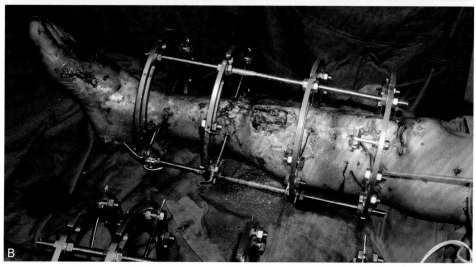

图 6-4-89　A、B. 患者男性，52 岁，平素身体健康，车祸后双小腿环形外固定 15 日。第二次清创术后 2 日，尚未开始骨搬移手术，当晚七点突发胸闷、气急，抢救无效死亡。手术前后未曾行下肢深静脉造影或多普勒检查，抢救后肺部平片显示为肺动脉栓塞

南（2016 第 10 版）

- AAOS 人工全髋关节或膝关节置换术患者预防性肺动脉栓塞症预防指南（2009）
- 创伤骨科患者深静脉血栓形成筛查与治疗专家共识（中华创伤骨科杂志 2013）

　　比较简单易行的做法是：常规术前做 D- 二聚体和多普勒检查，如发现有 DVT，应该继续做下肢血管造影或 CT 动脉造影（CTA），并请血管外科会诊。术前发现后可以提高警惕，按照正规流程治疗。术后应该继续监测 D- 二聚体、超声检查一次，明确没有血栓才能出院。出院后可以视手术大小和患者是否有肥胖等高危因素，而常规行利伐沙班 35 日口服（2012 ACCP-9 指南）。如果术后漫长的纵向搬移过程中，出现了不明原因的肿胀，应该再做多普勒检查（图 6-4-90）。发现血栓，继续按血栓处理。这样的警惕性保持后，最大程度减少了患者 DVT 导致肺动脉栓塞的可能，也规避了医疗风险。

　　双小腿长段骨缺损需要搬移时，应该尽量

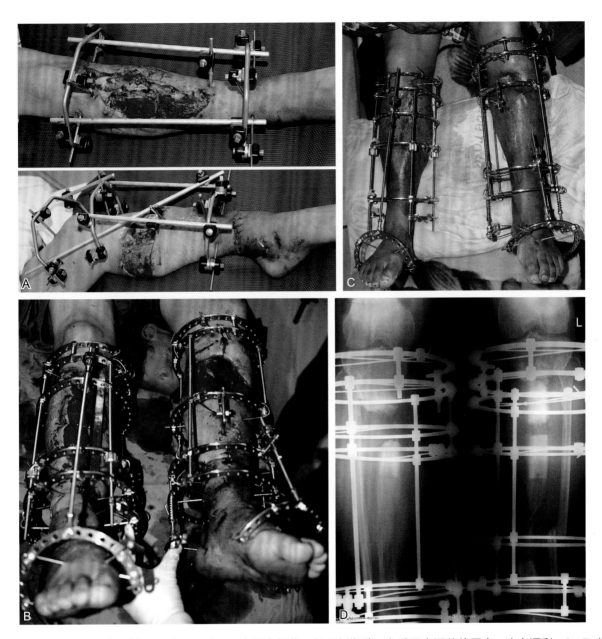

图 6-4-90　**A、B.** 患者男性，54 岁，肥胖，双小腿车祸伤，行双侧搬移，术后两次调整外固定，治疗顺利；**C、D.** 搬移到 8 个月时，在家中突然"肺部感染"，数日后在当地医院又诊断为"肾衰竭"，后并发多脏器衰竭和 DIC 死亡，死亡时双小腿针道无感染，肿胀不明显。因此真正导致"肺部感染"的原因不明。患者未曾尸检，但中间未曾做多普勒检查双下肢血栓情况，考虑到患者常年坐轮椅、肥胖等高危因素，我们依然怀疑和 DVT 有关，有可能是 DVT 导致的肺动脉栓塞。在漫长的纵向搬移过程中，医生一定要提高警惕，对双下肢不能下地负重行走的患者，略有肿胀即应定期行超声检查。这个病例给我们的思考是：双小腿同时长段搬移，适应证是否合适？是否应该想办法缩短疗程？

缩短疗程，方法有：①一侧截肢，早佩戴假肢下地负重，另一侧搬移；②双小腿同时搬移，但尽早恢复站立活动，积极康复，积极监测 DVT，全程住院治疗；③双小腿长度可以同时短缩，结合搬移，缩短搬移的距离。

临床常见多普勒报告单提示有胫后静脉血栓，我们的经验是这样的血栓对机体影响不大，并不可怕，常规抗凝治疗即可，对手术也影响不大。但股静脉血栓、髂内静脉血栓，甚至血栓漂浮、脱落，则为高危，应认真和血管外科沟通，放置滤网并监测。

　　肺动脉栓塞是最可怕的并发症。简单来说，其表现为突发的呼吸困难、胸痛、咯血、休克和濒死的惊恐，但并无特异性，床边的抢救包括立即静脉推注尿激酶 50 万 ~ 100 万单位，吸氧、心肺复苏、插管，而血管外科会诊、拍摄胸片和进 ICU 则是抢救过来之后的程序了。总体来说，肺动脉栓塞床边救治成功率不高。因此 DVT 和肺动脉栓塞预防的重要性远远大于治疗。

　　有症状或体征的 DVT 只占 DVT 患者的 28%，而 72% 的患者无症状。因此唯一能提高术后 DVT 诊断率的是医生的警惕性。有症状的这 28% 的 DVT 中，又有半数伴有无症状的肺动脉栓塞，这更可怕。医生的警惕性有时是发现 DVT 和肺动脉栓塞的唯一依靠。

骨折固定才是 Ilizarov 发明其外固定器械的灵感来源（图 7-0-1）。但在技术漫长的发展过程中，由于其杰出的牵张成骨特征，主要适应证变成了骨搬移、矫形、延长，再加上这些年 AO 内固定及其理论的推广，Ilizarov 技术治疗骨折这个适应证反而被淡化了。但实际上，Ilizarov 环固定骨折，其优越性怎么强调也不为过。Ilizarov 外固定（Ilizarov External Fixation, IEF）可以对骨折施加各种载荷，如张力、压力、弯力、剪力、旋转力或复合力，而且可以在肢体的任何一个部位实施。如此强大的功能，其光辉被其神奇的牵张成骨所遮盖。因此，一切还要从最早的源头说起。

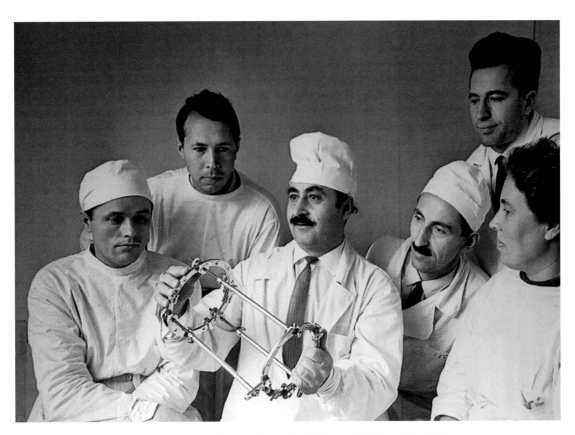

图 7-0-1　Ilizarov 最初发明环形外固定架时以骨折固定为首要目标

第一节　源　　起

详细整理 Ilizarov 的生平，总结其早年年谱如下：

1921 年　生于白俄罗斯。

1939—1944 年　克里木医学院（克里米亚）。

1944 年（23 岁）　波拉文斯克地区医生和库尔干地区 Dolgovka 村全科医生。

1947 年　科苏林斯克地区保健主任。

1950 年　库尔干州立卫国战争伤残人员医院医生。

1951 年　库尔干州医院创伤矫形外科医生。

1951 年　发明环式骨穿针接骨固定架。

1952 年　申报外固定专利。

1954 年　专利批复获得证书。

1955 年　库尔干创伤矫形外科主任。

1958 年　莫斯科 Botkin 总医院展示外固定架。

1958—1965 年　牵张成骨现象发现和理论形成。

1980 年　治愈 Valery Brumel。

1980 年　治愈 Carlo Mauri。

1981 年　AO 赞助其到意大利展示手术，Cattaneo, Villa 参加。

1982 年　意大利 ASAMI 成立。

可以看出，1951 年（发明）到 1958 年（牵张成骨）有 7 年时间，Ilizarov 主要用这个外固定架通过加压和稳定骨折，治疗骨折和骨不连。发现牵张成骨的详细时间很难考证，但主要就是在 1960 年前后。Ilizarov 外固定的源起就是治疗骨折。

1958 年，他带着外固定架来到莫斯科 Botkin 总医院演示，当时他的外固定架依然和布朗架结合在一起，需要同时借助布朗架的牵引来展示环形外固定的作用。他是在 1958 年回去之后才发现了牵张成骨现象（见第一章），牵张成骨现象打开了更大的一片天空。1965 年之后，当莫斯科的骨科权威们再派 Golyakhovsky 医生去库尔干调查时，发现 Ilizarov 已经去掉了布朗架，让环形外固定独自发挥作用。这个改进很了不起，意味着简单而完美的 Ilizarov 器械，丢掉了包袱，轻装独立地飞向自由的天空！

第二节　IEF 治疗骨折的优势

骨折内固定治疗始于 19 世纪末、20 世纪初，当时瑞士工人劳动保障委员会提出了一个尖锐的问题：为什么多数骨折愈合只需要 6～12 周，而患者恢复工作能力却需要 6～12 个月？

比利时的 Danis 是当时的欧洲骨科大咖，他提出了较为系统的内固定思想及骨折一期愈合理论。他亲自写信给瑞士的 Maurice E. Müller，提出了一个初步的概念：如果使用能够绝对稳定固定骨折的加压装置，骨干骨折的非骨痂性愈合将成为可能。在骨折愈合的过程中，邻近关节和肌肉可以进行安全、疼痛较轻的功能锻炼。

这个中心思想几乎就是后来的 AO 内固定原则的核心部分。受其启发，Müller 从 1950 年开始致力于研究开发新型的内固定器材。1957 年，他成立了一个骨折内固定研究小组。1958 年 3 月，他召集 15 名瑞士医生，成立了内固定研究会（Association for the Study of Internal Fixation），简称 ASIF 或 AO（AO 学会）。对比时间表，我们发现，Ilizarov 是在 1950 年发明的环形外固定，而 1958 年，他已经在莫斯科展示这套系统了。

Müller 和 Ilizarov 同时在地球的两个地方研究骨折的固定，两套系统之间的异同点值得研究，缘分也很深。因为 Ilizarov 第一次去意大利授课（这次授课的历史意义在于将 Ilizarov 技术传到了欧洲和美国，得到全世界的认可），就是 AO 组织赞助的。因此我们依然有必要简单回顾 AO 的源起和发展。

AO 学派自诞生之日起显示了极高的团队运作效率。一是设计和生产医疗器材；二是临床研究、实验研究、继续教育齐头并进；三是建立"SYNTHES"商业公司（1960 年），负责制造和销售器械。1984 年，成立了 AO/ASIF 基金会，每年捐赠数百万瑞士法郎来资助 AO 的运作与研究。目前，AO 组织下辖多个委员会和秘书处，形成了完善的组织体系，在全球骨科创伤研究领域有很大的影响力。

AO 早期学说强调尽早复位，使骨折恢复解剖学上的连续性和力学上的完整性。手术要求尽可能达到解剖复位和坚强的内固定，成为最早的 AO 骨折治疗原则。

AO 原则（1958 年）：

1．解剖复位

2．稳定的内固定

3．保留血运

4．早期主动无痛行走

同期，Ilizarov 提出的骨折固定原则（IEF 原则，1951 年）：

1．微创

2．稳定固定骨折块

3．保留骨髓

4．早期恢复肢体功能

两个原则都是四条，而 Ilizarov 提出的更早。两个骨折固定原则第二、第四条雷同，第

一条则完全不同，第三条内涵不同。但 AO 原则产生于团队合作，有大量动物、生物力学和临床实验基础，而 IEF 的四条原则几乎是 Ilizarov 凭借一己之力，在前苏联的偏僻医院完成的。但几十年后，AO 原则修正了第一条，回归到 IEF 原则的第一条。

第一版骨折治疗原则提出后几十年，AO 逐渐意识到强调解剖复位和坚强内固定的诸多弊端，如：钢板下骨的应力遮挡造成骨质疏松，增加了钢板取出后再骨折的可能性；微创观念的日益深入人心，一味追求解剖复位、扩大切口促进可视化对周围软组织、骨膜和骨质的血供造成的创伤影响了骨组织自身的愈合能力等。

于是，AO 走向 BO（Biological Osteosynthesis，BO），其原则（2000 年）为：

1．间接复位重建解剖关系

2．相对稳定的固定

3．细心确保骨和软组织的血运

4．骨折部位早期安全的活动

对比第一版 AO 原则，BO 第一条从"解剖复位"改成"间接复位"，如远离骨折部位进行复位，不强求解剖复位；第二条从"稳定固定"（实则是"坚强固定"）改为"相对稳定的固定"，如使用低弹性模量材料；第三条从"保留血运"改为强调"细心确保血运"，如减少内固定物与骨的接触面积、部分骨折类型通过外骨痂完成骨折愈合等。BO 是生物学接骨，这三条改动看似轻微，但实则明显，处处在强调 IEF 原则的第一条："微创"。

在《骨折治疗的 AO 原则（第 2 版）》（2010 年）中，BO 又继续发展修正成以下四条：

1．复位并固定骨折以恢复其正常解剖结构

2．根据骨折的"个性"、患者和创伤的不同程度，对骨折进行绝对稳定或相对稳定的固定

3．通过轻柔的复位技术和细致的处理来保护软组织和骨的血液供应

4．让患者及患肢进行早期和安全的活动及康复训练

这四条，主要是 BO（2000 年）原则的进一步细化和修正。更加符合临床实际的结果，如再次强调关节内骨折和骨干简单骨折的绝对稳定固定，而对复杂骨干骨折则使用相对稳定固定等。

虽然 BO 原则的内涵和 IEF 原则的内涵走得更近了，但 BO 原则中还缺了 IEF 的第三条"保留骨髓"。Ilizarov 生前多次说过，"骨髓是妈妈"。至于这条是否重要，我们将在以后漫长的岁月中继续验证。

BO 同样无法解释 AO 理论所面对的理论困惑，如应力遮挡效应、骨延长愈合机制等。尽管如此，BO 却使骨折愈合研究回到重视骨痂作用的正确轨道上来。BO 观念的出现是历史在更高层次上的回归。

于是，我们再从 BO 进入 CO。

如果说保护血运和微创是 BO 回归的核心内容，那么同样是在 20 世纪 60 年代，我国尚天裕在中医正骨的基础上提出了中国接骨学（Chinese Osteosyntesis, CO）的十六字方针：

1. 筋骨并重
2. 动静结合
3. 内外兼治
4. 医患合作

CO 原则的第一条，AO 和 BO 都有，但后面三条没有充分体现。中国接骨原则的提出一开始就站在三千年临床 + 哲学的高度，相比而言，AO、BO 的各个原则充其量也只是人体局部的视角，非整体、更非哲学视角。骨科越发展，越证明我们祖宗的哲学思想是对的。CO 原则站在这一代人都无法破解的医学哲学高度。CO 四条原则，AO 和 BO 只沾边了一条，却被 IEF 无限得接近。下面我们以实例来说明上述 AO、BO、CO、IEF 骨折固定的内涵。

IEF 中，橄榄针堪比拉力螺钉（图 7-2-1），但性能更优。全环堪比中和钢板，但抗旋转应力更强（图 7-2-2）。

整个治疗过程中，患者术后第 2 日即可下

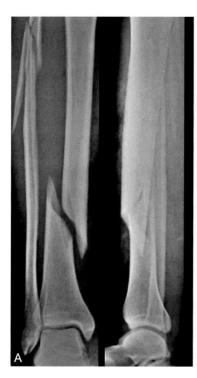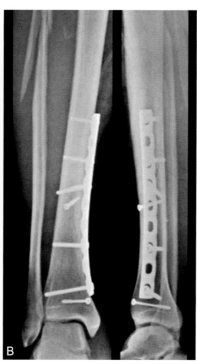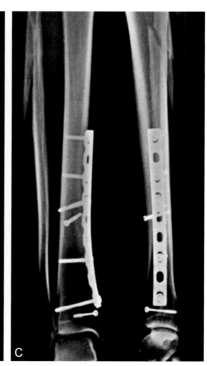

图 7-2-1　A. 胫骨下段螺旋骨折合并腓骨近端骨折；B. 复位后用拉力螺钉固定骨折块，然后用钢板中和应力，骨折固定非常稳定；C. 无骨痂愈合。该病例是 AO 技术应用的典型病例，其中发挥最主要骨折固定作用的是拉力螺钉

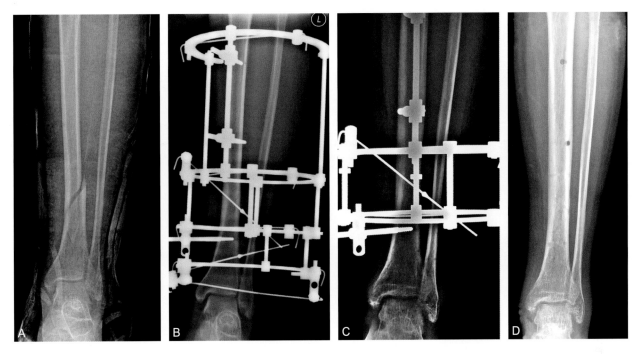

图 7-2-2 A.胫骨中下段螺旋骨折；B. IEF 的橄榄针在牵张后充分发挥了固定螺旋骨折面的作用，环形架可短可长，发挥了更好的中和钢板的作用，也是无骨痂愈合；C.骨折愈合后在门诊部分拆除外固定，释放部分固定强度，减少完全拆除外固定后再骨折的可能性；D.最终骨折愈合良好

地负重和在门诊逐步拆除固定这个特性，则是任何 AO 的内固定（包括髓内钉）都不具备的（图 7-2-3）。

橄榄针需要遵循拇指原则，即靠近骨折端的放在骨折凸侧，远离骨折端的放在骨折凹侧。类似于中医的对折复位（图 7-2-4）。

AO 发明了一系列新概念和原则，其革新的器械包括螺钉、钢板、髓内钉和外固定等。其中螺钉是最基本的改进，主要是皮质骨螺钉的拉力化和拉力螺钉的规范使用，对螺旋骨折和蝶形骨块有着很好的效果。但 AO 螺钉具有的这些特点，IEF 的橄榄针都具有。

橄榄针可以对向加压固定斜形骨折（图 7-2-5）、螺旋形骨折（图 7-2-6），也可以固定蝶形骨片（图 7-2-7）。

至于对骨折块的加压作用，加压钢板只能在术中应用，而 IEF 则既可以术中、也可以术后调整。后者力量大而稳定（图 7-2-8）。

因此，IEF 比 BO 和其他理论都更接近于

CO。

Ilizarov 外固定环的实施需要一定的牵开力。这种牵开有助于复位和矫形，松弛肌肉，纠正短缩畸形，而且可以稳定肢体。IEF 复位需要依次纠正短缩、成角、旋转畸形，对位好后还需要坚强固定，适当给予压缩力（图 7-2-9），这和中医正骨的秩序、原理几乎一样。

起复位作用的克氏针可以先在环上偏心固定，牵张骨块复位后才变直。对闭合牵张骨折复位法，我们没有足够的经验。读者可以尝试，需要在手术室耐心地复位和 C 臂透视确认。如果积累了丰富的经验，流畅完成，则该复位法几乎等同于中医的正骨理论。原则上可以不切开骨折端，而直接安装 IEF 来完成骨折的复位和固定。

综上所述，IEF 如此优秀的骨折治疗复位和固定性能，可惜却鲜有经典骨科图书提及。可以说，Ilizarov 外固定架是为骨折而生。由于牵张成骨的惊人效应，目前主要用于搬移和矫

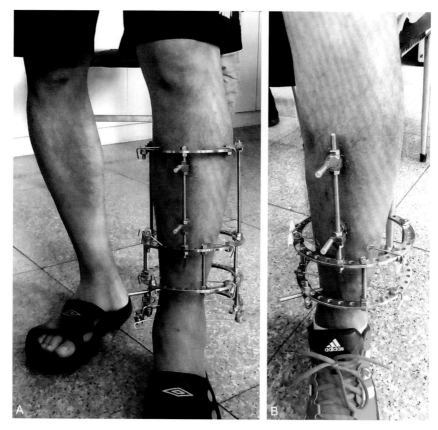

图 7-2-3 A. 图 7-2-2 同一患者的体位像，术后可以立即下地负重；B. 改变构型也不影响工作。在门诊拆除外固定，避免了内固定的再次手术取出。患者是个体老板，比较忙碌，术后立即下地对其不间断工作很重要，而避免了二次取出手术也令患者十分满意。对携带外固定数月带来的不便患者并不介意

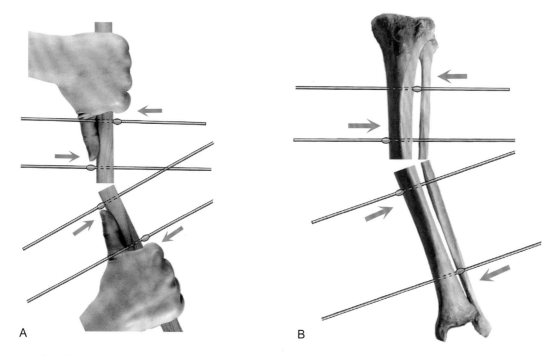

图 7-2-4 A. 橄榄针复位骨折，箭头为穿针方向，与复位方向相同。骨干骨折成角移位时医生手法复位位置：一挤一拉；B. 胫骨干骨折成角移位的复位方向，其施力方向和位置同 A

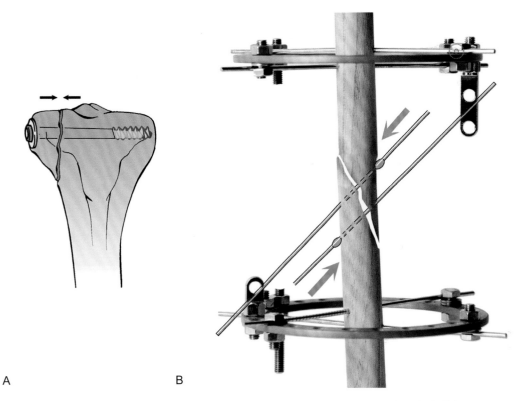

A   B

图 7-2-5　**A**. 胫骨平台近侧纵向、斜形骨折线，传统松质骨螺钉 + 垫片可以当做拉力螺钉复位加压；**B**. IEF 中复位后的斜形骨折加橄榄针固定。箭头显示复位和加压力的方向

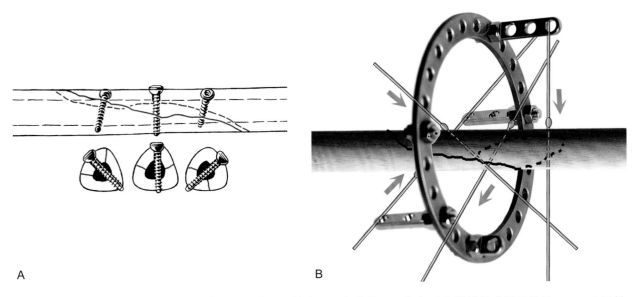

A   B

图 7-2-6　**A**. AO 原则中螺旋形骨折的螺钉固定，尽管在不同部位拧入，但都垂直骨折线或骨干纵轴；**B**. IEF 四针固定螺旋形骨折。橄榄针垂直骨折线，原理同 AO 的加压螺钉，橄榄针可对向双根加压，加压效果更胜于 AO 的螺钉加压技术，侵袭更小，穿针更容易，穿针应该多平面、多角度

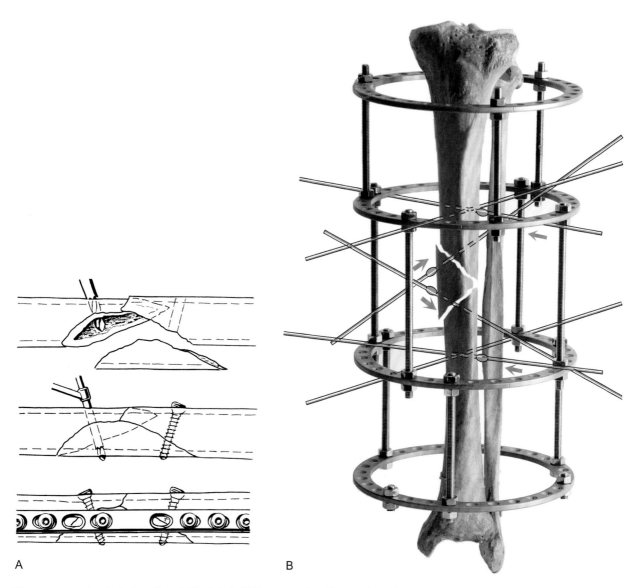

A   B

图 7-2-7 A. AO 方法中，使用套筒近端皮质扩开，远端不扩，用常规钻头，则皮质骨螺钉变成拉力螺钉，将蝶形骨块固定好，通过长钢板进行各种力量的中和；B. IEF 胫骨蝶形骨折构型，箭头显示为橄榄针牵拉方向

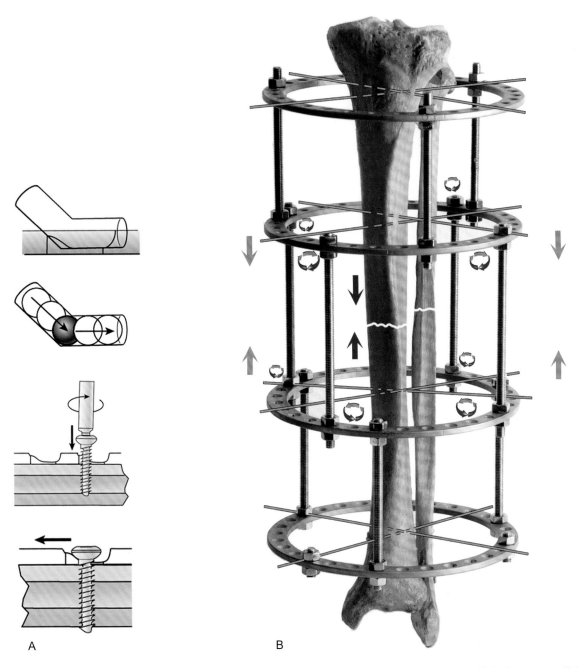

A　　　　　　　　　　　　　　B

图 7-2-8　A. 术中加压钢板对骨折端的加压作用借助螺钉的轨道式拧入而完成，最多可滑行数毫米；B. IEF 的加压作用既可在术中、也可通过体外进行。近骨折端的两个环连接的 4 根螺纹杆，其上的螺母调整（红色弧形箭头），可以行环 – 环加压（蓝箭头），少则几毫米，多则几厘米，最终通过克氏针加压于骨折处（红色直箭头）。由于全针细而紧，故加压的力量刚柔相济、稳定而不失弹性，术后可以根据具体情况，再次或持续调整，操作简便

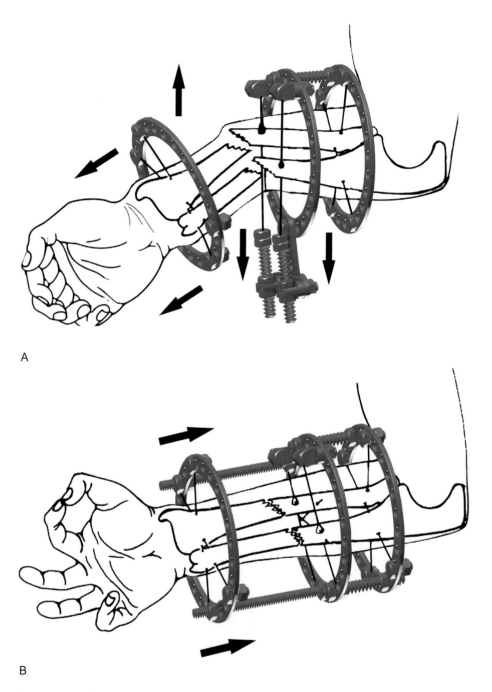

A

B

图 7-2-9　A. 前臂骨折复位技术，箭头显示复位力量方向。三环构型，近侧骨段用临时拉力装置固定；B. 复位完毕，骨段间予以加压

形。多年来，其在创伤领域的作用被严重低估了。AO 有的原则和技术，IEF 都有；AO 没有的，IEF 也有。在笔者所在中心，骨折中应用 IEF 接近 50%；在俄罗斯的库尔干 Ilizarov 中心，这个比例则是 100%，其中包含了骨盆、肩胛带

的骨折，也包含了关节面的骨折，因此，IEF 的潜力还依然尚未充分发挥出来。IEF，知道者少，精通者更少。

国内组合外固定架中 Hoffman II 型应用最广泛，由于专利到期，这个第二代的 Hoffman

外固定架在武汉最先仿出，后全国各地都纷纷生产和使用。该外固定系统的特点是操作简便，为初学者欢迎，其自攻自钻的半针和弹簧夹大大简化了骨折的固定，适合简单骨折、快速操作。但该系统也有缺点：以偏心固定为主，生物力学性能不如全针的中心固定均匀；半针粗大，对骨折的破坏多；太刚，不如弹性模量更低的细克氏针；自攻自钻虽然快捷，但针术后容易松动。其他厂家的外固定也大同小异，有上述缺点，如 Bastiani 外固定架和各种改进的组合系统等（图 7-2-10）。

IEF 环的精髓：**中心固定；刚柔相济**（图 7-2-11）。

IEF 针的精髓：**可全可半；可固定可加压。**

IEF 环和针的这两个精髓及其所带来的妙用，令绝大多数其他骨科产品的设计黯然失色。

在 BO 理念的基础上，1990 年德国汉诺威创伤中心的 Krettek、Wenda 等开始推广股骨肌肉下放置钢板的技术，提出了 MIPPO（Minimal Invasive Percutaneous Plating Osteosynthesis）钢板技术。MIPPO 钢板技术的主要载体就是各种 LISS 钢板，其实质就是"内固定架"。对比临床上各种 MIPPO 技术的经典案例后，我们会发现 IEF 的切口比 MIPPO 更小，创伤更少，是比 MIPPO 更微创的"MIPPO"。

BO 技术这些年也在不断发展，目前公认的 BO 的操作细节包括：

☆ 有限切开周围软组织进行必要的暴露；

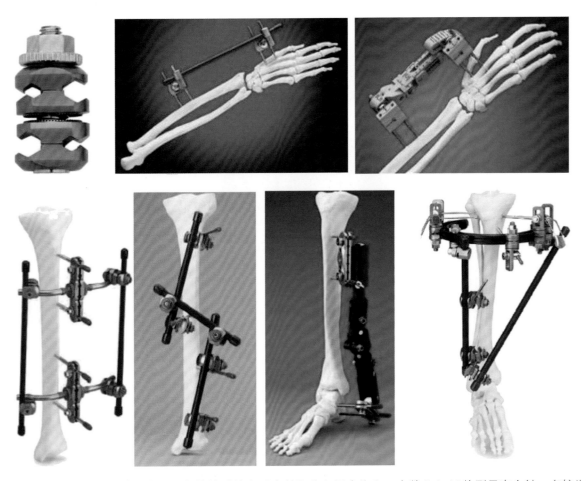

图 7-2-10　Hoffman Ⅱ型外固定系统和其他系统多以半针和偏心固定为主，少数 Hybrid 构型虽有全针，多较为粗大，为追求简约而丧失稳定性

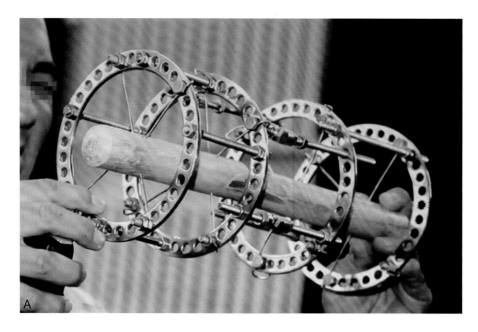

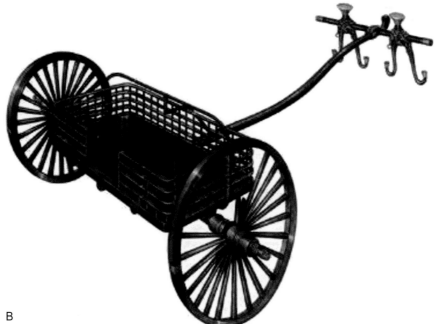

图 7-2-11　A. 借助于全环和牵张后的细针，IEF 系统达到了最佳的圆形固定力学和刚柔相济的特色；B. 如同西周时期的战车一样，之所以被行内认定为当时性能最好的战车，正是因为其杰出而稳定的轮辐设计

☆ 使用直接（针对关节面解剖复位）和间接骨折复位技术；

☆ 使用较长的桥接接骨板跨越粉碎区；

☆ 保留骨折粉碎区的血肿；

☆ 最大程度降低内植物与骨的接触面积；

☆ 使用锁定的内固定器；

☆ 使用更少的螺钉；

逐一对比发现，IEF 于上述每一条都可以做得比 BO 更好：

☆ IEF 的切口更小，穿针都是闭合，连辅助切口都不需要；

☆ 可以直接或间接进行骨折复位，甚至可以术后继续复位；

☆ 固定长度可以比任何桥接钢板更长，能跨越多个粉碎区和保留血肿利于骨膜血供和成骨；

☆ 1.8 mm 为主的细针其与骨的接触面积小于螺钉或钢板与骨的接触面积；

☆ IEF 可以锁定，可以松开和加压，术中术后都可以应用，而钢板只能是术中应用；

☆ IEF 的针可多可少，其为中心固定，力学性能超过偏心固定的钢板和螺钉。

IEF 更有 MIPPO 没有的好处，比如刚柔相济（牵张的克氏针弹性模量比钛合金的内固定物更低），术后由于超强的稳定性，可以立即无忧负重（即便是同属中心固定的髓内钉也只能部分负重）；可以逐步体外调整构型，根据骨折愈合的坚硬度释放固定力量（早期坚强固定、中期适当固定、后期松散固定）；可以术后调整不满意的固定，甚至矫形、门诊拆除所有装置（减少了医疗费用）等。可惜的是，大多数创伤骨科医生对 IEF 并没有足够的应用经验，因而也很难理解 IEF 的诸多好处。一个从 1951 年提出，至今几十年原则不变、技术要领不变、没有大公司赞助和推广的技术，说他超过 AO、超过 BO、超过 MIPPO，几人愿意相信？

世界经典的《洛克伍德成人骨折》《坎贝尔骨科手术学》等书籍中，对 IEF 的论述甚少。提到了 Hybrid 固定技术用于 Pilon 骨折或胫骨近端骨折，其实质就是有限的内固定（螺钉）结合组合外固定甚至 Ilizarov 外固定，以结合内外固定的优点，特别是在保护软组织血供方面。但是这些章节的撰写者没有充分理解 IEF 的内涵。比如，使用了螺钉，不得不术后再次麻醉拆除（而 IEF 的拆除无须再次麻醉）；使用了偏心的外固定，就不如全针洞孔环的 IEF 稳定等。

虽然 IEF 在骨折固定的道路上推进缓慢，但鉴于其卓越的性能，我们坚信随着时间的推移，必然会有更多的医生选择 IEF 来治疗各种骨折。

第三节　广泛而独特的适应证

IEF 的适应证非常广：几乎所有的躯干和肢体闭合性和开放性骨折、关节内和关节外骨折。

乍看这个适应证，似乎过于广了一些。但作为俄罗斯最大的骨科医院，库尔干 Ilizarov 中心坚持骨折 100% 地优先使用 IEF，本身就说明了对 IEF 治疗各种骨折的自信。

骨折的 AO 分类虽然包罗一切骨折类型，但临床医生并不完全引用，对于关节内的骨折，医生倾向于使用其他分类系统。但 AO 骨折分类中长骨干骨折为大多数骨科医生接受（图 7-3-1）。

对图 7-3-1 的仔细分析和规划中，可以看出 IEF 系统固定可长可短、对粉碎区的血供损伤更小、加压力量更自由（图 7-3-2）。

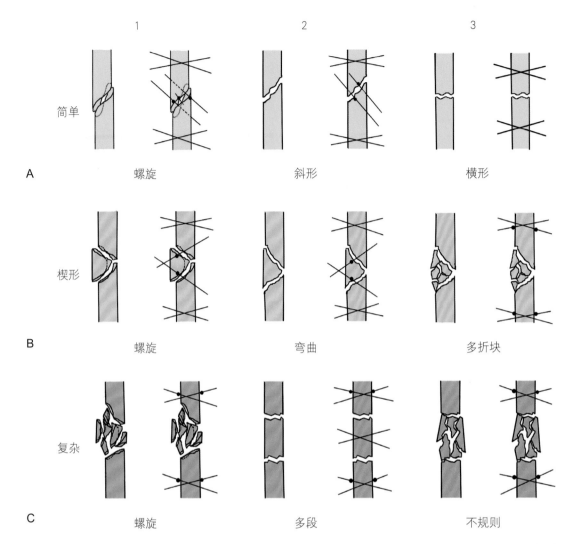

图 7-3-1　Müller AO 长骨干骨折分类法简单明了。对 A1、A2 型，可也用橄榄针穿骨折线对向加压，环杆作为中和力量固定；对 A3 型则环和杆普通加压就行；B1、B2 则需要橄榄针固定楔形骨块，环和杆作为中和力量；B3、C1、C3 型可跨过血肿和粉碎骨折区，直接通过环杆加压或不加压固定；C2 型则加环固定中间的骨折块，并且在长度上 IEF 可以自由增加环的数量和杆的长度，比任何钢板都更个性化，任何骨折段之间都可以术中、术后加压

　　当然外固定佩戴不舒适和针道感染的担忧，以及对于骨折治疗的惯性思维，使得世界上大多数骨科医生依然会优选内固定。即使是抛开中规中矩的长骨干骨折，IEF 依然是许多特殊情况下的解决方案。如：肱骨解剖颈骨折、肱骨髁间陈旧骨折、尺桡骨茎突骨折、儿童股骨干骨折、下胫腓联合新鲜或陈旧损伤、胫骨平台各种骨折、Plion 骨折、跟骨陈旧骨折、皮包骨骨折等。这些骨折如果使用传统的内固定治疗，显然困难重重，而改用 IEF，则如拨云见雾。作者抛砖引玉，举一些例子。

一、锁骨远端骨折

　　锁骨远端骨折和肩锁关节损伤在《洛克伍德成人骨折（第 8 版）》中是分开阐述的，其分类系统复杂，涉及锁骨远端的骨折就有 Neer 分型、Allman 分型、Rockwood 分型（Neer 分型中 Ⅱ 型的细化）、Craig 分型、Robinson 分型、AO/OTA 分型等。而肩锁关节损伤主要是 Tossy-Rockwood 分型。分型越多，读者越迷惑。

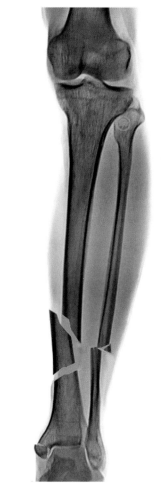
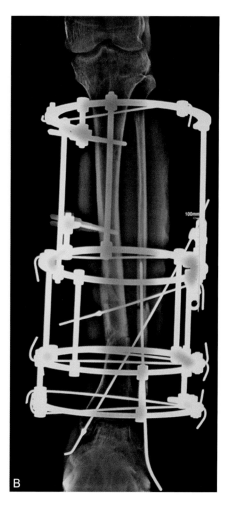

图 7-3-2　A. 胫骨干的 C2 型骨折，合并有同侧内踝和腓骨骨折。如果使用内固定，则需要长钢板跨越多段骨折区，空心螺钉或张力带固定内踝骨折，重建钢板固定腓骨；B. 使用 IEF，借助橄榄针，则一套系统即可固定多部位、多处、多样骨折，性价比占优势

治疗方法更是五花八门，众说纷纭。比如有主张保守治疗的、有用锁骨钩钢板固定的（国内用的多）、有用锁骨远端解剖钢板的、有重建韧带的、有用喙锁螺钉复位关节的、有用钢丝张力带固定的、有用 Dacron 带固定的、有用自体或异体肌腱和韧带环扎的、也有切除锁骨远端的。这些方法各有诸多不足，比如重建失效、疼痛、感染等。虽然两个部位分开论述，笔者认为这里实际上是一个部位的损伤，无论何种分型，无论何种固定，都和锁骨远端骨折的复位以及喙锁韧带、肩锁韧带等结构的重建有关。而 IEF 的方法几乎可以无视这些繁琐的骨折分类和重建，直接全部解决（图 7-3-3）。

IEF 这种用法唯一的缺点是患者穿衣不便，但一个构型，解决了锁骨远端骨折、肩锁关节损伤、甚至肩峰骨折的所有分型的固定问题，值得大家尝试。

二、肱骨外科颈骨折（成人）

虽然已经有 AO 分型，但肱骨解剖颈骨折仍然广泛使用 Neer 分型：骨折块移位超过 10 mm 或成角超过 45° 即为移位，达不到这个标准的骨折算作一部分。因此 Neer 骨折分型有未移位、两部分、三部分、四部分骨折之说。

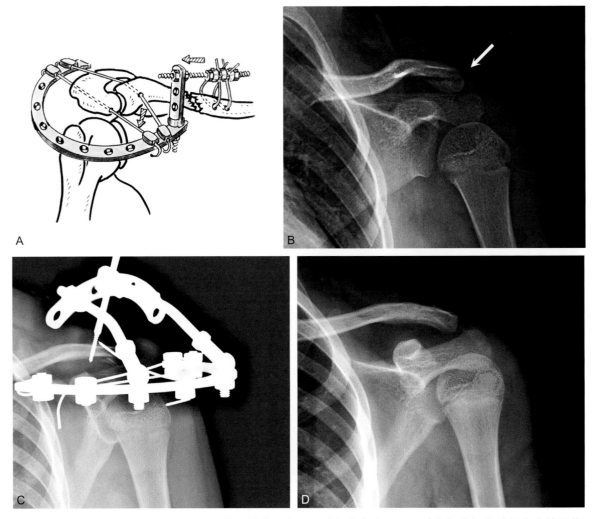

图 7-3-3   A. 这种简单的构型虽然是针对肩锁关节的，但只要略加变化就可以同时全部或部分地固定肩锁关节、喙锁关节和锁骨远端的各种骨和韧带结构。该 IEF 构型刚柔相济，比各种内植物全面灵活；B. 锁骨远端骨折 Neer 分型中的 I 型为喙锁韧带完整，Ⅱ 型为喙锁韧带从近端撕裂而远端骨折端的斜方韧带完整，Ⅲ 型为骨折延伸至肩锁关节内。该患者为 I 型；C. 用这种简单的 IEF 构型闭合足以完成固定；即使是 Ⅱ 型或 Ⅲ 型，切开复位并修复重建好喙锁韧带，或者 Rockwood 肩锁关节的各种分型，切开复位重建两个关节的各种韧带后，IEF 的这个构型也足以完成各种固定，直至韧带愈合；D. 3 个月后拆除外固定，骨折完全愈合，喙锁关节位置正常

常见的两部分骨折，以使用钢板螺钉固定最为常见，由于过去肱骨内侧支柱的塌陷，现在使用了锁定钢板作为常规的两部分骨折的治疗方案，由于锁定螺钉和钢板一体，其可以提供角稳定性，理论上要比过去的近端解剖钢板更稳定。但没有任何一种固定方式能治疗一切骨折。锁定钢板在近端骨长度不够（骨折线过于靠近解剖颈）、骨量少（如骨质疏松）和伤口感染开放时，依然难以使用。此时，虽然

还有钢丝张力带、髓内钉、普通克氏针 + 石膏等固定方式，外固定依然是优先考虑的选择（图 7-3-4）。

使用 IEF 橄榄针"悬吊"方法治疗此种特殊类型的感染肱骨外科颈骨折时，其入路、复位方式借鉴锁定钢板的入路，其复位后的临时固定可以借鉴闭合复位克氏针法固定的经验，结合 IEF 独有的橄榄针、洞孔环和克氏针牵张技术，足以完成坚强而微侵袭的外固定。

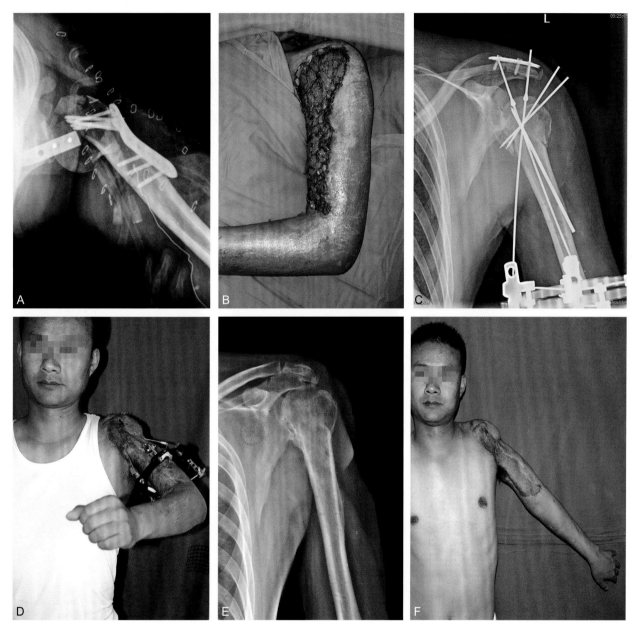

图 7-3-4 A. 患者肱骨近端开放性 Neer 分型二部分骨折，内固定失效伴肩关节僵硬 3 个月；B. 伴有感染和流脓；C. 采用胸大肌 - 三角肌间入路，取出内固定，改用橄榄针悬吊牵张 IEF 方法牢固固定了很短的近端部分；D. 可以立即术后活动，防止肩关节的继续僵硬；E. 术后 6 个月，骨折愈合，外固定在门诊拆除，橄榄针通过留置在皮外的尾端直接拔出，无须二次取出内固定手术，患者骨折愈合良好；F. 僵硬的肩关节最大程度地保留了外展功能。其他的内固定方式或组合外固定，无法提供术后立即活动肩关节需要的稳定度，也无法最大程度地减少局部植入物从而促进已有的感染愈合

三、肱骨外科颈骨折（儿童）

儿童外科颈骨折少见，其复位后固定的困难在于一是如何最大程度地保护骨骺，二是缺少合适体积的内植物。儿童和青少年因为发育快速，每年的体型变化很大，市场上不可能针对每个年龄的儿童做一款肱骨近端钢板。儿童肱骨近端骨折分骨骺骨折和骨干骺端骨折，骨骺骨折依然使用 Salter-Harris 分型，而骨干骺端骨折，同样采用儿童 Neer 分型：

Ⅰ度：骨折移位小于 5 mm

Ⅱ度：骨折移位小于骨干宽度的 1/3

Ⅲ度：骨折移位小于骨干宽度的 2/3

Ⅳ度：骨折移位大于骨干宽度的 2/3

小儿骨科对于幼儿的肱骨近端骨折，多采用闭合复位夹板固定，而 3～11 岁儿童，多用闭合或小切口复位、克氏针固定（为了足够的强度，克氏针往往要穿过骨骺线）。

小儿骨科认为细的克氏针穿过骺板中央不干扰生长，穿过骺板的边缘偶尔会影响生长。

而螺纹针或螺纹钉穿过骺板就会影响生长。临床上，有时候克氏针 + 石膏或支具固定的强度又弱了一些，各种成人钢板又不适合儿童肱骨近端。而且即使使用单纯的克氏针，实际操作过程中，医生在视野有限的情况下很难保证细克氏针能穿过骺板的中央。我们认为不管多细的克氏针，只要能不穿骺板就尽量不穿。

IEF 的 1.5 mm 细针就是很好的选择，如果不穿过骺板又能提供足够的稳定，则再满意不过（图 7-3-5）。

四、肱骨干骨不连、感染性骨不连

外固定在上臂的舒适度要比胫腓骨差，肱骨骨不连翻修按大多数教科书所讲一般用钢板螺钉固定或髓内钉固定。但笔者体会，日常生活中肱骨承受的旋转力特别明显，因此骨折后容易发生旋转方向上的不良应力，如果钢板或髓内钉之固定强度不能抵消这个旋转力，则容易发生不连。同时由于前臂和手部的重量，其分离力大，因此肱骨骨不连多是萎缩性的居多。

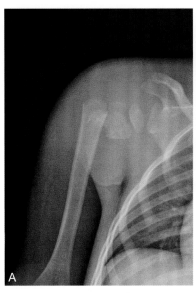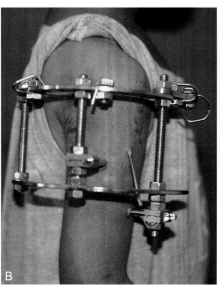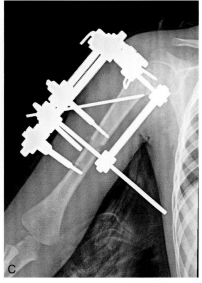

图 7-3-5　**A**. 3 岁儿童，肱骨近端干骺端 Neer Ⅳ度骨折；**B**. 胸大肌 - 三角肌间入路，复位骨折后，使用两个半环组成的三维 IEF 进行固定；**C**. 注意骨折处穿过一枚斜行的克氏针，初步固定骨折，但不穿骺板。近端到骨骺的距离短，但此处固定了一枚 1.5 mm 全针和 2.5 mm 半针，不穿骨骺而形成了较好的固定强度，骨折远端则用 2 枚 4 mm 半针（针尖螺纹为 2.5 mm）固定。这个简单的 IEF 构型达到了较为牢固的固定和不破坏骨骺两个目的

对付旋转力和分离力这两个力量，最好的办法就是环形或半环形构型的外固定。IEF 全针和半针交叉组成的固定方式，有很好的抗旋转作用，其加压力量自由而强大，翻修肱骨骨不连效果要优于内植物和单臂外固定。当骨不连有感染时，IEF 更是不二选择（图 7-3-6）。

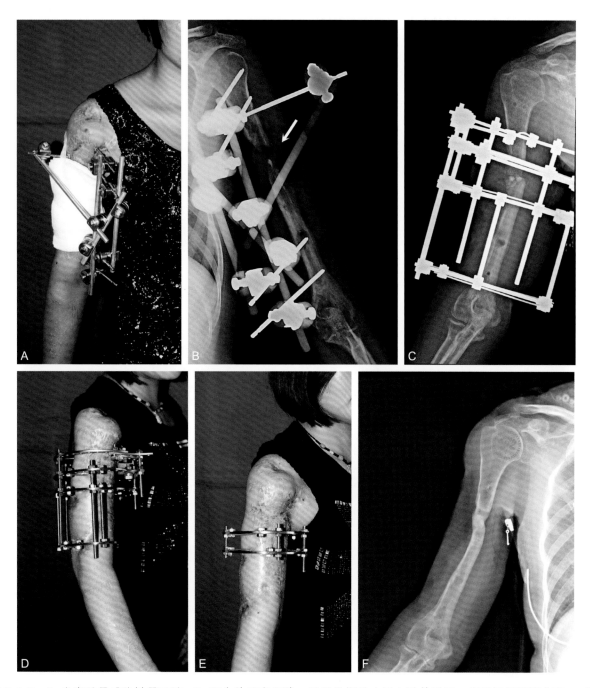

图 7-3-6 A. 患者肱骨感染性骨不连；B. 组合外固定无效，肱骨骨折处由于上肢的重量，出现骨折断端分离、感染同时造成了骨的吸收；C. 去除组合式外固定，小切口切开显露骨折处，彻底清创，行 IEF；D. 骨折处未做自体骨移植，直接加压（肱骨短缩 1 cm）；E. 术后 4 个月，骨折初步愈合，拆除部分外固定，释放部分固定强度；F. 继续固定 3 个月骨折愈合后拆除全部外固定

五、陈旧肱骨髁间骨折

肱骨髁间骨折难在解剖复杂，显露困难，骨折固定的空间少。其入路包含三头肌旁入路、经三头肌入路、鹰嘴截骨入路，鹰嘴截骨入路是大家公认的暴露最好的入路，其骨不连多因固定强度不足所致。排除感染等因素后，可以考虑翻修。翻修时，由于局部瘢痕、解剖标注不清、骨质量差、骨块复位难，其手术难度要远高于新鲜的骨折。但肱骨髁间骨折无论是新鲜、陈旧、骨不连和感染性骨不连，鹰嘴截骨入路后使用 IEF 都是很好的选择（图 7-3-7）。细针可以提供灵活多样的包括滑车在内的小骨片，整体固定强度稳定，而术后感染的风险又远低于内植物系统。只有当 IEF 都无效或其他特殊情况时，才考虑肘关节置换术。

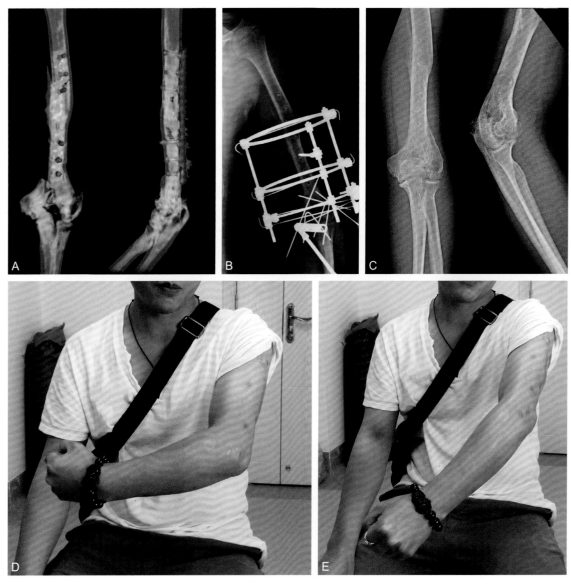

图 7-3-7　A. 患者肱骨干骨折并髁间粉碎骨折，初始治疗只是做了肱骨干的钢板固定，对肱骨髁间骨折未能处理，导致陈旧性骨折 3 个月，肘关节僵硬，活动度只有 5°；B. 采用鹰嘴截骨入路，取出钢板，统一使用 IEF 固定干和髁间，并安装合适构型同时固定了远端的尺骨，保持肘关节的稳定性；C. 手术 1 个月后拆除尺骨部分，早期活动肘关节，术后 4 个月，骨折完全愈合；D、E. 肘关节活动度恢复到 60° 左右

六、鹰嘴骨折

目前鹰嘴骨折的固定仍然以张力带钢丝和钢板两种方式为主,前者主要针对简单骨折,后者主要针对粉碎骨折。而IEF为鹰嘴骨折的治疗提供了另外一种思路,该构型通过增减部件兼具治疗固定简单骨折和粉碎骨折的效果(图7-3-8)。

七、桡骨远端骨折合并桡骨茎突、尺骨茎突骨折

桡骨远端骨折三柱理论的发展体现了对桡骨茎突骨折的重视,甚至研发了固定桡骨茎突侧的各种钢板。桡骨茎突骨折是关节内骨折最

常见的一部分,而桡骨远端骨折中伴随尺骨茎突骨折发生的概率是40%~60%,也很常见,尺骨茎突骨折是否必须固定有所争议。对于更细小的桡骨茎突骨折和尺骨茎突骨折,临床缺乏有效的固定方法(螺钉过粗,克氏针无加压作用)。此时IEF可非常简单自由地通过橄榄针完成这种固定,从而完整重建尺、桡骨远端骨折的稳定性。并且和大多数跨关节的单臂手部组合式外固定不同,橄榄针悬吊法无须跨关节固定,可以术后立即恢复一部分腕关节活动,这对于老年人有较好预防术后僵硬的作用。

尺骨茎突,是三角纤维软骨复合体(triangular fibrocartilage complex, TFCC)和尺侧副韧带的附着部位(图7-3-9),其细微的骨折堪

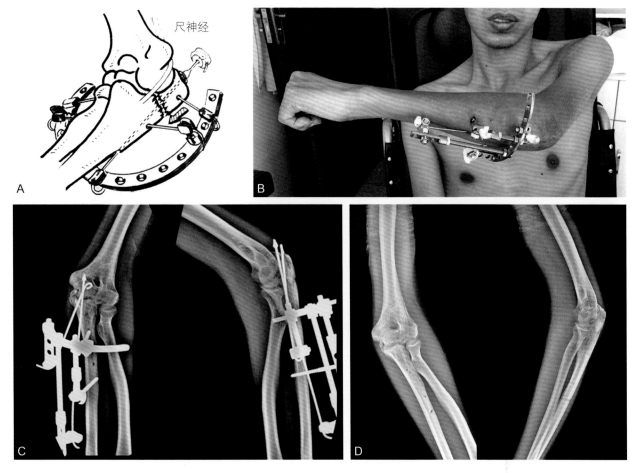

图7-3-8　A.鹰嘴骨折IEF固定技术示意图;B.体位像展示橄榄针悬吊牵张固定法;C.X线片显示橄榄针牵张后加压骨折间隙;D.术后4个月骨折愈合,IEF在门诊拆除

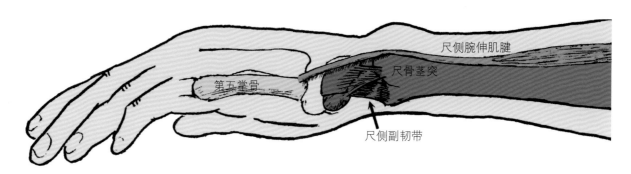

图 7-3-9　尺侧副韧带尺侧观。其深面为 TFCC，背侧有尺侧副韧带通过。尺骨茎突的细小骨折，依然会损伤到尺侧副韧带和 TFCC。理论上说，骨折固定比不固定更好

称是韧带的撕脱骨折，因此我们认为最好还是固定。临床上比较常用的做法是克氏针交叉固定尺骨茎突和桡骨茎突，配合简易外固定固定腕关节，从而完成桡骨远端骨折的治疗。但我们认为，这样的克氏针无加压作用，因此术后只能通过跨关节外固定器辅助固定腕关节，从

而导致腕关节术后僵硬的可能性增加。

IEF 橄榄针术后可以立即活动。当然粉碎严重的骨折也可以临时跨关节固定，等骨折初步愈合稳定后（1 ~ 1.5 个月）应当拆除固定手部的模块，尽早恢复腕关节的活动度（图 7-3-10）。上述优点在老年人的尺桡骨远端骨折中特

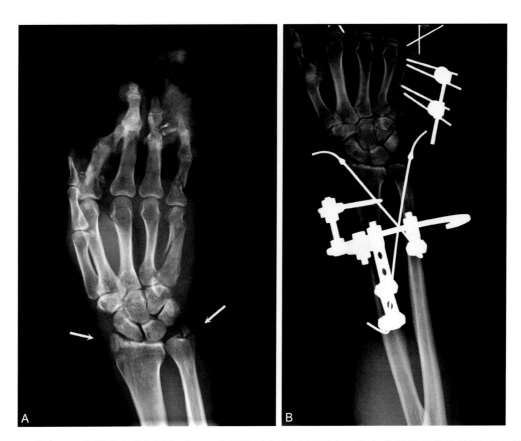

图 7-3-10　A. 患者尺、桡骨茎突骨折块细小，一般螺钉或钢板难以固定，伴有多手指指掌骨骨折；B. 对该细小骨折，橄榄针牵张法可以闭合穿针加压骨块，非常简单实用

别重要，因为老年人很容易出现上肢的 Sudeck 萎缩。

八、新鲜儿童股骨干骨折

成人的新鲜股骨骨折我们一般不能把 IEF 作为首选，并不是因为 IEF 无法治愈骨折，而是要考虑综合性价比的问题。成人大腿肌肉丰富，对外固定的耐受性远远不如胫腓骨、手足处，IEF 的固定无论矫形、延长和骨折愈合都时间比较长，也容易导致膝关节僵硬。但儿童对 IEF 的耐受性明显比成人高，只要足够的鼓励，术后多可以直接下地行走、玩耍。膝关节和其他关节也很不容易僵硬。儿童的成骨很快，大概 2 个月就可以拆除。婴幼儿股骨骨折过去都是布袋悬吊 1 个月就愈合了，有畸形和短缩在之后生长的漫长岁月中可以自行调整，这些特点是成人所没有的。因此儿童股骨干骨折是 IEF 一个比较好的适应证。

儿童骨折的经典教科书中，也有不同的观点。6 个月以内的患儿，其股骨骨折有厚厚的骨膜包绕，比较稳定，多用支具（Pavlik Harness）或自制的支具进行治疗。而 6 个月到 6 岁的患者，短缩在 2 cm 以内的可以用支具或石膏固定，而短缩超过 2 cm 的，则使用牵引、钢板、单边外固定、弹性髓内针等治疗。11 岁以上的青少年儿童股骨干骨折，多有争议，但也无非上述几种固定方法。使用外固定可以闭合牵开短缩的股骨，自行愈合塑形，该方法在国外使用较多。国内患儿家长对术后影像学的要求较高，我们多使用小切口辅助复位后再使用外固定，达到了较好的效果（图 7-3-11）。

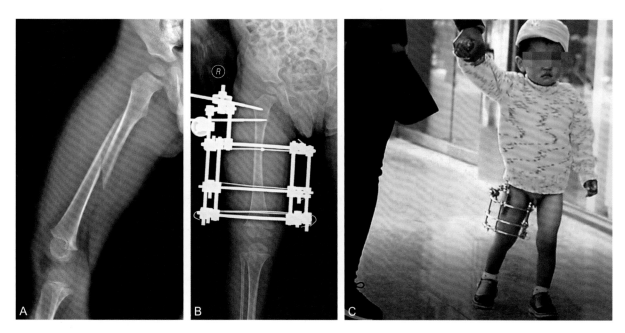

图 7-3-11 A. 患者 3 岁，股骨干螺旋骨折；B. 我们采用了积极的治疗，小切口复位后橄榄针辅助固定骨折块，术后次日 X 线片上几乎看不出骨折线；C. 术后 3 日即可下地行走，术后 2 个月门诊拆除外固定

九、股骨干骨不连

如前所述，大龄青少年和成人股骨干骨折，由于舒适性差和膝僵硬的原因，一般不要采用 IEF 固定，而用内固定为主。但少数情况下，比如患者出现了钢板或髓内钉失效，而坚决不愿意再用同种类型固定材料时，可以把 IEF 作为重要的选择（图 7-3-12）。

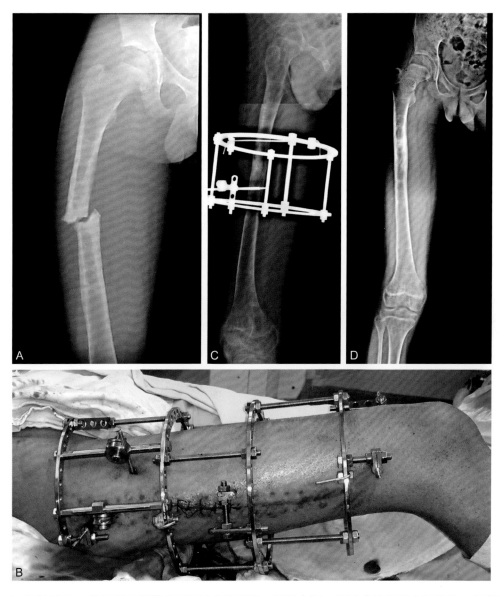

图 7-3-12　A. 患者 15 岁，股骨干骨折锁定钢板固定后断裂，骨骺未闭，不适合使用髓内钉翻修，患者及其家属拒绝使用钢板翻修；B. 使用 IEF 翻修；C. 术后 4 个月，骨折初步愈合，简化构型，释放固定强度；D. 术后 8 个月骨折完全愈合，拆除外固定

十、胫骨平台高度肿胀的骨折（图7-3-13）

十一、胫骨平台骨折、骨筋膜室综合征切开后（图7-3-14）

此例中，IEF集骨折固定、矫形、降低感染风险于一身，是不二选择。

十二、平台感染翻修（图7-3-15）

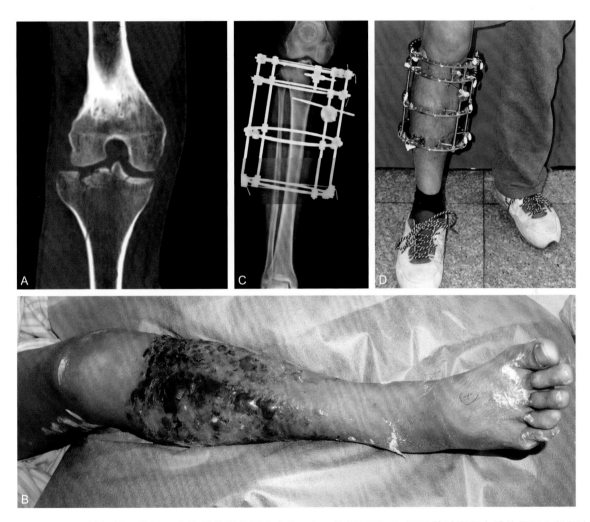

图 7-3-13 A. CT 平扫显示的是一个简单的胫骨平台 Schatzker 骨折Ⅲ型；B. 严重的肿胀和水肿使得置入任何内植物，尤其是钢板，术后感染的可能性激增，而要减少这种可能，只能耐心等待水肿消退（一般至少需要 10 天以上）；C. 选用 IEF，最高峰的张力性水泡过后，一般在伤后 4～7 天，小切口复位植骨、透视下确认后，即可用 IEF 维持稳定的骨折固定；D. 早期下地负重，术后最快 1.5 个月即可拆除外固定

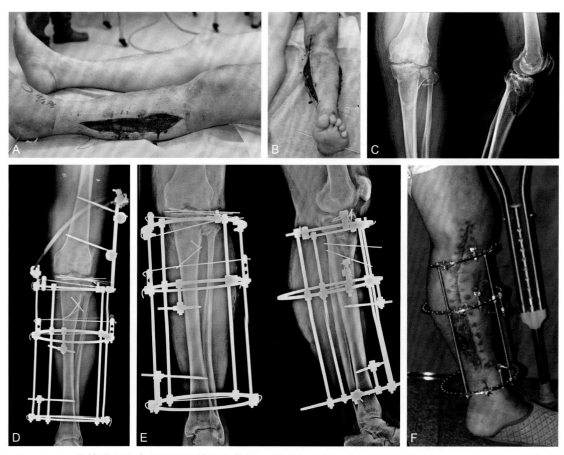

图 7-3-14　A、B. 骨筋膜室综合征切开后的平台骨折，使用内固定会增加伤口感染的风险，并且最好等待减压切口关闭后。一般组合外固定或 Hybrid 外固定不能有效 360° 固定骨折块；C. 认真研读 X 线片发现，该例用 Schatzker 分型不合适，更接近于 AO/OTA 分型的 C2 型；D. 因为粉碎严重，术后需要临时固定膝关节 1～1.5 个月；E、F. 拆除跨膝外固定部件，活动膝关节

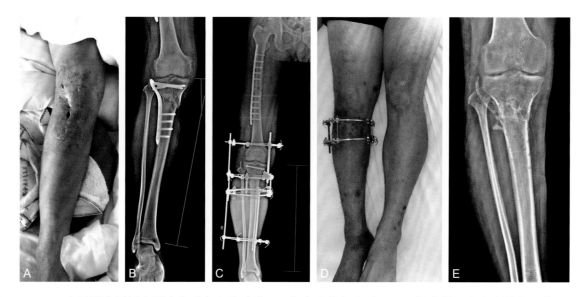

图 7-3-15　A. 右膝平台骨折内固定术后有窦道形成；B. 留有膝外翻畸形；C. 果断清创，去除内植物，使用 IEF 固定平台骨折的同时，矫正膝外翻畸形，同时临时固定膝关节 1～1.5 个月；D. 骨折愈合的过程中，逐步简化构型，尽早活动膝关节；E. 感染消失，骨折愈合顺利

十三、胫骨干骨折C2（图7-3-16）

十四、踝部骨折（图7-3-17）

　　胫骨远端骨折，或 Pilon 骨折，使用 IEF 是一个不错的选择，可以不必等到肿胀完全消退即可进行。

十五、下胫腓关节损伤（新鲜）

　　下胫腓的不稳，最需要刚柔相济的固定方式。对新鲜下胫腓的具体固定方式，如螺钉的数目（2 枚，1 枚？）、直径（3.5 mm，4.5 mm？）和需要固定的骨皮质数目（三皮质，四皮质？）都有争议。比较通用的做法是直径

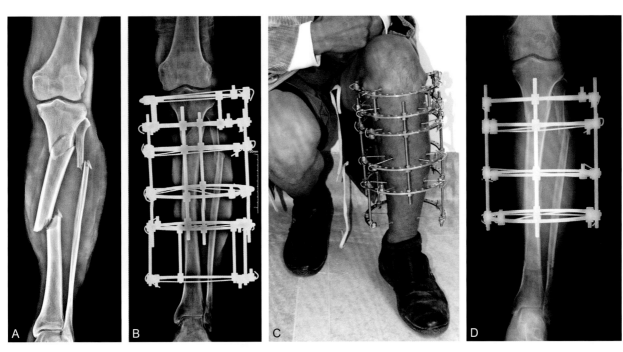

图 7-3-16　**A.** 一例胫骨干的 C2 型骨折，并不复杂，但有时胫骨内、外侧的钢板长度不一定够，如果使用两块钢板，则会增加成本和发生钢板间骨折的可能性。髓内钉适合，但闭合复位有时困难，需要反复透视；**B.** 而用 IEF 固定，则切口小，手术快；**C.** 术后第二日即可无忧负重；**D.** 根据骨折愈合情况，可简化构型，分步拆除，减少了再骨折的风险

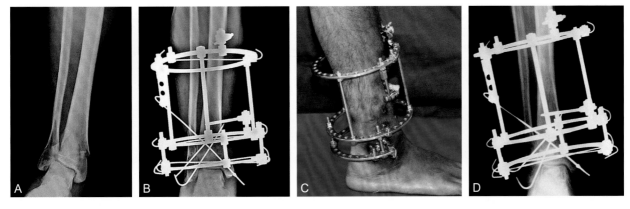

图 7-3-17　**A.** 胫骨远端骨折，AO 分型 43-A1 型骨折；**B.** 使用 IEF 治疗，只要骨折块固定牢固，可以不跨踝关节固定，减少了踝关节的僵硬；**C.** 术后即可部分负重和活动踝关节；**D.** 术后 2 ～ 3 个月，骨折即可愈合，门诊拆除外固定

4.5 mm 的单枚螺钉四层皮质固定，可以和腓骨钢板联合使用（如有腓骨骨折），常规在术后 12 周拆除该螺钉（防止出现断裂后导致纠纷和取钉困难）。

使用 IEF 则为新鲜下胫腓关节损伤提供了另一种优良的固定选择（图 7-3-18）。

我们推荐 IEF 的橄榄针原因很简单：下胫腓关节需要稳定的微动，任何钢板和螺钉的固定都是刚性的，只有 IEF 系统的橄榄针提供了这种可能性，且可一并处理踝部骨折、踝内外侧副韧带损伤、距骨骨折或开放性骨折。

十六、下胫腓关节损伤（陈旧）

陈旧性下胫腓关节损伤的治疗是一大挑战。患者症状包括持续性踝关节疼痛、不稳、僵硬、肿胀，愈后差。体格检查中，Cotton 试验和腓骨位移试验最为可靠，但必须和健侧做对比。其常规手术方法是清除下胫腓关节内的碎骨片，修复撕裂的韧带，螺钉固定。如果下胫腓韧带已经缺如，无法修复，则取自体肌腱移植重建，超过 6 个月，则直接融合。

我们认为，虽然部分文献认为融合不会导致踝背伸受限或其他不舒服的症状，但其关节的微动性能依然应该保留。只要稳定无痛即可，不必一律做融合。IEF 系统中橄榄针的强力牵张，使得一切慢性脱位的关节都有可能缓慢牵张复位（图 7-3-19）。

十七、跟骨感染性骨不连伴畸形

跟骨新鲜骨折治疗虽然困难，但陈旧、感染、骨不连伴畸形的跟骨骨折治疗更困难。但 IEF 依然可以应对这种复杂的情况（图 7-3-20）。

十八、皮包骨骨折和骨不连

"皮包骨"是作者自己命名的，因为教科书中对这类骨折没有专门的名称，而临床多有遇见。这种骨折指多次手术、或骨筋膜室综合征后，肌肉等软组织坏死、肢体变瘦、软组织条

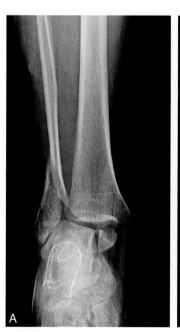
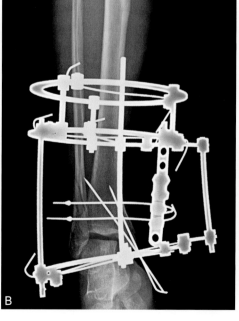
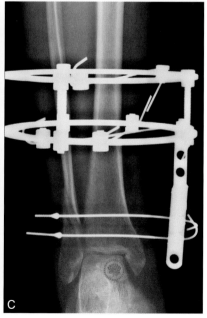

图 7-3-18　A. 双踝骨折合并下胫腓关节损伤；B. 用 IEF 不仅固定了双踝，其橄榄针轻微牵张后更是固定了下胫腓，注意橄榄针的一侧没有连接在环上，如此下胫腓关节依然可以微动，距骨可以临时固定 1 个月，协助下胫腓韧带的恢复；C. 1 个月后门诊拆除距骨装置，踝可以做屈伸，而下胫腓依然稳定在原位并且有微动，3 个月后骨折愈合，门诊即可拆除所有装置

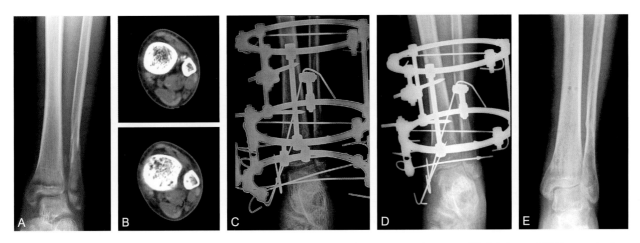

图 7-3-19　A. 患者下胫腓联合损伤 2 个月，合并有腓骨下段骨折；B. CT 平扫显示下胫腓之间无碎骨块；C. 麻醉下测试腓骨位移试验阳性，闭合行 IEF 固定腓骨骨折，橄榄针牵拉复位固定下胫腓联合，并固定距骨；D. 1.5 个月后拆除固定距骨装置，踝练习屈伸活动；E. 4 个月后拆除所有装置，随访 1 年，未发现下胫腓有再脱位现象

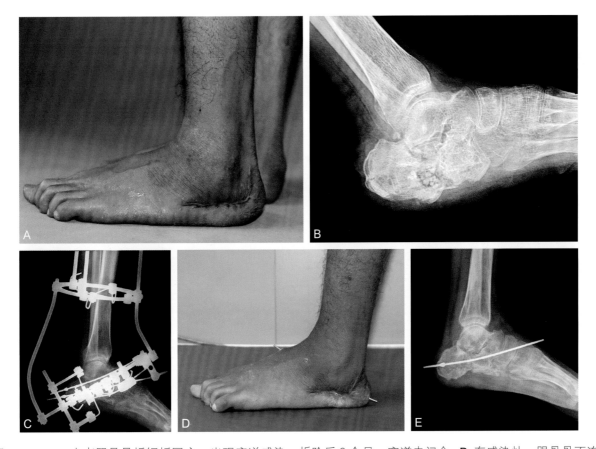

图 7-3-20　A. 患者跟骨骨折钢板固定，出现窦道感染，拆除后 3 个月，窦道未闭合；B. 有感染灶，跟骨骨不连，内有坏死骨和植入的抗生素硫酸钙，同时跟骨正常 Böhler 角消失；C. 予以彻底清创，敞开换药，IEF 先缓慢撑开恢复跟骨的长轴和 Böhler 角；D. 撑开过程中，感染逐渐消失，加用橄榄针行跟骨骨不连处加压，窦道消失；E. 骨折愈合

件差，充满瘢痕的骨折。皮肤包着骨头，为"皮包骨"。显微外科可用游离皮瓣来改善局部的血供，增加"皮包骨"愈合的可能。但也面临受区血管缺如、皮瓣失败的风险，并且增加了供区的损伤。用 IEF 做，四两拨千斤，手术创伤小。对未成年人有特殊的意义（图 7-3-21）。

综上，IEF 虽然对几乎所有骨折有效，但有些骨折涉及特殊年龄、特殊部位、特殊要求、感染、肿胀、皮包骨、需要矫形和融合，此时一般内固定捉襟见肘，而 IEF 量体裁衣、游刃有余。当常规内固定方法山穷水尽的时候，一定不要忘了 IEF 技术。其优势可以归纳为：

中心固定，刚韧相济

迷你切口，无忧负重

可变可矫，门诊拆除

最后，我们以一个经典的 IEF 病例（图 7-3-22）来提炼出一个新的概念：MORIEF。这个病例充分展示了 IEF 的小切口、骨折端加压、稳定性、微创性和肢体严重肿胀时处理的优越性。在这样一大批骨折患者治疗经验的基础上，结合 1951 年的 IEF 方法和原则，我们认为新时期的 IEF 治疗骨折有完善和强调的必要。这个 IEF 技术应该称作"微创切开复位 Ilizarov 外固定技术（Minimal Open Reduction and Ilizarov

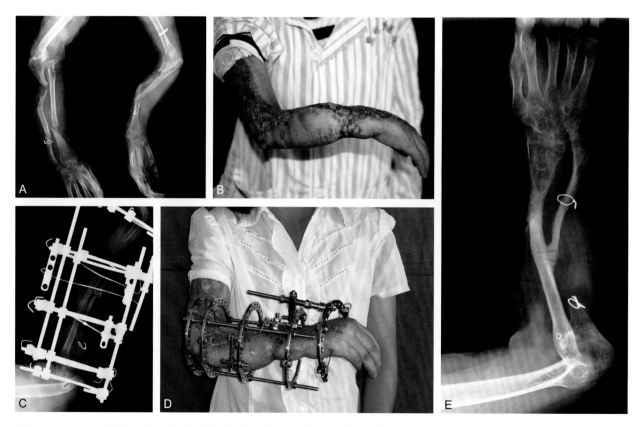

图 7-3-21　A. 车祸导致的开放性桡骨骨折骨不连，尺骨骨不连合并缺损；B. 多次手术后，上臂呈晃动状，肌肉肌腱坏死多，为皮包骨，任何内植物、植骨都有导致外露和感染的风险，患者的要求是能恢复前臂稳定性，活动时不晃动。考虑到患者为 14 岁少女，如果行双下肢游离皮瓣改善前臂血供从而改善皮包骨条件，便于植入钢板螺钉，一是手术风险大，二是导致双大腿供区损伤，留下难看的瘢痕，对其成年后的心理会造成进一步打击，IEF 是最好的选择；C. 初次手术中进行了尺骨的纵向搬移，但成骨不好而失败，导致尺骨近端的缺损增加，二次手术中，将尺骨的远端斜形通过橄榄针固定在桡骨上；D. 桡骨加压固定，垂腕畸形则直接闭合缓慢牵拉矫形；E. 最终手术成功，尺骨和桡骨愈合，获得一个外形可以接受、具有初步稳定的前臂和手腕，也避免增加游离皮瓣或游离骨皮瓣技术导致的其他肢体供区的损伤。此例，作者想不出比 IEF 更高性价比的方法

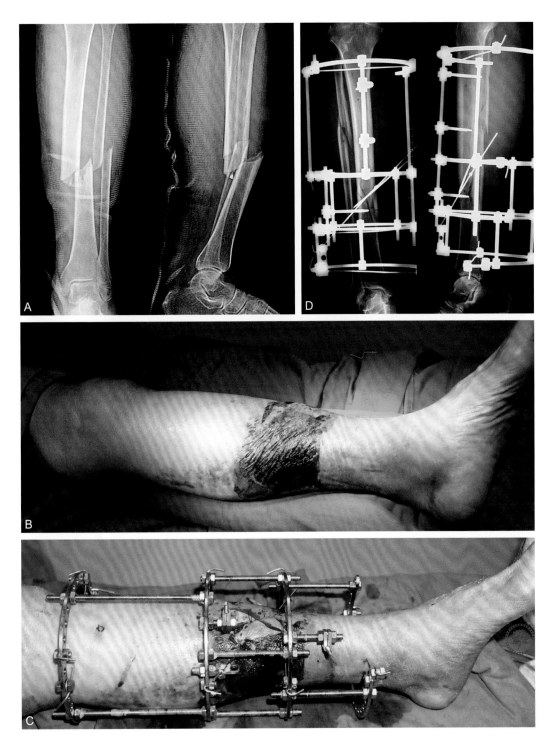

图 7-3-22 **A.** 患者为简单的胫腓骨干螺旋骨折，AO 分型 A1 型骨折；**B.** 小腿肿胀、水疱较明显，使用钢板螺钉或髓内针固定时，最好等待肿胀消退，减少创面外露和感染的风险；**C.** 用 IEF 则无需等待，术中手摸到骨折线，沿其内侧斜行切开，切口总长度短于 MIPPO 技术的切口，显露骨折的内侧面和少量外侧面，直视下复位，克氏针或橄榄针临时固定，安装外固定架后，逐渐增加固定；**D.** 用橄榄针对骨折端进行加压，可以两根对向加压，也可以对侧一根半针作为对抗，一根橄榄针即可加压。术后几乎可扶拐立即下地负重，数日后即可完全负重，其无忧负重不仅是患者的"无忧"，也是医生的"无忧"。一旦下地，患者的全身和局部情况都会恢复得很快

External Fixation, MORIEF）"。如同 AO、BO、CO 和早期的 IEF 一样，有其自己的原则。

MORIEF 原则（2019）：

1. 小切口解剖复位
2. 刚柔相济的固定
3. 骨折处血运最小的侵袭
4. 早期无忧负重和活动关节
5. 门诊调整拆除

解释：

1. 小切口解剖复位。虽然闭合复位是损伤最小的，但涉及到部分软组织卡压和反复的透视，我们依然提倡做小切口加快手术速度。骨折固定使用各种钢板、螺钉、髓内钉也可以完成，但是对细小的骨块，有时螺钉固定就很困难，多需要直径 3.5 mm 以下的小螺钉，有时有这个直径的，但长度又不一定够，而 Ilizarov 的细针最小到 1.5 mm，对细小的骨块固定有优势。当使用橄榄针牵张时，这种优势更加明显，还可以加压。

2. 刚柔相济的固定。钢针可多平面、多方向穿入，比螺钉更灵活，细针是平衡的双皮质固定，牵张后柔中带刚，成为中轴固定的主要承担者。全环形多平面、多螺纹杆的整个构型成为圆形的稳定固定基架。

3. 骨折处血运最小的侵袭。和 MIPPO 技术、LISS 系列钢板比较，MORIEF 技术的切口暴露更小，无须辅助切口，穿针几乎全部经皮完成，对骨折的侵袭很小。

4. 早期无忧负重和活动关节。该性能在以偏心固定为主的内固定钢板中很少能做到。即使是近年来长钢板短螺钉的固定，也很少有医生能完全放心患者早日负重。即使是中轴固定的髓内针稳定固定了骨折，术后能部分负重，但还不足以无忧负重。而使用 Ilizarov 环式固定，只要穿针和构型合理，则大部分肢体骨折术后可立即完全负重，即使行走过程中个别针折断，也不影响整体稳定性。其优越性为其他固定方式望尘莫及。由于无忧负重，无忧活动关节，因此关节不容易僵硬。

5. 门诊调整拆除。这也是内固定不具备的优点，国内绝大部分钢板螺钉和髓内针（如动力化）的调整、拆除都需要再次入院，麻醉下进行。而 MORIEF 的调整大部分在门诊即可进行，其医疗费用上的性价比是毋庸置疑的。

第四节　器法合一，精细入微

"A surgeon should not only know the device, but also the method with it; therefore, its detailed mastering is a must."

— G. A. Ilizarov

Ilizarov 的这句话可以简单翻译成：器法合一，精细入微。这也是 IEF 技术的操作总原则。诚如本书开篇所述，大多医生以为 IEF 只是外固定架而已，但实则不那么简单，每一个零部件、构型都涉及到方法和原理，必须巧而又巧，精而又精，才能获得 IEF 出类拔萃的疗效。

IEF 操作方风格有些相似于内固定，有些则是其独有的。其构型、穿针、康复都值得思考。

一、IEF骨折固定的构型及其不同风格

IEF 的构型需要根据骨折和伤口的平面、位置、类型来决定。外固定构型某种程度上反映出医生对 IEF 概念的理解力。除了前章中已经展示的构型外，大家可以重温 IEF 经典的库尔干构型，并且加以改进（图 7-4-1）。

在经典构型中，即使是肱骨近端和股骨近端，Ilizarov 也坚持使用全针。在远近环之间连接两个以上的长板来增加强度，或便于安置推

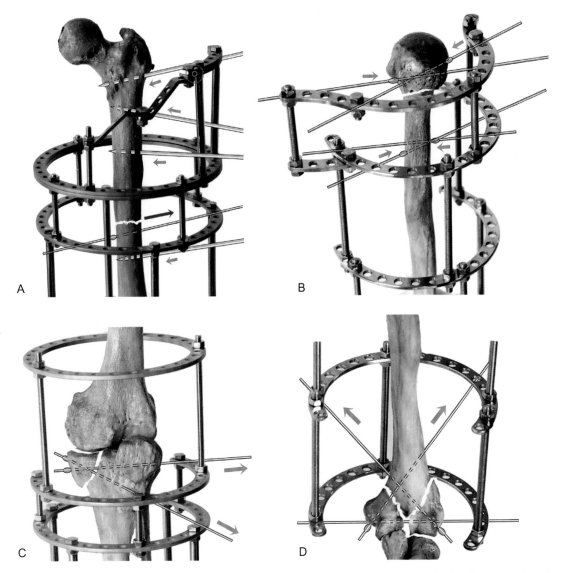

图 7-4-1 A. 横形股骨干骨折构型，注意近端环用 Z 形连接板加固，且为双环。股骨半针固定为主，由于半针大多固定于股骨外侧，虽然多点多向，但依然是偏外推向内侧的力大（蓝箭头），因此适当增加橄榄针对抗该力量（红箭头）是有必要的；B. 肱骨外科颈骨折，除了近端特殊的弓形弧形尾环外，其前后可以加橄榄针以复位固定骨折端；C. 胫骨平台内髁骨折，橄榄针可以牵张复位骨折块；D. 肱骨髁间骨折构型以克氏针固定滑车和肱骨头，以内、外髁橄榄针斜向近端牵张复位骨折

拉装置进行成角畸形的纠正或对抗剪力，这是 Ilizarov 当年常用的做法。有些陈旧骨折，手术台上无法完全复位所有移位时，可以安装复位装置，后期缓慢复位。

中国的夏和桃和俄罗斯的 Solomin，在 IEF 原始构型的基础上做了大量细致严谨的研究和改进工作。

和 IEF 原始构型相比，夏和桃的构型总体追求巧力求稳（图 7-4-2），更适合亚洲人的体型。

俄罗斯的 Solomin 提出了针 - 针、针 - 环之间的最佳夹角（图 7-4-3）的概念。他认为，最佳的夹角和布局，可以使最少的部件产生最佳的稳定性（图 7-4-4）。

二、穿针的讲究

除了构型，穿针也很重要。早期的 IEF 全

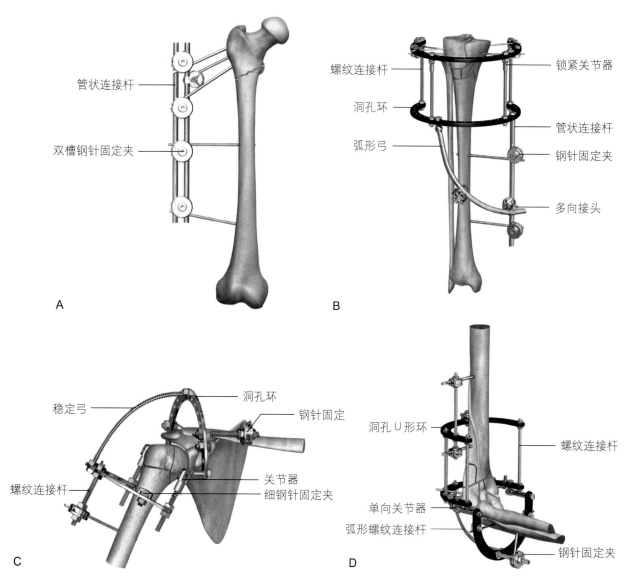

管状连接杆

双槽钢针固定夹

A

螺纹连接杆
洞孔环
弧形弓

锁紧关节器
管状连接杆
钢针固定夹
多向接头

B

稳定弓
螺纹连接杆

洞孔环
钢针固定
关节器
细钢针固定夹

C

洞孔 U 形环
单向关节器
弧形螺纹连接杆

螺纹连接杆
钢针固定夹

D

图 7-4-2   夏和桃提出的四种类型的骨折固定方法。A. 转子下骨折；B. 胫骨平台骨折；C. 肱骨近端骨折；D. 肱骨髁间骨折。这种方法更精巧，适合亚洲人，增加了半针，减少了橄榄针的使用

部使用全针，而不使用半针。半针是意大利的 Catagni 的贡献（图 7-4-5）。在使用全针进行股骨近端的手术固定中，有损伤坐骨神经的风险。因此他们引进了半针及股骨的构型来固定股骨近端。如今半针在肢体的其他部位也多有应用。今天在库尔干 Ilizarov 中心，小腿无论骨折或矫形，全部采用全针技术，包括橄榄针，以 1.5～1.8 mm 细针直径为主，到股骨才部分使用半针。

夏和桃则提出了锥形半针的概念。锥形螺

纹半针，前端有 10～15 mm 的锥形螺纹（图 7-4-6），该螺纹既可防止钢针松动，又无螺纹过长、刚度下降之虞，钢针一旦松动时还可拧紧。在应力对比上，锥形螺纹半针应力点横截面大于普通自攻螺纹半针 1.6 倍，不容易断裂。

夏和桃提出了长骨的布针原则："骺端全针；骨干半针；能细勿粗；多点多向"。骺端松质骨多，使用全针稳定均匀，有优势。但国内也有学者认为骺端应该使用半针，相比全针可以减少对关节活动的限制，骨干部位皮质骨厚，

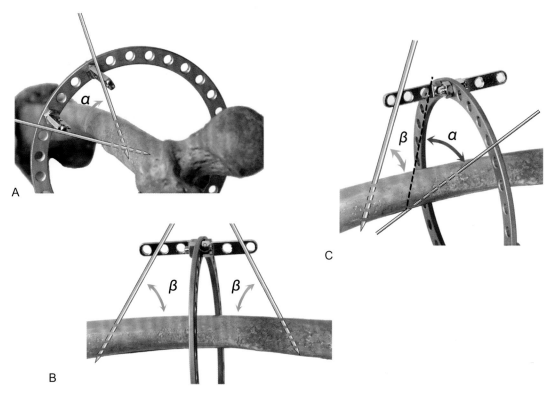

图 7-4-3　**A.** Solomin 认为最佳的针 - 针之间的夹角 α 应该为 60°±10°；**B.** 半针和骨干长轴之间的夹角 β 应该为 70°±10°；**C.** 既有半针又有全针时，应该注意尽量按 α 角、β 角原则穿针

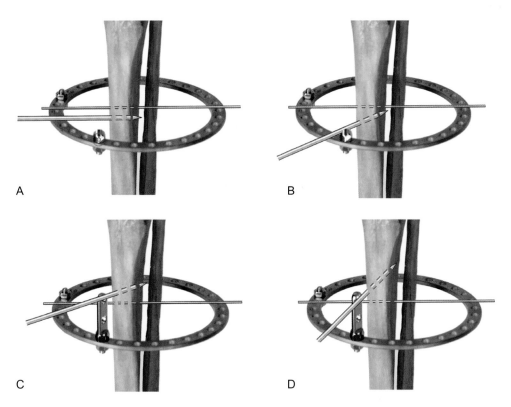

图 7-4-4　同样是一环一全针一半针，最佳的 α 角、β 角的固定模式才能产生最佳的生物力学稳定性。图中整体构型的强度：D＞C＞B＞A

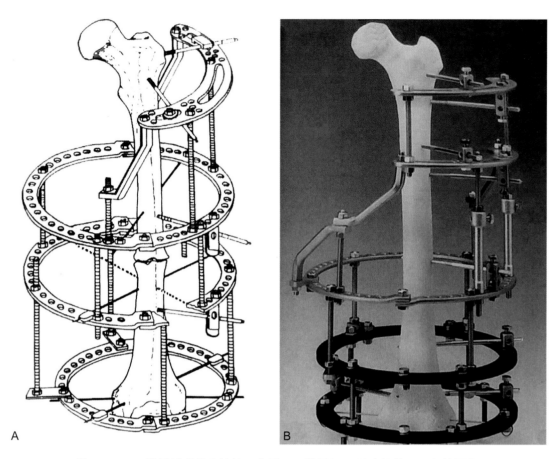

图 7-4-5　A. 股骨近端的半针使用布局；B. 股骨远、近端都使用了半针固定

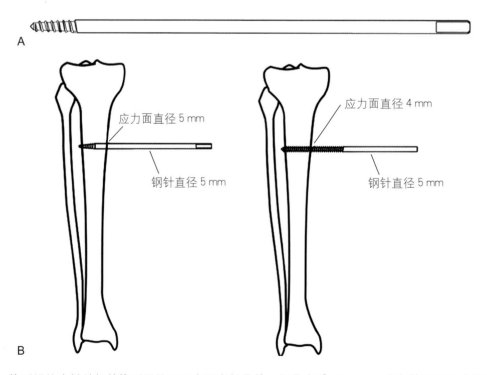

图 7-4-6　A. 锥形螺纹半针前部的锥形螺纹只用来固定长骨的一侧骨皮质；B. 5 mm 直径锥形螺纹半针和 5 mm 直径自攻自钻型半针相比，虽然型号相同，其在骨内的应力直径为 5 mm，而后者螺纹长，螺纹处是 5 mm 直径，螺纹干部分只有 4 mm，强度低，容易疲劳断裂。从这个意义上说，锥形螺纹半针更坚强

使用半针更好。半针还有限制方向的作用，类似于橄榄针。所有部位在同样条件下，使用细针可以减少损伤，多点多向也符合 IEF 早期的置针原则和内固定的置钉原则。

三、康复

Ilizarov 曾经说过："走路就是最好的康复"（图 7-4-7）。在当年极其繁忙的工作强度下，他甚至不遗余力地亲自每天教佩戴了外固定架的患者如何行走，可见他对康复的重视。IEF 对康复的强调，不亚于当今任何骨科内固定术后或康复中心提出的康复理念。

大部分康复师即使已经习惯于骨科各种内固定术后的康复，依然会对 IEF 术后的康复过于保守。因为如前所述，他不能足够理解 IEF 的各种优越的性能，尤其是无忧负重。做 IEF 的骨科医生，必须充分和康复师、患者沟通，鼓励患者早期下地或进行各种关节的无忧锻炼。下肢 IEF 的患者，必须早期无忧康复行走，上肢 IEF 的患者，必须早期无忧地使用上肢进行各种锻炼（图 7-4-8）。各种锻炼、康复中，最值得推荐的是行走和劳动，可以和各个地区的实际情况结合起来（图 7-4-9）。

秦泗河提出的"一路两线三平衡"治疗原则中的"一路"，即走路。

由于骨折类型众多，术前很难做到完全预判。所以 Ilizarov 当年主张对于骨折还是一个部件一个环的肢体连接，而不是预装然后打克氏针。我们在应用的过程中，越来越发现先穿针后装环这一方法的重要性。矫形外科中，先套上预装好的环，然后穿针（先全体后局部）可以大为节约时间，在创伤骨科中，先针后环（先局部后全体）的方法有更大的用武之地。

Ilizarov 骨外固定技术是集生物学理论、应力再生理论、机械控制理论为一体，以自然重建理念为核心的指导理论。它的确是一种简便易行、适应证广、手术创伤小、并发症少、疗效确切、医疗费相对低廉的骨折固定技术，有广阔的创新、科研前景。

当常规方法已经黔驴技穷时，您试过 IEF 了吗？

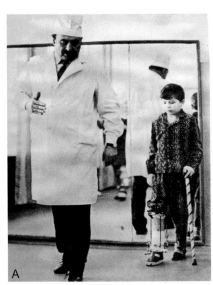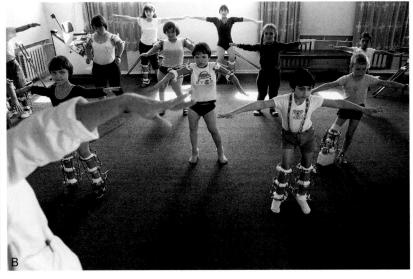

图 7-4-7　A. Ilizarov 当年亲自教患者如何使用佩戴了外固定架的肢体行走，这些细节反映出其对肢体康复的无比重视；B. 库尔干的康复师带领术后儿童统一做操

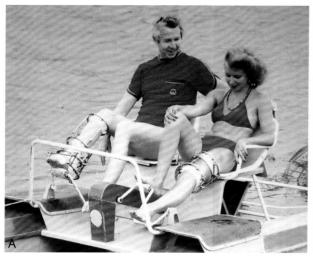
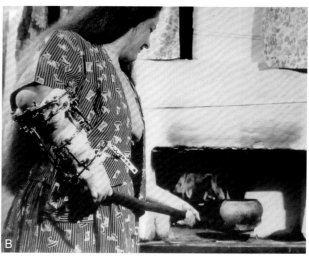

图 7-4-8　早期库尔干 Ilizarov 中心的宣传照片。**A.** 下肢踩踏锻炼；**B.** 上肢烘焙工作（经俄罗斯库尔干 Ilizarov 中心主任 Gubin 惠允；Ilizarov 中心版权所有）

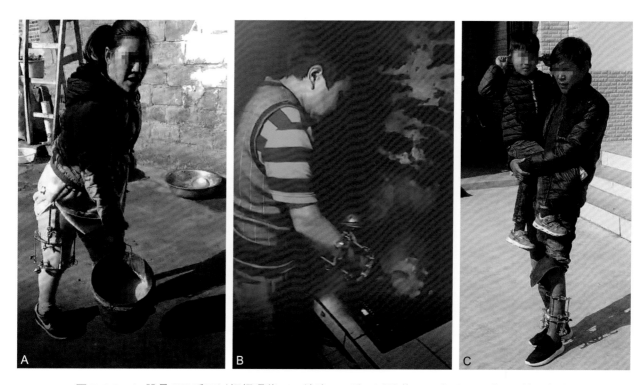

图 7-4-9　**A.** 股骨 IEF 后可以提桶喂猪；**B.** 前臂 IEF 后可以炒菜；**C.** 小腿 IEF 后可以抱孩行走

Ilizarov外固定架在踝足畸形中的临床应用

Ilizarov 技术对足踝畸形矫正有奇特的效果！

这种效果有深刻的原因。四肢诸多部位中若论不规则骨、小关节密集之处，非足踝和手腕莫属。然手腕灵活性要求高，稳定性要求低，其畸形矫正后还遗留精细手功能问题颇难解决，因此疗效打折。足踝承重行走，稳定性要求高，灵活性要求低；外形一旦恢复、肌力调整平衡，则疗效已经接近完美，无须精细功能重建这一硬伤。因此，IEF 矫形术，疗效下肢优于上肢，而足踝更是主场之一。

源起于欧美的足踝外科，早已有矫形的各种技术，如潘塞提法（Ponseti）矫正婴幼儿马蹄足、蹈外翻矫正、三关节融合、踝融合、肌腱转位技术等。但这些方法，多以一次矫形到位、融合为主要手段，对于轻的足踝畸形勉强有效，对更多的中到重度的从儿童到成人各个阶段的足踝畸形则难以发挥作用。因为仅仅依靠一次手术在术中复位的程度是有限的，而依靠钢板螺钉进行融合固定的方法也显得非常单一和死板，一个融合部位过多的足本身就是一个僵硬足。一步到位式的矫形能力是有限的，而缓慢的外固定牵压可以使得软组织和小关节撑开变柔，以柔克刚，以慢胜快。全部畸形矫正后靠各关节融合维系的形态，失去了各种小关节的联合微动。此种融合过度导致的僵硬不仅仅是在足踝，也在脊柱多节段融合中体现：为了稳定无痛而失去的是脊柱的活动度，划算吗？稳定和活动这一矛盾如何平衡？在骨科界至今充满争议。

而 Ilizarov 技术的横空出世，恰恰解开了这个死结。

除了肌腱松解、转位和截骨，Ilizarov 通过缓慢的多方向上的牵或压，可以让闭合的小关节牵张，让挛缩的关节囊、肌肉、肌腱得到缓慢再生和再适应到新的应力位置，从而矫正各种足踝畸形至正常形态。此时足部小关节内未必都是解剖复位，各骨的畸形也未必全纠正，而是依靠足踝自身的整体适应达到新的正常的平衡，有些关节在这种应力中自己就压缩或融合了，有些则牵开了，只有少部分关节需要融合。有些严重的畸形，没有这个技术则连恢复到大致的正常形态都不可能，更遑论之后的微调、截骨、融合，这是其在足踝矫形中不可替代的真正原因。

先不说足踝外科技术，而是收心向内——Ilizarov 技术矫正足踝畸形也有诸多需要总结之处。由于 Ilizarov 外固定矫正足踝畸形的效果太好，随便各种构型、各种穿针几乎都有良效。从海量的文献报告中可见一斑：虽然构型和穿针五花八门，但篇篇结果"满意"。这种"满意"主要原因一是 Ilizarov 缓慢的力量有奇效；二是患者多年畸形、饱受痛苦，复位后即使细节不到位，也足够满意。但时代在发展，技术也应该精益求精。足踝矫形疗效，除了形状好，还要功能好、痛苦少、并发症少，才算满意。

要达到这种结果，非得认真研究技术细节不可。

第一节　探　索

即使足踝矫形，Ilizarov 技术也有其鲜明的地域性和时间特性。在库尔干地区，依然坚持着传统的构型和方法，但这些年也有吸收融合。意大利的医生也做了许多改进，算是欧洲风格。美国的医生们又推动了 Taylor 架等在足踝治疗中的应用。历史的天空下，Ilizarov 足踝矫形被全球专家赋予更多的特性和气质，正是在这样一个大背景下，我们也跌跌撞撞，发展成了具有东方智慧、中国特色的器械构型和足踝矫形理念。

一、库尔干早期构型

库尔干 Ilizarov 中心矫正马蹄足畸形中，发展开始就有不同的外固定构型（图 8-1-1）。这些早期构型，难以通过增减配件来应付不同情况。没有安装弹簧，牵伸过程是固定的，不能持续释放张力，因此略显死板。但这毕竟是全世界最早的构型，也是之后 70 年一切构型变化的源头。本书前面章节中我们在纵向搬移、骨折固定领域中见证了 Ilizarov 天才般的才华，我们在足踝矫形中继续领悟其百变金刚般的精髓，以及在后续章节中体会横向搬移的迷人魅力。

二、意大利主流构型

Catagni 和 Kirienko 医生的足踝构型基本代表着欧洲国家的足踝构型风格（图 8-1-2）。两人合作 1994 年就出版了 *Advances in Ilizarov Apparatus Assembly* 一书，作为代表。随后 Kirienko 等又出版了 *Ilizarov Technique for Complex Foot and Ankle Deformities*，为欧美足踝 IEF 矫形之代表书籍。但他本人却是库尔干的医生，1992 年 Ilizarov 去世后离开库尔干来到意大利。他带去的依然是经典的库尔干风格，但这种风格在意大利生根发芽，意大利依然是欧洲少数几个 Ilizarov 技术基地之一。

三、我们的探索

20 世纪 90 年代以前，国内很难获得 IEF 足踝构型的早期治疗，只能根据有限的线索自行摸索。国内最早报到使用 Ilizarov 技术治疗足踝畸形的文章，其构型较为简单，也不统一（图 8-1-3）。我们当时已经能够通过手绘慢慢理解了一些简单矫形的原理和构型，比如马蹄足畸形和跟行足畸形（图 8-1-4）。早期模仿原 liizarov 常用足踝构型，结合了一些改变和创新，但没有统一和成熟的标准和思想。

在当时缺少资料的情况下，宝贵经验的获得没有捷径，只能通过反复的器械拆装，长期的临床经验积累，最终形成了整体的思路，取得较好的临床效果。早期尝试过的构型多种多样，没有统一的标准（图 8-1-5）。

2010 年前后，我们使用外固定技术已有十多年的时间，技术上已经慢慢成熟。足踝矫形装置的基本构型初步形成，但还没有把整个足踝畸形的各种构型系列化。在不断碰到问题的过程中，我们逐步积累了经验，外固定构型和技术终于逐步确定下来。

初期外固定架安装和穿针布局常犯的错误：

（1）部件阻挡（图 8-1-6）。外固定架型号太大，选择不合适，所以导致穿针后固定空间太小，安装外固定架后如果足内翻畸形还需要调整，外侧前后足之间已没有空间，出现阻挡，需要拆卸附件满足调整需求。所以术前根据畸形选择合适环的型号，术中穿针安装外固定架提前预留调整空间，非常重要。

（2）单元移位（图 8-1-7）。外固定架在调

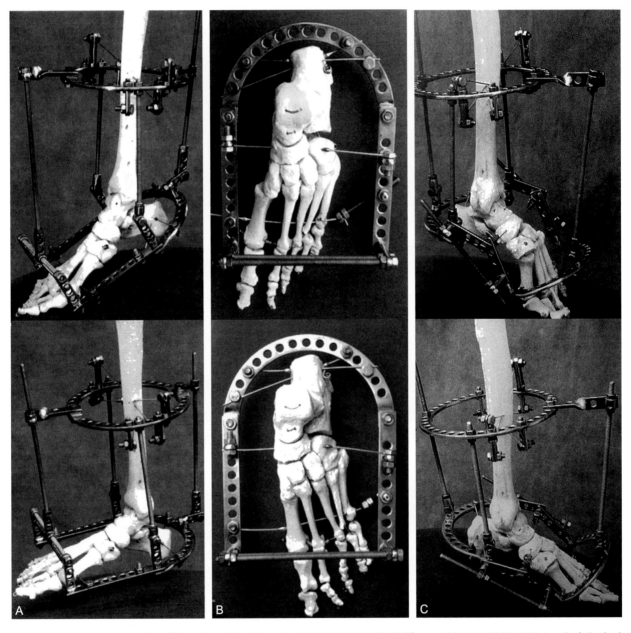

图 8-1-1 A. 矫正马蹄足畸形的构型，后推前拉。但前后足单元之间不能拆开，单纯足下垂矫正可以，如有复合畸形，不能同时矫正；B. 矫正马蹄内翻足，主要在环内完成，需要空间大，矫形中足易偏移，空间不够，足外侧皮肤易挤压，如矫正不充分，很难拆开调整；C. 矫正马蹄高弓足，穿针复杂，构型不统一，安装麻烦

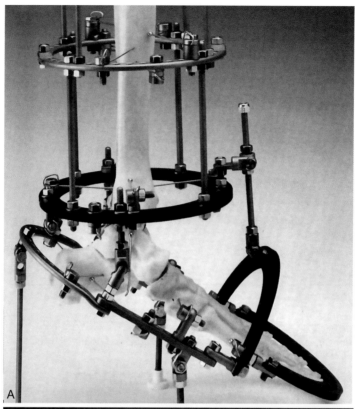

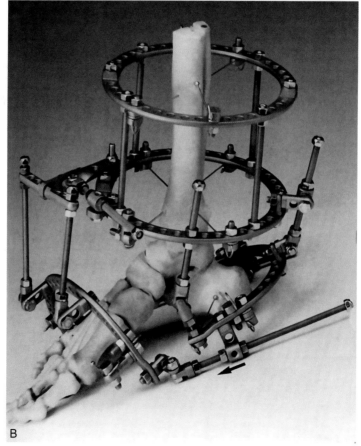

图 8-1-2　A. 单纯马蹄足前后单元之间长板连接，这个构型已经不同于库尔干早期构型，前足处改用了半环单元，内外铰链改成了双向铰链，小腿单元也从一个环改成了两个环；B. 马蹄高弓足构型更为成熟，在前后足单元之间用更简洁的铰链替代原有铰链，施力角度更灵活多样

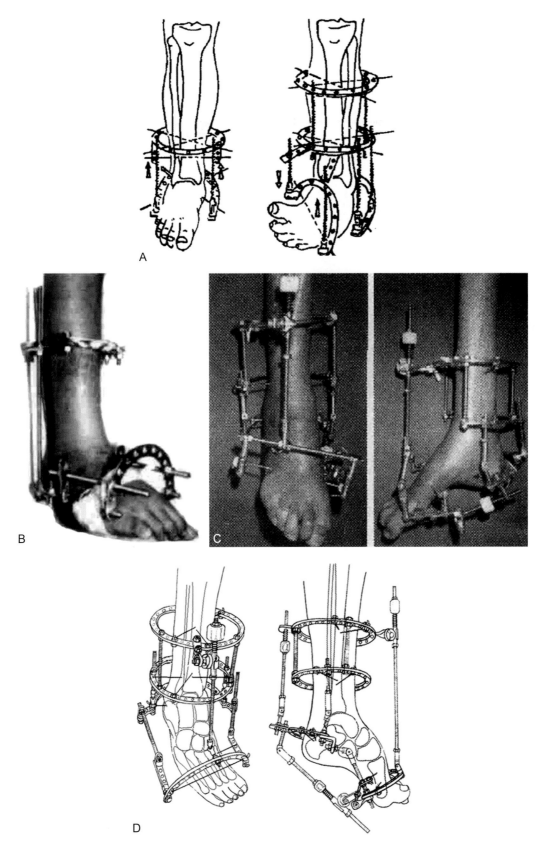

图 8-1-3　国内学者文章中早期的构型也处于摸索阶段。**A.** 邓京城等 1995 构型；**B.** 楼跃等 2003 构型；**C.** 秦泗河等 2004 构型；**D.** 郑学建等 2007 构型

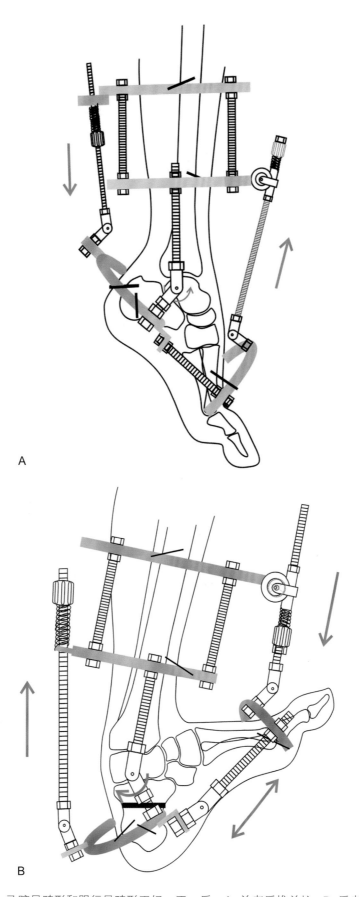

A

B

图 8-1-4　马蹄足畸形和跟行足畸形正好一正一反。A. 前者后推前拉；B. 后者前推后拉

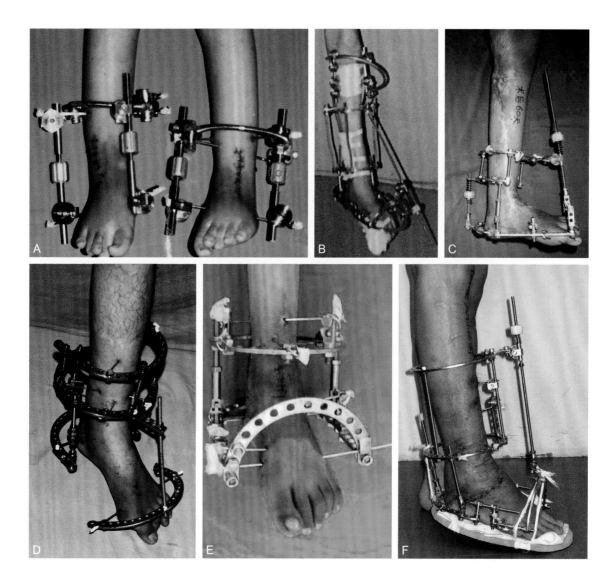

图 8-1-5　足踝畸形——我们早期的探索。**A**. 构型一：最早期治疗儿童轻度足内翻畸形自行加工的组合式外固定架，内外侧由两根能伸缩的延长杆固定，伸缩范围不大，约 5 cm，属于组合式，没有铰链，易变形，适用于轻度足内翻畸形；**B**. 构型二：前侧的牵拉杆主要调节部分安装在足远侧，调节过程中足下垂虽然矫正，但前侧杆会越来越长，易触地，影响行走锻炼；**C**. 构型三：前后足之间是一个整体，单块长板连接，缺少变化，只能矫正足下垂畸形；**D**. 构型四：该构型前后足之间没有连接，不是一个整体，不稳定（前足只有一根全针固定），钢针容易松动和感染；**E**. 构型五：踝上部分由一个环组成，稳定性不够，前后足单元之间调整不便，适合单纯固定；**F**. 构型六：接近于现在但未定型的构型

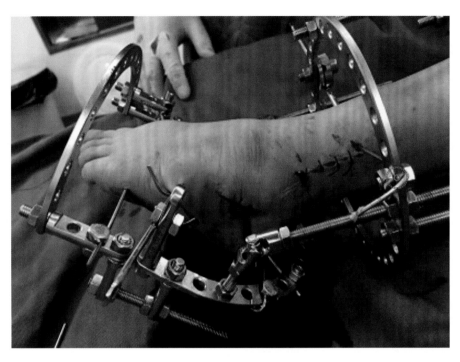

图 8-1-6　环太大，外侧前后足单元之间已经碰撞在一起，没有预留好空间。选择合适的环，安装时预算好后续调整空间，即可减少术中及术后重复操作的时间

整过程中出现环和其他部件的移位（离开了初装时的位置），胫骨单元主要是穿针布局不合理，不能有效地防止环的前后或左右移位。前足环的变位，主要是穿针布局不当，零部件安装位置不正确，前后足单元之间脱节、没有构成一个整体所致。

（3）钢针拉豁（图 8-1-8）。该错误和穿针固定的位置、角度和数量有直接的关系。

（4）部件繁琐（图 8-1-9）。IEF 无论创伤、搬移或矫形，在力学条件足够的前提下，应该追求少、巧的部件和构型。大、繁琐和混乱的外固定构型临床常见，多是因为不熟悉基本部件及方法所致。

在这些经验教训的基础上，慢慢就可以不管看到什么样的肢体畸形，马上就能在大脑中形成和这个畸形相对应的合适外固定构型。这需要大量的临床病例积累经验，涉及到术中组装、术中和术后调整以及相关并发症的处理等诸多问题。

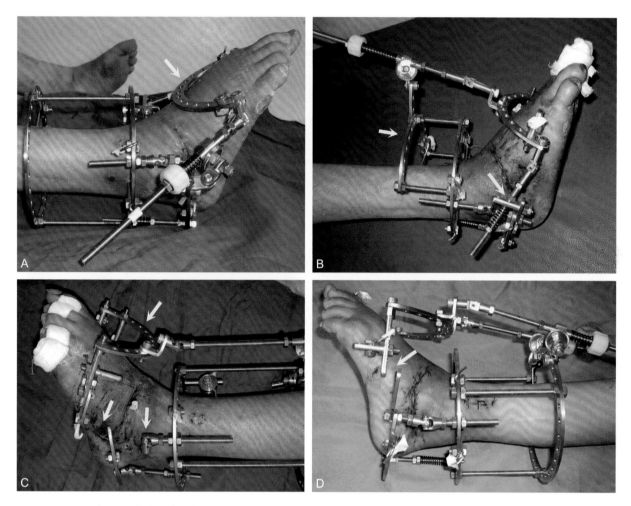

图 8-1-7　A. 原本直立的前足半环倒下，压向足背皮肤，和前足穿针角度或针数不够有关，导致环绕着钢针长轴旋转，也和提拉的方向力缺少稳定固定有关（箭头）。该环移位后又连锁导致内外侧关节铰链和固定角度发生变化，需要重新穿针和调整；B. 胫骨双环的前倾移位依然和钢针布局不合理有关，足外侧牵拉部件使用弹簧，反而增加了不稳定性；C. 前足环移位，前后足单元之间未固定，外侧铰链脱掉等造成了整个系统的不稳定，移位是必然的；D. 该构型比较随意，前足环由两根提拉杆固定，前足单元移位，主要原因是前后单元之间没能连接，前足针数和角度也需要进一步加强

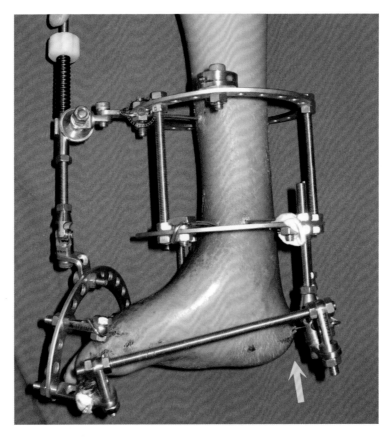

图 8-1-8　在足内翻调整过程中前足的环移位明显，全针和半针穿针位置选择不当，钢针松动所致。后足的钢针把跟骨拉豁（箭头），与钢针数目太少、入针偏后有关，要选择跟骨结节前侧 1 cm 左右处进针

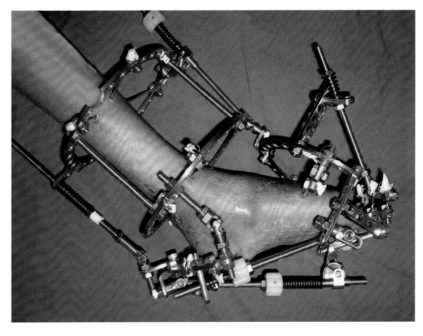

图 8-1-9　繁琐的部件不仅浪费了材料和时间，也混淆了后续的判断和调整，在治疗过程中无所适从

第二节　定　型

笔者在长期应用 Ilizarov 外固定矫形的过程中，灵感自来，琢磨出了相对稳定的足踝构型。只有人器合一，方能从优控制。首先是确定可快速简单变化的基础核心构型，然后万变不离其宗，再演变成其他构型，配合以肌腱平衡技术和有限的截骨技术，则几乎能应对大部分的足踝畸形。

一、核心构型及衍生

我们发展出的核心构型是其他构型的基础（图 8-2-1）。无论先天性、脊髓灰质炎、脑瘫、感染、外伤等原因，无论柔软或僵硬，畸形程

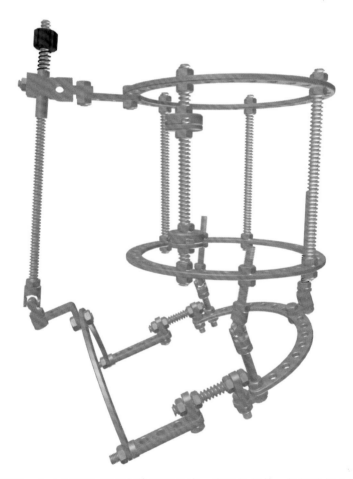

图 8-2-1　胫骨部分为固定环，由 4 根螺纹杆固定的双环组成，在胫骨侧的一根螺纹杆上安装 2 个组合式固定夹，穿针布局更方便简单，增加了稳定性。足部，分前足和后足两部分，前足部分根据足的大小，由 2~4 孔连接片和半环组成，后足部分的半环由多向关节铰链和胫骨部分相连接，前后足之间用螺纹杆相连，在矫正原发或继发畸形时，只需在前后足之间增加或减少配件，就能够调整不同的足踝畸形，而不需再次手术。减少了患者的痛苦，利于早期下地轻负重功能锻炼，大大缩短治疗周期

度或轻或重，畸形原发或继发，在基本构型的基础上，只需更换配件就能够矫正不同的畸形。

该构型和衍生构型治疗的主要畸形包括：马蹄足、马蹄内（外）翻足、马蹄高弓足、跟行足、踝上畸形（图 8-2-2）。总体来说，Ilizarov

矫正足踝畸形，无论病因如何，其原则相同。

二、装配标准流程

我们提出的核心和衍生构型，需要一个规范的装配程序。如果能按照程序走完，则可以

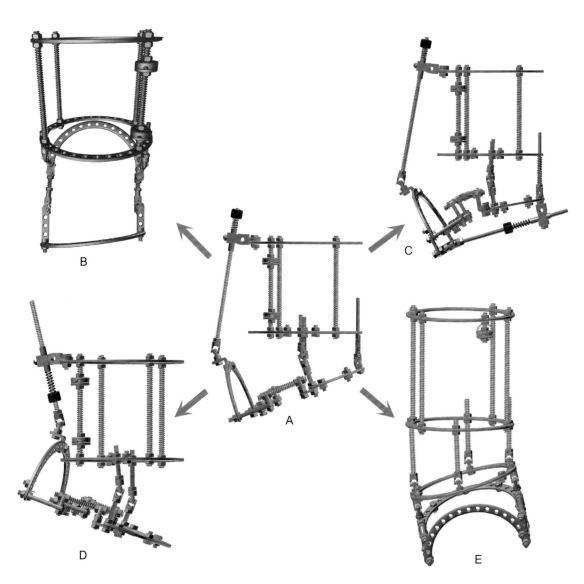

图 8-2-2　A. 核心构型矫正马蹄足。单纯马蹄足畸形在前后足两侧用螺纹杆连接在一起，前侧安装向上提拉、后侧安装向下推拉带弹簧的牵拉杆组成矫正马蹄足畸形的外固定架；B. 矫正马蹄内（外）翻足。在前足和后足两侧之间的螺纹杆加装能够左右活动的关节铰链，延长或缩短内外侧螺纹杆就能够调整足的内外翻畸形，组成矫正马蹄内（外）翻足畸形的外固定架；C. 矫正马蹄高弓足。在前足和后足两侧之间的螺纹杆加装能够上下活动的关节铰链，在足底部稍内侧安装带弹簧的牵拉杆，组成矫正马蹄高弓足畸形的外固定架；D. 矫正跟行足。只要把前侧和跟骨后侧提拉杆的弹簧和调节螺母换个方向，变成前侧向下推拉、后侧向上提拉带弹簧的牵拉杆，即可组成矫正跟行足畸形的外固定架；E. 矫正踝上畸形。在胫骨固定部分的 4 根螺纹杆增加关节铰链，以调整踝上的不同畸形，如果伴有足部的复合畸形，根据情况增加或减少前后足的附件同时矫正，组成矫正踝上复合畸形的外固定架

大大避免上述错误。该标准流程大概包括预装构型、穿针定位、小腿穿针、后足穿针、前足穿针五个步骤完成。

1. 预装构型　术前根据肢体的粗细和畸形情况提前组装好外固定矫形器，全环直径大小应与小腿周围之间保持至少两横指的距离，术中把器械角度和足部畸形角度调整一致。

2. 穿针定位　穿针顺序及器械安装是相对固定的，可以根据个人习惯完成，最终目的是在术中节约手术时间，术后取得良好的预期效果。我们习惯于术前预装好外固定构型，手术时套入外固定：第一根全针（橄榄针）穿入跟骨，优点：穿针时不受空间限制，不受位置的约束，进针点更准确；跟骨部位突出，皮肤和环之间容易提前调整

合适的距离。多数人不清楚第一根针的重要性。因此，Ilizarov 矫形中第一根针被称为定位针。第二根全针由踝上穿入（注意在踝上提前画出大隐静脉和胫后肌的位置以避开），第三根在近端环胫骨前内侧根据情况加 4.0 mm 左右的螺纹半针，优点：方便小腿和环之间空间调节，解放助手。因为足踝外固定架安装时，需要助手固定位置，如果不提前定位，助手在辅助操作过程中注意力会分散，外固定安装结束后某些部位会出现偏移，发生空间不对称，出现外观整体不协调，术后影响调整及效果。第四根全针（橄榄针）在距骨部靠近远端头颈部穿入，这根针固定后，环架的整体框架完成，可以轻松增加其他的钢针（图 8-2-3）。

3. 小腿穿针　调整好器械和皮肤之间的距

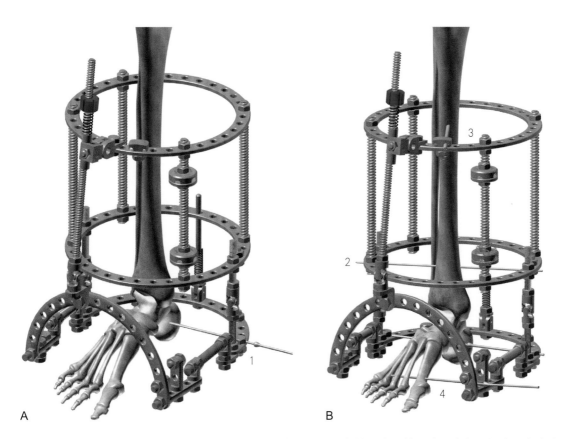

A   B

图 8-2-3　A. 第一根为跟骨针；B. 第二、三、四针分别为小腿全针、半针和前足针。外固定架即初步固定在小腿上，解放助手，若有偏差，由于针少很好调整

离为 2 横指。小腿针环布局：前四针后，继续
在小腿处加针，直至固定完成（图 8-2-4）。踝
上截骨矫形和延长时，在胫骨结节下增加一
个环，穿 2.0 ~ 2.5 mm 交叉针加 4.0 ~ 4.5 mm
左右螺纹半针固定（见第三节中"踝上畸形构
型"）。

4．后足穿针　小腿穿针固定完成，转向跟
骨增加螺纹半针固定（图 8-2-5）。

5．前足穿针　流程的最后是完成前足的穿
针和固定（图 8-2-6）。需注意的问题：跖骨越
靠近端弧形越大，进针点要选在远端头颈部，
穿针时如果跖骨远端松弛，可以穿一根全针
（至少穿过 3 根跖骨），在内外侧跖骨基底部各
穿一根螺纹半针固定。如果跖骨远端僵硬，不
要勉强把全部跖骨压平，要随着跖骨的弧度，
穿交叉全针，必要时在第一跖骨基底部增加一

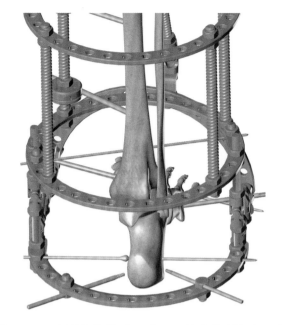

图 8-2-5　在跟骨的马蹄环或 C 环处内外侧各加一根
3.0 mm 螺纹半针固定

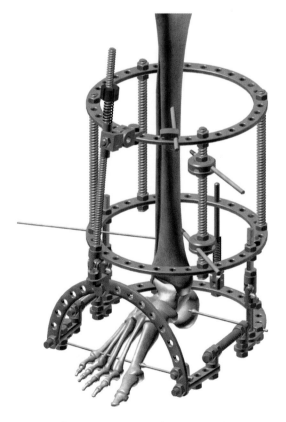

图 8-2-4　小腿双环固定：在小腿内侧近端环和远端环
分别增加一枚 4.0 ~ 4.5 mm 左右螺纹半针固定

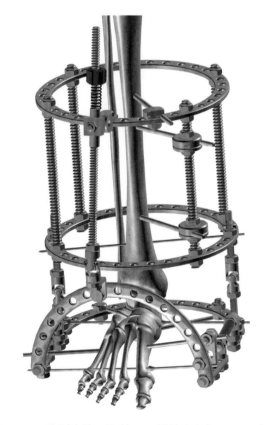

图 8-2-6　分别在第一和第五跖骨基底部加 3.0 mm 螺纹
半针，以避免在牵拉中前足针的滑动和变形

根螺纹半针固定。安装完成后活动踝关节，彻底松解钢针周围有张力的组织，并保持前后牵伸杆一定的拉力。

严重足踝畸形，不能按照上述标准流程进行，术中根据实际情况需要把各部分拆开单独安装后再连接在一起。穿针布局基本相同。

三、动力平衡

无论是俄罗斯还是欧美，在使用 Ilizarov 技术矫形的过程中，鲜有提及肌腱手术。Ilizarov 技术依靠缓慢的力量，似乎无坚不摧，但也有弱点。弱点之一便是肌腱的"拒绝屈服"。以秦泗河为代表的中国医生，充分吸取了 IEF 技术，也没有放弃传统矫形手术中的肌腱转位技术。不仅没有放弃，还有所创新。肌腱手术和 IEF 结合，一软一硬，使得矫形的疗效上了一个新的台阶。肌腱平衡，成为为数不多的中国学者

能真正反哺库尔干起源的技术之一。

要了解肌腱和其他软组织的平衡手术，则需要对足踝主要肌肉的作用进行简洁扼要的分析。

足踝主要有四个方向上的运动，即前侧、后侧、内侧、外侧。每个方向上都有一组或多组小腿和足的内在肌群维系，平衡即正常。任何一个方向上的力量出现变化，平衡则被打破，并导致连锁反应序贯发生，这是足踝畸形发生的一个重要机制。这四个方向上主控的肌肉力量来源于小腿，足的内在肌起辅助作用。因每块肌肉所起的作用不同，所以在力量上四个方向的绝对值并不均等，总体而言后强前弱、内强外弱。因此当出现小腿和足踝的伤病时，容易导致临床常见的跟腱挛缩（即单纯马蹄足）和内翻、高弓足畸形，当肌力不平衡继续加重时，可以演变为外侧负重甚至足背行走（图 8-2-7）。

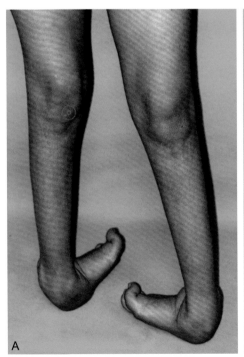 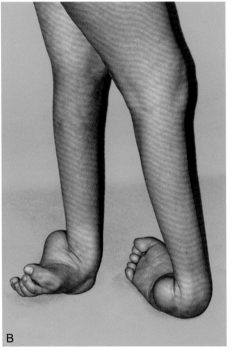

图 8-2-7　A. 肌腱动力的失衡如果长期得不到治疗，会从马蹄内翻足逐渐演变成依靠足背行走的"翻转足"；B. 由于足背缺乏正常足底均衡的受力面，缺乏坚韧的足底脂肪垫和筋膜，行走时摇摆不稳定，小腿肌肉萎缩。此类患者，治疗时越年轻，远期效果越好

从马蹄足到内翻、高弓到背行，畸形步步加重的背后离不开后强、内强的肌腱群力量的作用。由于天然的肌腱绝对力量的不对称，临床上马蹄内翻高弓足发生率要远远多于跟行足和外翻足。

上述足踝四个方向上的肌腱力量的角逐值得玩味。跟腱英文名为 Achilles 肌腱，传说古希腊战神 Achilles 无坚不摧的单挑能力是因为其出生时母亲倒提其双足，浸泡于冥河之中，得以全身刀枪不入，但跟腱没有泡到，最终由于跟腱受箭而被杀死。对 Achilles 而言，跟腱是软肋，但对我们普通人而言，跟腱却是人体最强大的肌腱。日日行走，足踝又是体重传达的最后一环，跟腱的强大是必需的。因此以之为代表的胫后肌群是非常强大的。一旦足踝伤病，前后方向上胫后肌群一方独大，克制弱小的背伸力量，迅速产生马蹄足畸形（跟腱挛缩）、内翻内收畸形、屈踇屈趾畸形。而前侧的胫前肌群总体力量弱小得多，肌腱直径都小得多。其中胫骨前肌算是"老大"，其直径几乎等同于胫骨后肌，但越过踝中线后，则转向内侧，产生了部分内翻内收的力量，导致已经可怜的足背伸的力量进一步减小。在足踝内、外两个方向上，按照肌肉的起止点分析，趾长屈肌和趾长伸肌都可以算是中立肌，在前、后力量上，胫骨前肌、踇长伸肌和胫骨后肌、踇长屈肌是拮抗的，但在内收内翻上，这四个肌腱却是协同肌，合起来"欺负"外侧弱小的腓骨长短肌和第三腓骨肌。这是内翻内收畸形多见的重要原因。在小儿麻痹后遗症和一些原因不明的疾病中，我们看到最多的病例是从足外侧肌力量的减弱开始的，腓骨长短肌腱失效，然后是踝背伸力量逐渐减弱和失效，马蹄足、内翻足、高弓足开始出现。肌力在足踝前、外方向的天然弱势造就了内、后方向上的相对"亢进"。虽然也有平底足（胫骨后肌腱失效）、外翻足和跟行足这些畸形的出现，但"后强"和"内强"一直是主流。除了腿部肌肉，还有足部肌。如结合

踇短屈肌、踇展肌、蚓状肌、骨间肌和足底腱膜、韧带综合考量，则情况会更复杂，但总体力量的角逐结果和上述分析是一致的。我们从大量临床经验得出的这四个方向上肌腱的分析，能简洁扼要地让初学者理解足部软组织平衡的机制，从而理解为什么要做肌腱手术，以及如何去做。

从更高一个层面分析，无论人还是其他哺乳动物，肢体屈的力量总是天然占优势，如屈髋力大于伸髋力，屈膝力大于伸膝力，屈踝（跖屈）力大于伸踝（背伸）力，因此屈髋、屈膝、屈踝畸形远多于伸髋、膝反屈、跟行足畸形。上肢腕、肘也是屈曲力强，伸直力弱。当出现破伤风、颅脑外伤以及其他去中枢化的伤病时，患者容易出现四肢关节屈曲的抽搐和挛缩。这种屈伸力量的天然不对称，是人类和其他哺乳动物生存所必需的。

在牵张再生的过程中，比较容易再生的恰恰是坚硬的骨，截骨后再生是比较容易的，其次是血管和神经，在有序的牵张力下，也容易延长数厘米而无明显的不良反应。而真正最难再生的是肌腱和韧带，尤其是以跟腱为代表的大肌腱，其阻力之强、反弹之猛，非切断和松解，则无以制衡。国外的文献中提到较多的是跟腱，而对其他一些肌腱，则提的比较少。当今骨科发展形成了以脊柱、关节、创伤为三个主要方向，手显微外科、足踝、肿瘤、儿童骨科、肩肘、运动医学等亚专科次之的局面，这些学科中对肌腱平衡手术的提及是散在而不系统的。关于肌腱的手术，除了手外科创伤后重建、周围神经损伤后转位重建、关节置换时松解以外，骨科书籍中已很少提及。对于一个初学者来说，一时众多的肌腱转位技术，似乎都有效果，有无从下手之感。好在中国的秦泗河团队，依然坚持并发扬了这种技术，提炼出了一些经典方法，并在大江南北推广，这些技术已经成为秦泗河理论体系蜚声世界最重要的核心技术之一。通过四十年数万病例的应用，被

证明是行之有效的。简单来说，和足踝相关的肌腱和软组织技术主要有三种：松解、紧缩、转位。

1. 松解　松解技术最为常用。足部诸多畸形中，大多是踝背伸的力量减弱或消失，而踝屈曲和内翻的力量过强，遂导致马蹄足、内翻足、高弓足、爪形趾等一系列畸形。各种松解术中又以跟腱松解最为常用。松解跟腱常规用 10 号圆刀片切开做 Z 形松解，或 11 号尖刀片做多点皮下松解。笔者推荐用 9 号和 15C 刀片（图 8-2-8）。

跟腱有两种主要的松解方法：一是纵向切开后 Z 形松解；二是皮下多点松解。前者松解能力强。后者弱，适合于儿童或挛缩轻的患者。对于导致高弓足的跖腱膜和蹈展肌腱，也可以一并皮下松解（图 8-2-9）。

除了跟腱，足部还有两个重要肌腱：胫前肌腱和胫后肌腱。虽然一前一后，两个肌腱却有共同的足内翻的协同作用。但胫后肌腱有屈踝、维持足纵弓作用，因此马蹄内翻足或高弓足时，胫后肌腱一般要松解或转位；胫前肌腱内翻力量为主（图 8-2-10），有较弱的伸踝作用，一般马蹄足畸形该肌腱都失效拉长（中重度马蹄内翻足时，此肌腱可有挛缩）。因此松解少，主要用来紧缩或转位。蹈长屈肌腱和趾长屈肌腱有弱的屈踝和强的屈趾作用，是否松解要看足趾的畸形情况。

2. 紧缩　当肌肉失去肌力，又无动力转位而来时；或者其他各种原因不适合做踝关节融合者，可以考虑进行肌腱紧缩增加张力进行静态维持。但该方法术后肌腱容易再次松弛导致失效。也可以将肌腱在骨上打孔缝合或用锚钉缝合更稳定些。常用的方法有两种，一是伸踝肌腱悬吊固定，在踝上切口，显露骨的部分打孔，找出伸蹈伸趾肌腱从近端切断，穿入骨洞后拉紧，背伸踝关节，使各足趾远端抬起后固

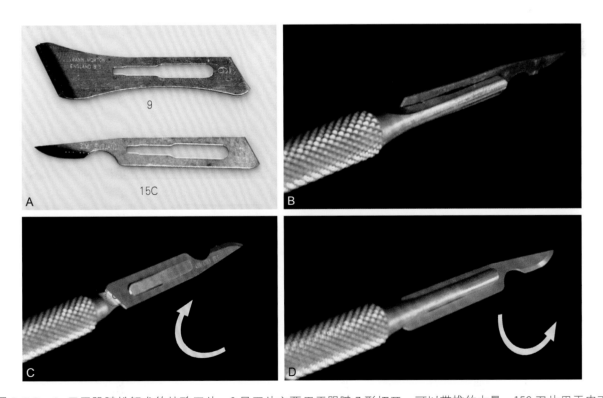

图 8-2-8　A. 用于肌腱松解术的特殊刀片。9 号刀片主要用于跟腱 Z 形切开，可以带推的力量，15C 刀片用于皮下多点松解，其刀头过皮肤后有个凹槽，深入时在皮下旋转方便，不容易把皮肤切得太长；B. 皮下松解时，先顺着肢体长轴纵向切入；C. 右旋；D. 或左旋切断挛缩的肌腱或筋膜束

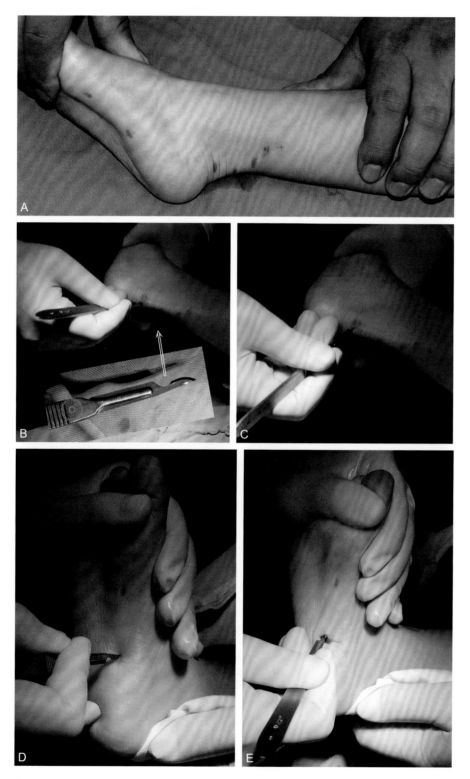

图 8-2-9　A. 儿童马蹄内翻高弓足畸形，拟行跟腱三点和跖腱膜两点皮下松解术；B. 15C 刀片顺跟腱长轴皮肤进入皮下；C. 旋转 90° 横断部分跟腱，以此类推，皮下多个小"Z"形松解和延长跟腱；D. 同法对跖腱膜进行松解，纵向入刀；E. 旋转、切割松解紧张的束条，多处松解，直至无紧张的束状带为止

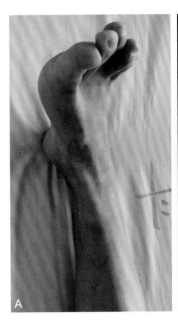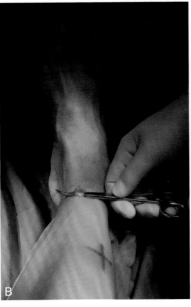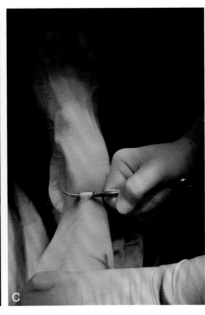

图 8-2-10　A. 一例成人马蹄内翻足的术前胫骨前肌腱，已经挛缩，并将足拉至内翻畸形位；B. 术中用血管钳轻轻插入肌腱下；C. 挑起肌腱，显示足的内翻进一步加重

定。术后方便患者行走时前足不易触地，避免绊倒。二是跟腱紧缩固定，直接把跟腱重叠缝合或取一半绕过腓骨轻度跖屈位固定。成人最好加距下关节融合，增加足的稳定性。

3. 转位　肌腱转位技术是足踝畸形矫正中的灵魂技术。但术前一定要认真查体，综合评估，制订合理的手术方案。轻中度畸形可以单纯或同时截骨矫正加肌腱转位，如果畸形严重、僵硬、瘢痕挛缩等，同期进行肌腱转位不能达到预期效果，可以考虑二期再行手术。正常要求转位的来源肌腱其肌力至少要 4 级以上。我们的经验，即使原肌腱肌力达不到正常，但它是造成畸形的主要原因之一，就可以松解或取出转位，消除致畸因素。足内翻畸形中，较为常用的是用胫后肌腱转位代瘫痪的踇长伸肌腱、趾长伸肌腱（图 8-2-11），胫前肌腱（或其 1/2）外置固定于腓骨短肌腱或第三腓骨肌，其目的是减弱内侧力量，增强外侧力量，来纠正足下垂或马蹄内翻足畸形（图 8-2-12）。跟行足畸形，小腿三头肌力量强大，任何肌肉都不能替代，

常需双肌联合转位代跟腱。腓骨长短肌腱、胫后肌腱、胫前肌腱都是常用转位肌腱。前足可使用趾长屈肌腱劈开后经皮下转位趾长伸肌腱的技术，既削弱了屈趾力量，又保留该力量为伸趾，较好地解决了爪形趾、弓形趾等畸形。

四、截骨融合

截骨融合主要应用有限截骨的方法，IEF矫正畸形，不主张大范围截骨融合，成人和僵硬性的足部畸形，只做小范围有限截骨，应用外固定缓慢牵伸，最大限度保留足的大小。儿童的足部畸形，原则上不做截骨，矫正后依靠各关节自行适应新的应力，促进足的发育。

常用的是距下、跗横、三关节截骨术。中重度马蹄内翻足、跟行足及部分成人僵硬的高弓足手术，有限截骨后可以迅速纠正一部分畸形，大大缩短了治疗周期，还可以使畸形不易复发，稳定了术后效果。关于手术方法，各足踝外科经典书籍中都有，此处不再展开。但应用 IEF 治疗的畸形，由于牵引力的关系，牵张

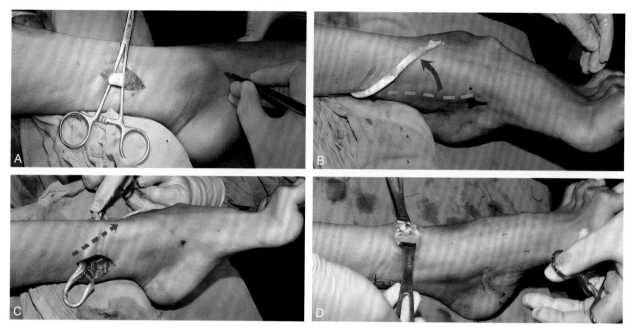

图 8-2-11　A. 胫后肌于内踝尖远侧皮肤小切口切断抽出；B. 拟穿骨间膜转位到前方加强趾长伸肌腱或踇长伸肌腱，蓝色虚线为其原走行；C. 血管钳穿骨间膜抽胫后肌至前外侧，红色箭头为其转位后的走行方向；D. 移位后的胫骨后肌腱缠绕趾长伸肌腱和（或）踇长伸肌腱缝合固定

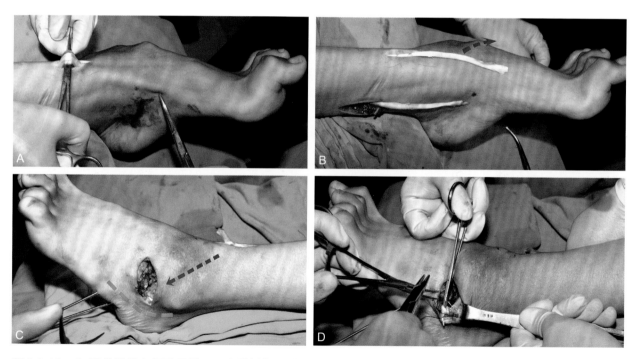

图 8-2-12　A. 胫前肌腱走行显示明显，血管钳指示其远端切断处；B. 切断抽出拟外置转位加强腓骨短肌腱，箭头显示转位方向，下方为抽出的胫骨后肌腱；C. 红色箭头显示新的转位方向，蓝色虚线表示腓骨短肌腱走行；D. 胫骨前肌腱缠绕腓骨短肌腱缝合加强中

成骨和压缩的作用，一般无须从其他部位植骨，本身就可以成骨，因此其截骨后的再复位和关节融合操作上比使用内固定方法要简单快捷。

五、统筹

畸形矫正到最后一步有一个共同的困惑是踝关节固定在什么位置？什么情况下过伸位固定，什么情况下又跖屈位固定？有关文献也没有统一的标准，一般都是过伸位固定，防止畸形复发。我们在大量的临床病例中总结了一些经验，供同道们商讨。

在儿童青少年或短期内外伤后僵硬、瘢痕挛缩等无骨性改变者，踝关节要调整到0°或过伸10°左右固定，以防畸形反弹。多种原因致小腿三头肌肌力较弱，又伴有跟腱挛缩，踝关节不能调整到过伸位，要适度保留轻度跖屈位，必要时取周围正常的肌腱转位，增加跟腱的力量。成年人中度以下的马蹄足，小腿三头肌肌力好，无不适症状，或踝前骨赘行关节镜、切开清理后，足矫正到背伸0°位，术后常规牵开踝关节。成年人重度马蹄足畸形，因长期马蹄位负重，踝前关节面失用性萎缩，致距骨发育不良，甚者有骨赘形成。如果在屈膝位时踝关节被动活动度很小，挛缩肌腱仅做有限延长，行三关节、距骨周围"V"形截骨等，使截骨端移位，用软组织和骨性相结合来矫正大部分马蹄足畸形。因肌力不均衡、长期失用等原因，患侧肢体比健侧都有长度不等的短缩，所以还要保留足下垂10°左右，通过垫高足跟等方法，便于日常行走。术后调整要牵开踝关节间隙，进一步减少踝前碰撞，利于关节面修复，增加部分关节活动度，减缓或预防骨性关节炎的发生。

治疗期间到调整结束，要让患者定期松开前后牵拉杆，主、被动练习足部的屈伸运动，活动结束，把踝关节固定到放松前的位置。调整过程中出现踝关节脱位，要安装配件使关节复位。佩戴外固定架康复期间，如果条件允许，拆架前最后一个月安装踝关节弹性装置，更利于关节功能的恢复。

成年重度足踝畸形不同于儿童青少年，由于长期畸形位负重，机体已产生适应性改变，如果只考虑畸形的矫正，而忽略患者功能的改善，就会出现原本畸形但可行走的足恢复了基本的正常形态后而丧失了大部分行走功能。畸形的矫正目的首先是改善功能、提高生活质量，而外观的矫正是相对的，不能片面追求解剖学上的改善。

肢体畸形中，骨性畸形和软组织畸形，究竟谁先谁后谁为主？这似乎是"蛋生鸡还是鸡生蛋"的老问题。我们的观察，两者互为影响，有时骨性为因，引发软组织畸形，有时软组织为始发，骨性随之。骨与关节畸形引发的软组织挛缩，比较好理解。如膝关节内侧骨性关节炎，导致膝内侧副韧带挛缩；胫骨平台外伤后前倾，导致膝后侧韧带松弛、膝反屈；外踝损伤后短缩，导致踝外翻畸形、外侧副韧带挛缩和内侧副韧带松弛；髋关节DDH，导致髋内收肌、外展肌、臀中肌挛缩等。此种情况多见，产生结果快。而软组织始发引起的骨性畸形，容易为大家忽略。多关节挛缩症中膝、髋和踝的屈曲挛缩甚至导致长骨发育受限，肢体短缩，关节内外翻、前后倾等各种畸形。此类畸形的产生时间长，往往需要数年和数十年。因此在关注关节畸形、关注肌腱平衡的同时，也应该关注骨的发育畸形（注意不是关节畸形）。婴幼儿马蹄内翻足若不纠正，成人后会出现骨性上的小足畸形（发育不全）和跟骨自身内翻畸形；长期高弓内翻足不纠正会引起距骨变短（图8-2-13）、跟骨内翻（图8-2-14）等骨自身的畸形。早期进行肌腱转位，消除致畸因素，减缓或预防畸形的进一步发展，尤为重要。

总之，足踝的畸形中，软组织畸形和骨性畸形，两者互为影响，多数是软组织为始发，骨性随之，少数为骨性为因，软组织伴随。水能载舟，亦能覆舟。骨为强，软组织为弱。强能克弱，弱也可胜强。

"宝剑锋从磨砺出，梅花香自苦寒来"。真理来自于曲折的道路，掌握了整体的理念和方法，手术容易规范、简单、漂亮、自信！

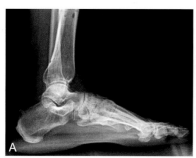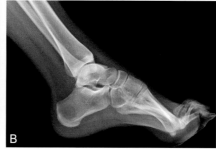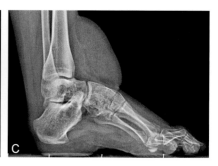

图 8-2-13 A. 正常成人的足侧位片；B. 患者男，15 岁，马蹄高弓足，除了高弓足畸形，距骨略短，跟骨和中足骨大致正常；C. 患者男，30 岁，高弓足畸形，距骨变短，跟骨变短明显，中足骨楔形变，足底侧短缩

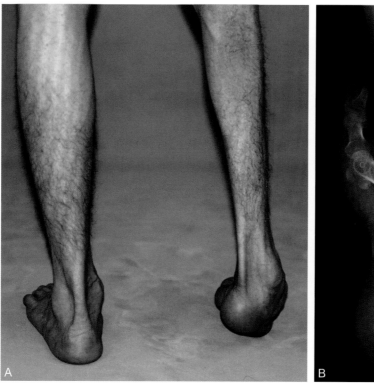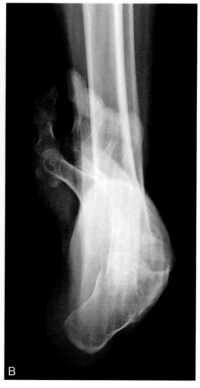

图 8-2-14 A. 长期的马蹄内翻足，跟腱不仅挛缩，还移至内侧；B. 导致的不仅仅是距下关节为主的关节内翻畸形，还继发跟骨的内翻畸形。水滴石穿，肌腱的长时间内翻应力可以导致坚硬的骨骼发生形变

第三节 衍 生

核心构型通过增减部件，即可衍生转变为其他构型。我们以五种常用构型为代表，详细阐述其原理和方法。

一、马蹄足构型

该构型即为核心构型，在前后两个方向上的调整，可以治疗马蹄足畸形（图 8-3-1）。

临床应用中，对单纯的马蹄足畸形简单有效（图 8-3-2）。

术后 5 ~ 7 天拍摄 X 线片后，待局部肿胀、疼痛减轻即可实施牵伸治疗。牵伸前应先通过旋转两侧关节铰链螺纹杆上的螺母，使踝关节间隙牵开 0.5 ~ 1.0 cm，以防关节面的挤压。旋转踝前的弹簧牵伸杆，牵伸速度应保持在每天 2 ~ 3 mm，分 3 ~ 4 次完成，使踝关节产生持续向上的提拉力；压缩跟骨上牵伸杆的弹簧，对跟骨产生持续向下的推拉力，从而逐渐矫正马蹄足畸形。治疗期间应加强患肢的适当负重功能锻炼。儿童期的跟腱挛缩，可行皮下多点松解，应用外固定缓慢矫正到踝过伸 10° 为佳。成年人可根据情况保留足下垂 10° 左右。严重马蹄足，复合畸形多见，多同时合并高弓、内翻等畸形，可考虑辅以三关节、距骨周围截骨等方法。调整完成后保持佩戴外固定架 2 ~ 3 个月左右，拆除外固定后石膏固定或佩戴足踝支具 3 ~ 6 个月。畸形严重者，适当延长佩戴支具

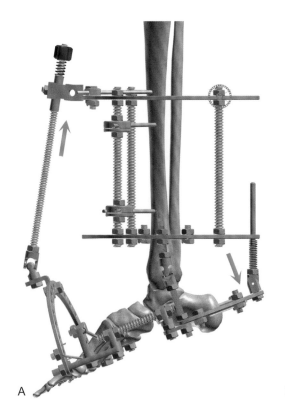
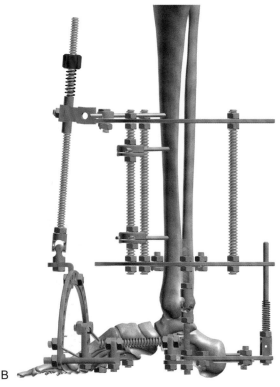

图 8-3-1 通过前后两个方向的调整，显示马蹄足得到矫正。A. 术前；B. 术后

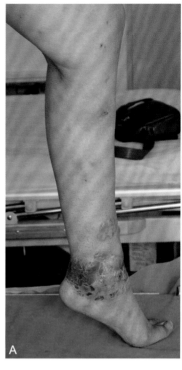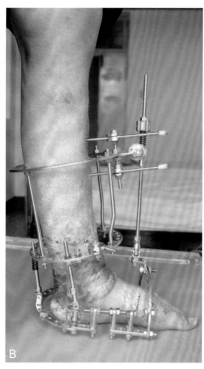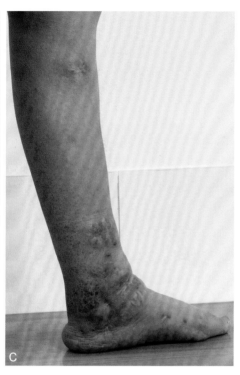

图 8-3-2   A. 14 岁儿童创伤后单纯马蹄足畸形，无高弓和内外翻畸形；B. 上述构型安装到位，后推前拉，畸形逐步得到矫正；C. 矫形到位并稳定后拆除外固定

时间，后期可以白天松开，晚上佩戴，进一步巩固效果，防止畸形反弹。

二、马蹄内翻足构型

先天性或后天多种原因所导致的马蹄内翻足畸形临床常见而治疗困难，足踝畸形中马蹄高弓足畸形和马蹄内翻足畸形组装最复杂，构型多样化，没有统一的构想。有时两种畸形又互相伴随，更增加了治疗难度。早期我们尝试过各种不同的构型，不断探索，遇到的问题和挑战很多（图 8-3-3）。另一个困难是，当时全部是单向关节，没有多向关节。单一畸形单向铰链足够，但复杂的多维畸形，单向关节的角度不够。常常是畸形还没有完全矫正，外固定架已经严重变形。比如在跟骨内翻时，虽然可以把单向关节转 90° 来调整，但内部力量"打架"，外固定架容易变形。后来我们使用连接片和一个单向关节改装成多向关节，才部分解决了问题。

出现的这些问题，如外固定架过于复杂、调整过程中偏移以及穿针不合理导致外固定架变形等，只能通过再次手术换位置加针。如果调整没有完全到位，只能早期拆除外固定更换石膏等方法解决。

在核心构型的基础上，只需在前后足连接部分加装关节铰链，就可以用于马蹄内翻足畸形的调整。经过大量的临床检验，证明改进的器械构型和穿针布局合理，安装与调节方便（图 8-3-4）。术后患者可以佩戴外固定架足负重锻炼，临床效果满意。2006 年，该器械构型已取得了国家实用新型专利。近几年，国内新器械如雨后春笋，但足踝的常用构型基本是我们改进后的延续。

术中调整器械方向与足内翻畸形相一致，前侧的牵拉杆位于足前外侧，后侧位于跟骨内侧，两侧的铰链中心靠近内、外踝的位置，利于足内翻畸形的矫正（图 8-3-5）。

马蹄内翻足畸形主要发生在距下关节周围，

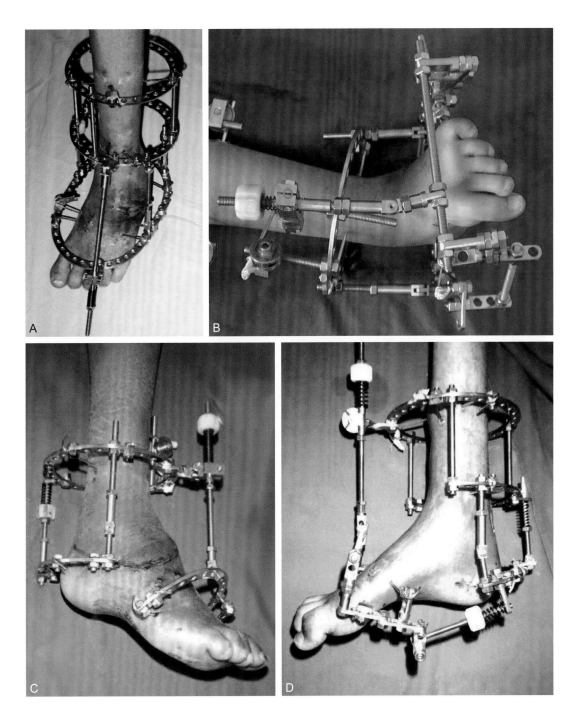

图 8-3-3　A. 前后足一体 U 形固定，前侧空间不足，足在外固定架外，调整困难，前方牵拉杆远端突向远侧，影响行走和美观，前足部位针都固定在中足，导致提拉效能下降；B. 腿只有一个固定环，稳定不足，容易变形，足前方的牵拉杆连接处是自行改装的多向铰链。畸形矫正靠一根橄榄针在框架内牵拉完成，矫形不完全，前足的复合畸形很难同时矫正；C. 前后足单元之间没有连接，只适合简单固定；D. 早期没有多向铰链，调整跟骨内翻时，必须把单向关节转 90° 来调整，外固定架容易变形

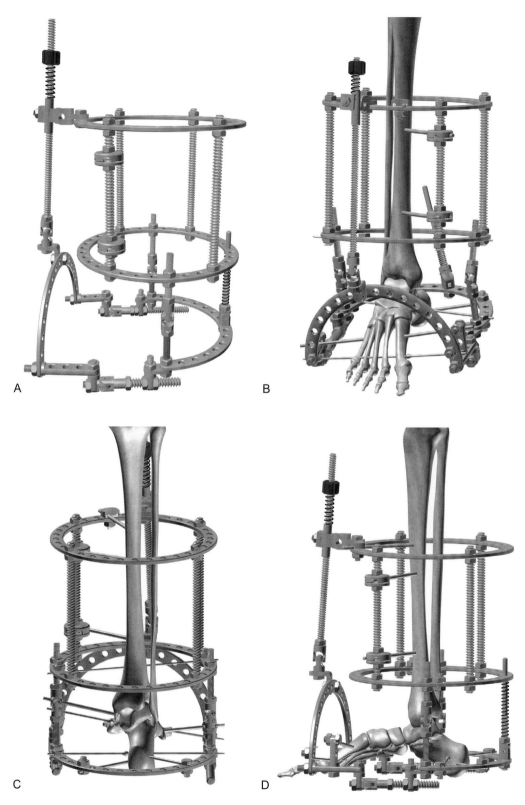

A　　　　　　　　　　　B

C　　　　　　　　　　　D

图 8-3-4　A. 器械的基本构型；B. 先矫正足内翻、内收畸形；C. 可以同步调整跟骨的内翻，节约治疗周期；D. 如果残留足下垂畸形，最后调整到合适的位置

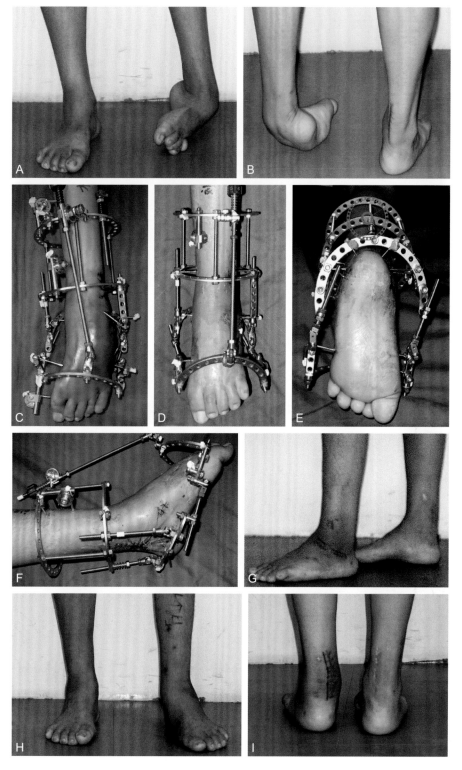

图 8-3-5 A、B. 19 岁男性，脊髓拴系综合征导致的左侧重度马蹄内翻足畸形；C. 术中三关节有限截骨，即刻矫正了一部分畸形，外固定按残存内翻畸形的位置安装；D、E. 术后 25 日，残存内翻畸形完全矫正；F. 最后矫正马蹄足畸形；G～I. 术后 14 个月复查，畸形矫正满意

内收畸形主要发生在前、中足，高弓足畸形以中足为中心，大部分发生在跗横关节之间（图8-3-6）。矫形的原则是反其道而行之。

在距骨的外侧穿入一枚 3.5 mm 左右的螺纹半针和踝上环固定，其作用：调整足内翻内收时，由于这根半针的固定，力量更容易作用在

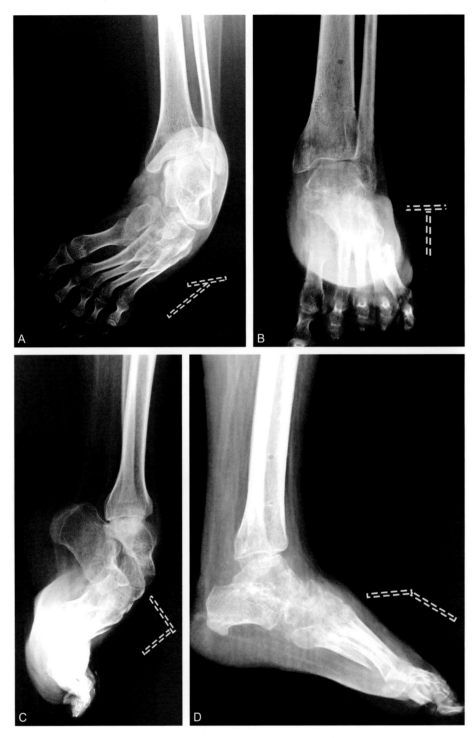

图 8-3-6　图 8-3-5 同一患者，患足内翻为主，高弓为辅。**A.** 内翻很少发生在胫距关节，而多在距下等周围关节；**B.** 大部分距下或距骨周围截骨即可取得满意效果，注意矫正前后之角度变化；**C.** 高弓以中足为中心，大部分发生在跗横关节之间；**D.** 沿足长轴牵开即由高弓变为正常足弓，注意矫正前后之角度变化

畸形部位或有限的截骨部位。在调整跟骨内翻时，防止距骨在踝穴内位置的改变。畸形调整完成后，如果遗留马蹄足畸形需要调整，把半针由踝上环固定改为和足部的环固定，利于足下垂的调整（图8-3-7）。

术后5～7天即可实施牵伸治疗。矫正顺序：先逐步矫正前中足的内翻、内收、后足跟骨的内翻畸形，后矫正马蹄足畸形，矫正马蹄足畸形时要先牵开踝关节间隙，距骨的固定针要由踝上固定改为和足部固定。牵伸速度应保持在每天2～3mm，分3～4次完成，并扶助行器下地行走锻炼。

调整过程中可因器械的连接点太多而互相干扰。尤其重度足内翻畸形，调整一段时间后，如果外固定架变形严重或互相制约，最好把器械各连接点松开，通过手法矫正各残存的畸形，矫形满意后再重新固定，以保证最佳的治疗效果。调整结束后2～3个月，拆除外固定架应用石膏或佩戴足踝支具。如伴有胫距关节面倾斜，需要做踝上截骨同时矫正。

三、马蹄高弓足构型

图8-3-8所示为我们对马蹄高弓足畸形外固定架的早期探索。

标准马蹄高弓足外固定架构型依然从核心构型变化而来，可以治疗先天或后天多种原因引起的马蹄高弓足畸形（图8-3-9）。术中调整器械方向与畸形一致，中足两侧的铰链中心要对准足弓的顶点。前足的穿针位置要在距骨远端，更有利于高弓足的矫正。

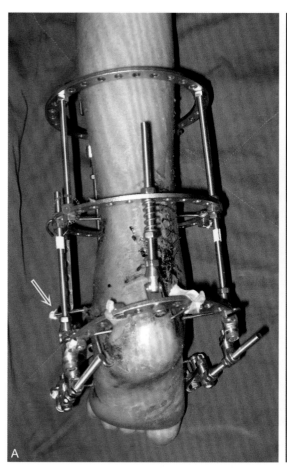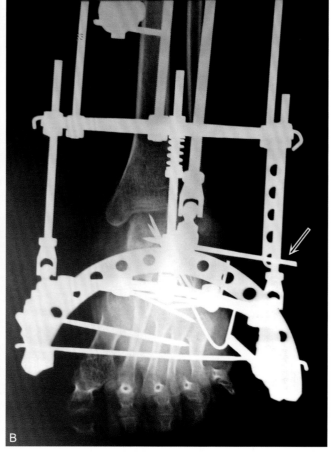

图8-3-7　图8-3-5同一患者，距骨针位置，A、B图中箭头所示

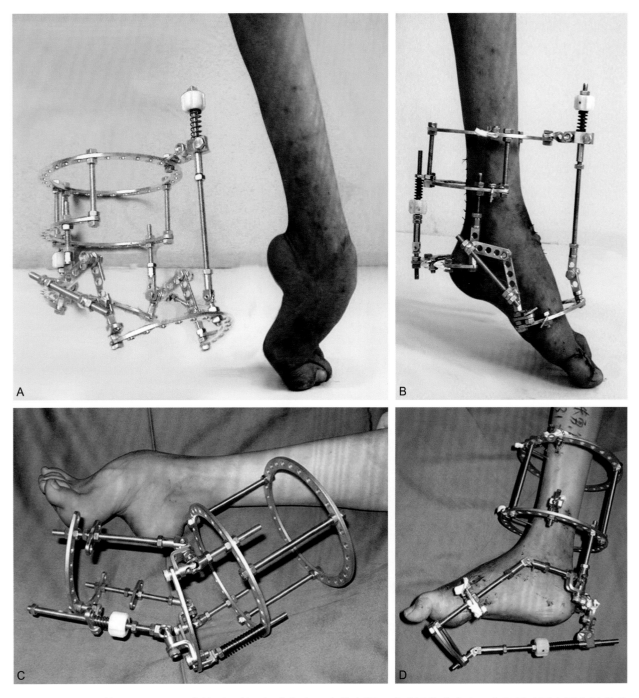

图 8-3-8　**A、B.** 按照 Ilizarov 经典构型组装，组装复杂，安装麻烦，术后调整难度大。高弓足畸形主要靠关节截骨矫正，在临床中组装使用过一次；**C、D.** 另一构型考虑到了在足底增加弹性牵伸杆，但足背前侧没有加装提拉杆，不能保持一定的张力。如果马蹄高弓足畸形矫正后，遗有足下垂畸形，还要单独加装零部件，才能同步矫正

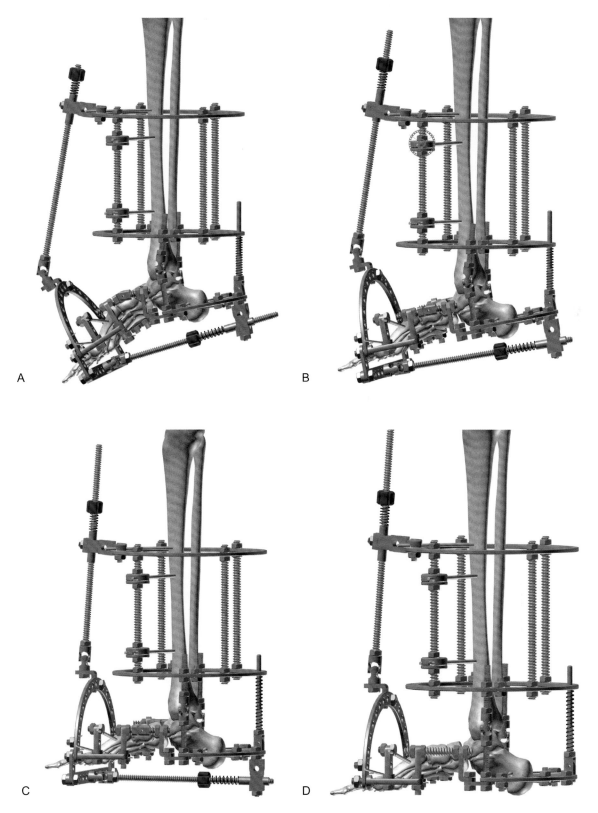

图 8-3-9　A. 标准高弓足构型；B. 高弓足畸形矫正后，遗留轻度马蹄足畸形；C. 最后矫正遗留的马蹄足畸形；D. 畸形全部矫正后把中足两侧关节更换为螺纹杆固定，防止高弓回缩，去掉足底的牵伸杆，利于足负重和功能锻炼

常规术后 5 ~ 7 天拍摄 X 线片，待局部肿胀、疼痛减轻即可实施牵伸治疗。踝关节间隙要牵开保持，以防关节面的挤压。在调整过程中，中足两侧的螺纹杆定期打开往前推进，更利于高弓足畸形的矫正。旋转推进足底的弹簧牵伸杆，牵伸速度应保持在每天 2 ~ 3 mm，分 3 ~ 4 次完成。定期摄片测量角度，确定高弓足畸形是否矫正，遗留的马蹄足畸形继续调整到合适的位置。在调整足底的牵伸杆时，足下垂会随着高弓足畸形的矫正，自行缓慢纠正一部分畸形，所以足前侧的提拉杆要保持一定的张力。马蹄高弓足畸形矫形结束后在足两侧增加附件固定，防止拆除足底的牵伸杆后高弓畸形回缩，拆除后，更利于全足负重功能锻炼，保证治疗效果。

高弓足畸形的改变主要在跗横关节或跗骨间关节，多合并跟腱和跖腱膜挛缩。儿童青少年尚无骨性畸形改变，只需松解跟腱和跖腱膜，应用外固定缓慢牵伸矫正。合并骨性畸形，通过 X 线片画线确定畸形顶点在跗横关节或跗骨间关节，可行有限截骨，应用外固定牵伸治疗，畸形矫正后不易复发（图 8-3-10）。

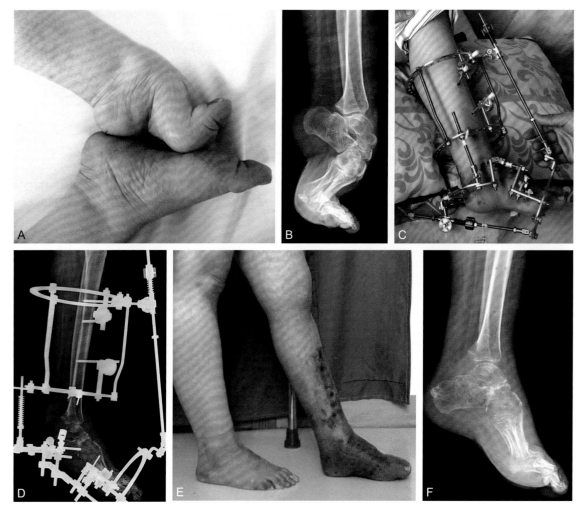

图 8-3-10　A、B. 50 岁女性，马蹄高弓足畸形；C. 术后 2 个月，畸形已经明显改善；D. 术后 4 个月 X 线片表现，注意构型已经变化；E、F. 术后 6 个月高弓足畸形矫正，保留 10° 左右跖屈，穿带跟鞋即可弥补其不足

四、跟行足构型

多种原因引起的以踝关节背伸挛缩为主、单靠足跟行走负重的畸形为跟行足（仰趾足），主要原因是跟腱部分或全部瘫痪，足背伸肌正常或挛缩所致。年轻患者，无骨性改变，畸形矫正相对简单。用肌腱转位代跟腱，就能取得良好效果。成年人一般合并骨性畸形，跟骨因长期负重的关系，相对垂直，可行距下或三关节融合术，使足部后移，用踝周正常肌腱移位代跟腱。器械安装、术后处理原则同前，但矫形方向为下推前足、后提后足，逐渐矫正畸形。保持跖屈位固定2~3个月，拆除外固定后石膏塑型或佩戴踝足矫形支具。

图8-3-11所示为我们对跟行足外固定架的早期探索。

标准矫正跟行足（仰趾足）畸形的外固定架一样从核心构型变化而来（图8-3-12）。

临床应用中，可在后跟上再增加提拉的力量以巩固矫形的结果（图8-3-13）。

五、踝上畸形构型

踝上截骨用来矫正多种原因引起的胫距关节倾斜、旋转等胫骨远端骨性畸形。如果伴有足部的畸形可以增加附件同时矫正。如腓骨缺如引起的踝足复合畸形；如严重足内翻，胫距关节长期内侧受力，出现关节面倾斜，变窄，都需要在踝上截骨矫形改变负重力线。踝上畸形伴肢体短缩，单纯截骨矫正时（<5 cm），可以踝上截骨加延长在同部位进行。短缩过多或踝上截骨后必须截骨端移位来恢复下肢解剖轴线，就需要两处截骨完成，一处踝上截骨矫正，

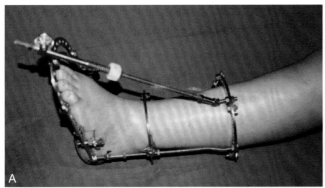
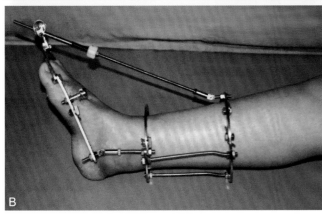
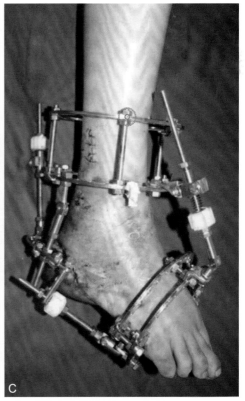

图 8-3-11　早期跟行足构型。A、B. 踝前侧往下推的力量有，但跟骨没有加半环，如伴有其他畸形，不能同时矫正，踝前的滑动杆装置在远端，随着足跖屈加大，功能锻炼非常不便；C. 增加了前后足之间的铰链连接，构型进一步合理，有前推后拉，有内外推拉和铰链，但前足使用双半环，过于繁琐

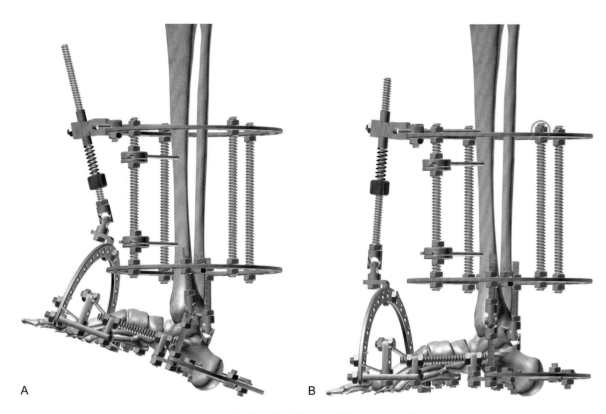

图 8-3-12　A. 跟行足基本构型，前推为主；B. 畸形矫正

另一处在胫骨结节下截骨延长。

　　图 8-3-14 所示为我们对踝上畸形外固定架的早期探索。

　　标准踝上畸形外固定架的构型适用于多种原因引起的胫腓骨下端畸形、踝足部的复合畸形（图 8-3-15）。安装时，外固定架要调整到和畸形方向相同，关节铰链的位置要和截骨部位相对应。畸形部位太靠近关节时，必须遵照 CORA 原则，使截骨端位移以恢复下肢的解剖轴线。如果患者胖重，或需同步延长时，要增加环的数量，维持稳定性。

　　踝上部分的畸形截骨后根据情况可即时矫正，但畸形太重或伴胫骨短缩时，需要缓慢矫正（图 8-3-16）。胫骨远端踝上环加半针，增加跟骨半环固定来加强截骨远端的 IEF 单元强度。跨踝固定既能保持截骨段的稳定，又能维持踝关节的有限活动度。如伴有足部的复合畸形，应同期矫正。

　　常规术后 5 ~ 7 天拍摄 X 线片，开始调整，速度为每天 1 ~ 2 mm，分 3 ~ 4 次完成。内外侧螺纹杆撑开或缩短可矫正踝上内外翻畸形，前后侧螺纹杆撑开或缩短可矫正踝上前后弓畸形。四根杆同步推进，可以延长。根据骨愈合情况分次拆除 IEF，跨踝固定的跟骨半环，可以在踝上畸形矫正后 3 周左右去除。

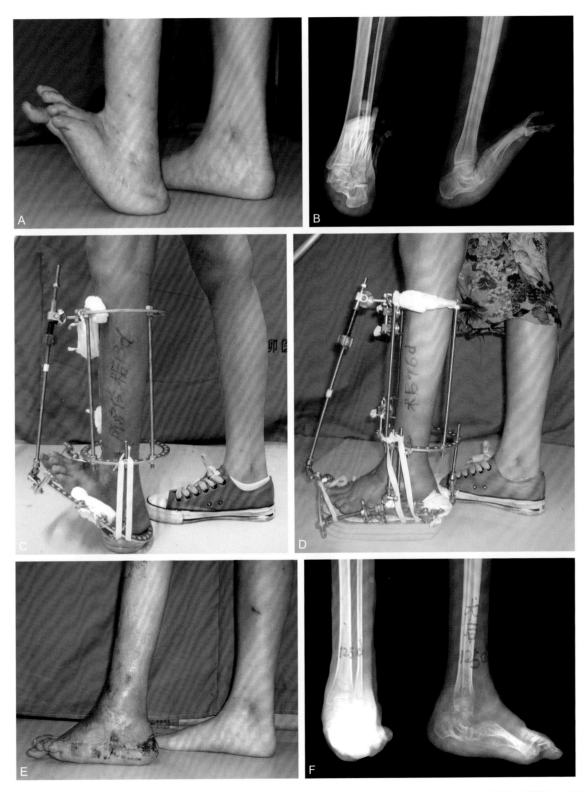

图 8-3-13 A、B. 23 岁女性，先天性左仰趾足；C. 术后 13 天畸形矫正中；D. 术后 76 天，畸形基本矫正，后足增加了提拉跟腱的部件；E、F. 术后 125 天，拆除外固定架，重度仰趾足畸形完全矫正

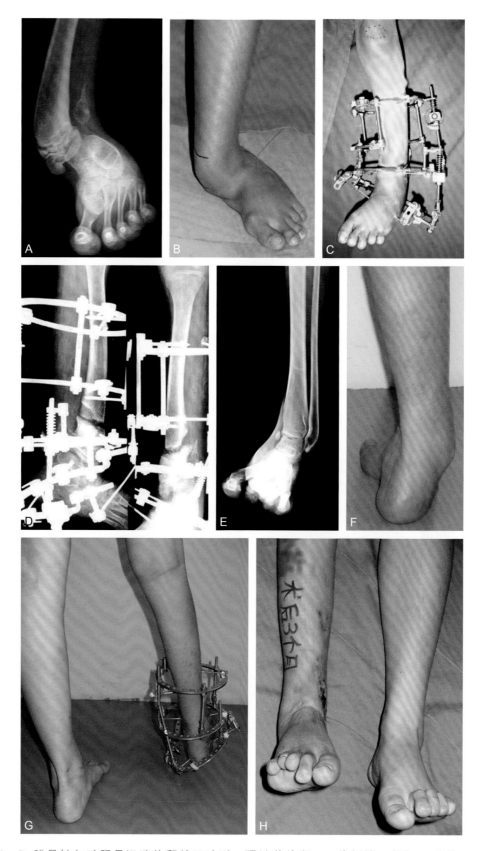

图 8-3-14　A、B. 腓骨缺如致胫骨远端外翻前弓畸形，踝关节外翻；C. 外侧撑开杆加了弹簧；D. 截骨端不稳定，影响成骨，骨性畸形的调整和软组织不同，常需稳定固定；E、F. 内踝创伤后缺如导致的胫骨远端内翻；G. 医生容易被局部的畸形吸引注意力，忽略了整体。回顾照片，即可发现患者右小腿伴有短缩；H. 术后矫形虽然满意，但肢体长度没能同时恢复

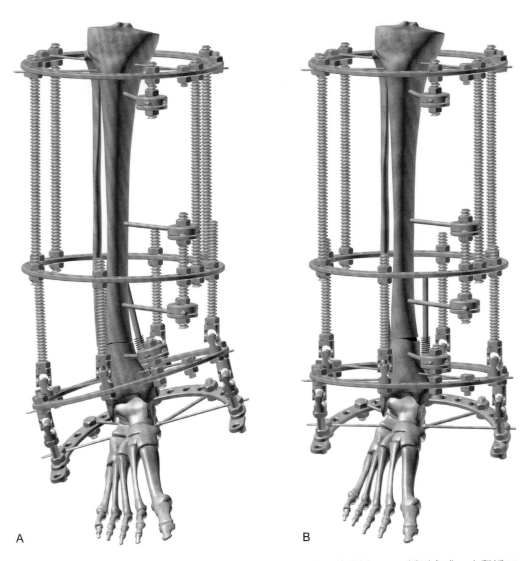

图 8-3-15 胫骨远端内翻畸形的构型和穿针布局。A. 踝上截骨矫正；B. 矫形完成，内翻矫正

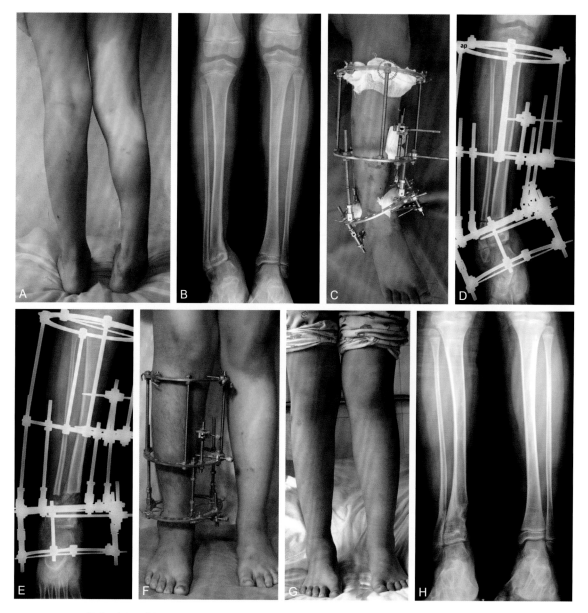

图 8-3-16　A、B. 外伤后内踝缺损导致胫骨远端内翻畸形伴小腿短缩 2.5 cm；C、D. 胫骨远端踝上单处截骨矫形并同时延长，安装了跟骨环，术后 1 周开始调整；E. 术后 1 个月显示畸形矫正和成骨良好，长度恢复；F. 术后 3 个月拆除跟骨环，加强行走锻炼；G、H. 术后 1 年随访畸形完全矫正，双小腿等长，踝上截骨处成骨良好

第四节　心　　得

和任何骨科手术一样，足踝的矫形手术技巧需要经验的积累。从失败中吸取教训，就能不断快速提高。除了我们经历的早期构型和穿针的不足之外，还有其他一些常见的问题需要重视。

一、关于铰链

正常踝关节近似旋转中心为从内踝顶点到外踝顶点，与踝关节线不相平行，外低内高。安装时外踝铰链稍低，内踝铰链稍高，从后面看铰链不在同一个平面（图 8-4-1）。但在实际应用中，内外踝因长时间的畸形位置会出现改变，铰链位置稍有变化影响不大。

踝关节的屈伸中心是瞬时和变化的，由于距骨滑车前后曲率不同及软组织韧带的牵拉，踝屈伸时均伴有内翻和旋转，踝关节非单轴关节，而是多轴联动关节，铰链的位置值得进一步认真研究和探讨。

二、并发症及其防治

早期穿针和构型的不完美固然可以引起各种问题和并发症，调整过程中的不注意也可以引起。一个好的矫形外科医生应该知道如何去规避和处理，为整个治疗过程的顺利进行保驾护航。

（一）畸形复发

拆除外固定架过早、肌力不平衡、儿童肢体畸形等情况可引起畸形复发。拆架后应常规佩戴踝足矫形支具 3 个月以上。畸形轻者可一期行松解、紧缩和转位术，重者二期再行动力平衡手术。儿童畸形矫正是阶段性治疗，生长发育期间会有很多变化。要注意定期随访，制订合理的预防和后期治疗方案。

（二）针道感染

足承受全身之重，皮肤和针道之间摩擦大，针道感染和松动可互为因果（图 8-4-2）。出现此种情况时，可减少活动，口服抗生素观察，必要时更换位置加针，并注意要足够稳定，不稳定的单元其松动后会再次引发感染。详细的处理方法和原则请参考第六章第四节针道感染部分。

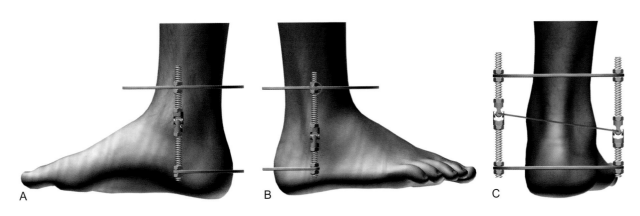

图 8-4-1　A. 铰链安放在侧位上的内踝尖；B. 安放在外踝尖；C. 后面观显示外低内高

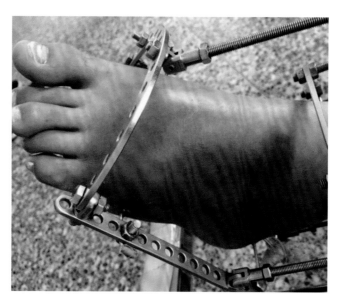

图 8-4-2 钢针太少，单元不稳定，容易引起松动和针道感染，两者恶性循环，加重病情

（三）足趾屈曲

足趾屈曲常见于马蹄足、内翻足、高弓足的病例中，表现为槌状趾、锤状趾和爪形趾。槌状趾足趾远侧趾间关节屈曲畸形，但很少单独发生，多和锤状趾一起发生。锤状趾是足趾近侧趾间关节屈曲畸形，可伴随远侧趾间关节的屈曲畸形（即槌状趾）或过伸畸形。爪形趾是锤状趾伴随跖趾关节的过伸畸形。足趾穿1.2 mm 左右细针，以预防和减少足趾的屈曲畸形（图 8-4-3）。单纯锤状趾且关节柔软者，可以行趾长屈肌腱转位趾长伸肌腱加强术。关节僵硬、骨性改变者，可行趾间关节融合。

（四）距下关节牵开

牵开踝关节间隙时，容易同时把距下关节牵开，此时要回缩，用克氏针把距下关节固定。如果没有骨性手术，在距骨上穿针和足环固定预防（图 8-4-4）。

（五）跖骨骨折

前足全针，直径成人用 2.5 mm 以下，儿童要用 1.5 mm。注意不能在同一个部位反复穿针，否则容易引起骨折（图 8-4-5）。

（六）距骨前脱位

在马蹄足形成过程中距骨在踝穴内不仅发生跖屈而且发生前移，同时踝后关节囊挛缩、前关节囊松弛，矫形过程中如果关节铰链位置和推拉力的方向不合适，就可能发生距骨前脱位（图 8-4-6）。

马蹄足矫正过程中，踝关节旋转中心会随着不同的位置而改变，但踝两侧固定的关节铰链不能随着变化，如果不及时调整就会出现踝关节的挤压或脱位。有些文献提到应用非限制性外固定架调整，没有了两侧关节铰链的限制，不用确定旋转中心，对于单纯足下垂畸形，调整更加便捷。但复杂的足踝畸形，往往伴随着重度马蹄足、高弓足、内翻足等，调整就比较困难。由于没有限制，对牵拉力的方向要求更精确，如果施力方向不对，也会出现距骨的脱位。综合以上优缺点，我们在踝两侧安装弹性斜拉牵伸器（该装置 2016 年获得国家专利），增加向后的一个力量。在牵伸过程中，既能用

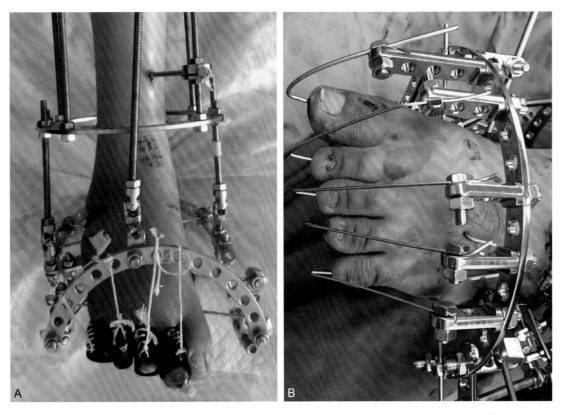

图 8-4-3　**A.** 足趾屈曲畸形，轻者可用弹性带牵拉固定；**B.** 稍重者可以趾间穿针，固定于环上

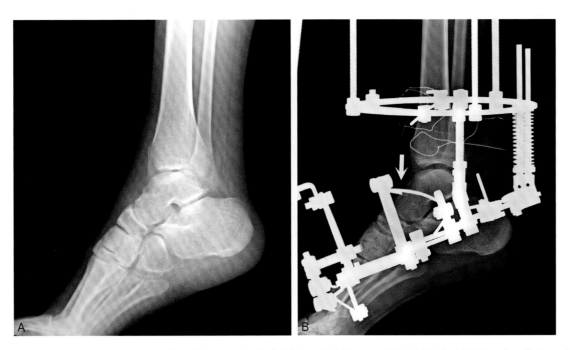

图 8-4-4　**A.** 马蹄足畸形，距骨关节面有变形，矫形时先撑开踝关节；**B.** 距骨加针固定在跟骨环上（箭头），踝关节间隙已经撑开，但距下关节间隙正常

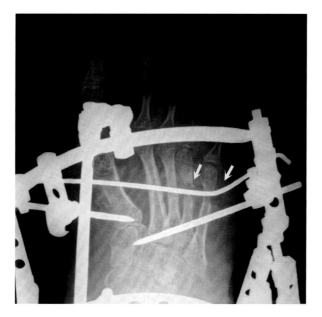

图 8-4-5　全针太粗，患者可能本身有骨质疏松，导致第四、五跖骨骨折（箭头）

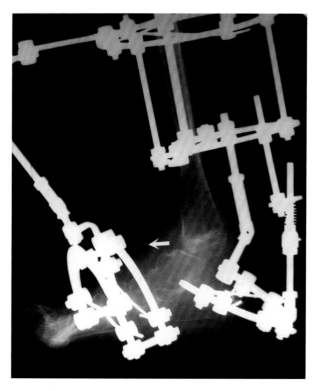

图 8-4-6　距骨在矫形过程中出现向前的全脱位（箭头）

弹簧撑开踝关节间隙，保持踝关节活动度，又能使矫形过程同步于踝关节旋转中心的变化，使踝关节在相对限制的范围内运动，防止其僵硬，从而实现了矫形与关节活动同步。

出现距骨前脱位时的处理方法：

（1）松开踝关节两侧关节铰链，在跟骨半环处加装配件牵拉，使距骨复位，重新固定踝关节两侧关节铰链后，把加装的配件去掉（图8-4-7）。

（2）踝关节两侧术后安装弹性斜拉装置增加一部分斜后推力（图8-4-8）。踝关节在相对固定的范围内运动，矫形和微动同步而无距骨前脱之虞。

（七）前足旋转

马蹄足畸形，后推前拉；内翻足畸形，内推外拉；高弓足畸形，下推上提。此三种情况容易理解，用力多一个方向，或一正一反。而前足旋转不同，需要按圆的切线施展正反之力。在核心构型标准组装的基础上，去旋转并不难（图8-4-9）。一般的前足旋转，在外固定架拆除后，石膏或支具固定时可以纠正。严重的就需要通过调整来解决。在调整开始，中、后足的畸形已矫正完成，然后把中足的连接打开，提拉前足的牵伸杆来调整前足的旋转，待调整结束，把两侧重新连接固定。判断和矫正前足旋转应该参考后足和整体情况。

第二种比较少见的构型是大环套小环的构型，称之为"风火轮"可能更形象些。该构型源自俄罗斯库尔干，官方报道和学术会议报道的很少，几乎很难见到文字资料。简单来说就是传统足踝构型的足两侧再次安装更大直径的环，与小腿部连接。并以大环为基座，安装部件来调整足踝的畸形（图8-4-10）。和传统构型

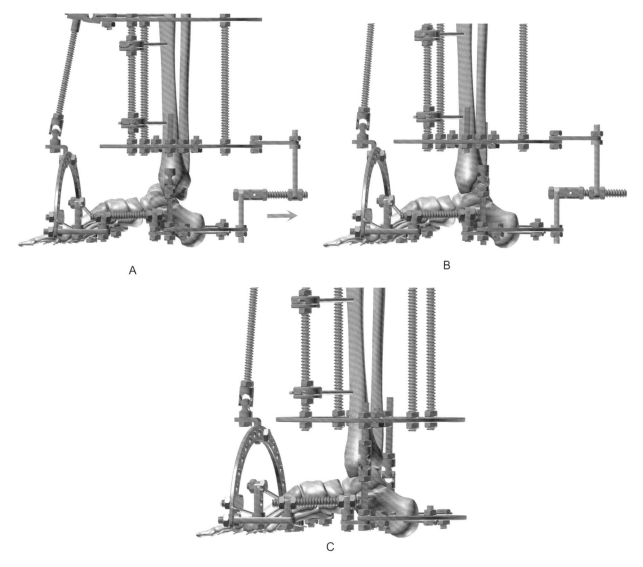

图 8-4-7 A. 在跟骨后侧安装复位装置，暂时松开踝内外侧铰链，向后牵拉（箭头）；B. 距骨复位；C. 牵拉停止，重新固定内外侧铰链，拆除后拉装置

相比，"风火轮"构型有两个优点，一是其对任何一个部位的矫形路径可以走弧形，走圆的切线，做到真正 360° 施力的流畅矫形，而传统构型需要走直线路径完成弧线矫形；二是对前足的复合畸形有着优秀的效果，效果依然来源于任意角度的斜形和弧形路径。当然其缺点也显而易见：笨重和不能早期下地行走。因此需要矫正到位后，再次拆除大环，恢复到传统构型后才能下地行走。可能这也是此项技术没有普及的原因。"风火轮"不仅仅用于前足旋转，还可以用在中足和后足，其构型值得深入研究。

（八）踝关节骨性关节炎

关于足踝畸形踝关节退变性关节炎的研究尚不多。目前通过外固定进行关节牵伸已成为除关节融合和置换以外的又一选择。通过体外安装带活动铰链的骨外固定关节牵伸器，适当牵开关节间隙，可暂时性解除关节面的压力，

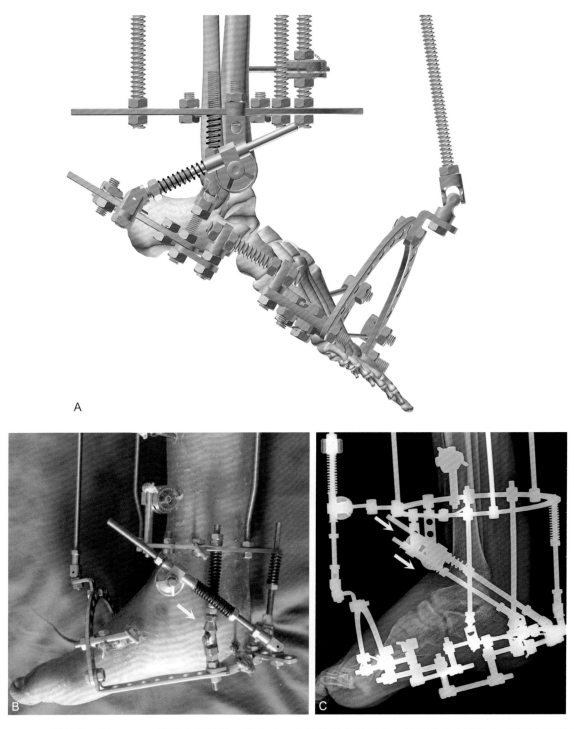

A

B

C

图 8-4-8　A. 斜推装置图；B、C. 踝关节间隙撑开微动时，有了该斜推装置产生的后推力（箭头），可阻止距骨前脱位。弹簧的存在，使得各装置随旋转中心的变化而变化

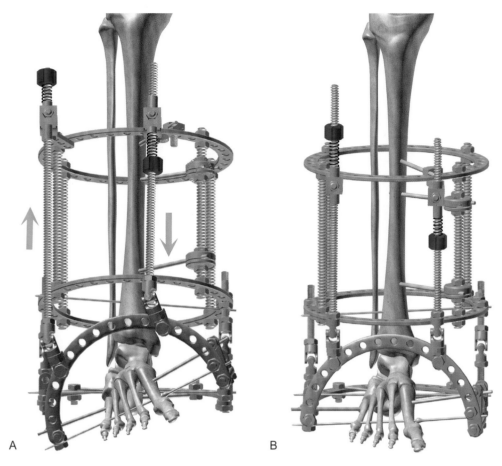

图 8-4-9 当前足旋转严重时，可以装双提拉杆。**A.** 内推外拉或相反（箭头）；**B.** 可纠正不同的旋转畸形

以利于关节软骨的修复与再生。患者在牵伸治疗过程中，踝关节可以进行活动锻炼。同时，截骨矫正力线，消除关节撞击，这对于术后效果同等重要。若是矫形后出现踝关节退变和撞击，也可二期进行清理。踝关节清理术有两种：一是关节镜清理（图 8-4-11），创伤小，恢复快，但对术者有较高的技术要求。二是切开清理（图 8-4-12）。足踝畸形的终末期踝关节炎，由于肌力失衡，稳定性差，不适合行踝关节置换，以踝融合为主要手段。融合前，应该尝试清理术和踝牵张术。对于严重僵硬性、瘢痕挛缩等所致的踝关节活动度很差的患者，效果不理想。

如果足踝矫形前，已有严重骨赘形成，出现踝疼痛等症状，最好在矫行术中同时清理，

术后牵开踝间隙，畸形矫正和关节修复同步进行，更能保证术后效果。踝关节牵张术牵开力或牵压力刺激对踝关节的软骨修复也有额外的好处（图 8-4-13）。膝关节内侧骨性关节炎的治疗中，胫骨高位截骨术（hight tibia osteotomy，HTO）是成熟且广受欢迎的保膝手术，大量的文献表明，HTO 术后由于膝内侧关节间室的减压，导致新的软骨再生，患者疼痛减轻，大大推迟了膝关节置换的年龄。踝牵张术虽然文献报道少，但有异曲同工之妙，且其牵开维持减压的疗效比 HTO 有过之而无不及。手术结束即刻牵开踝关少许，保持一定的张力。常规术后第 3 天疼痛减轻后开始调整，每天 2 mm 左右，分 4 次完成，连续 5 天。通过拍摄 X 线片确定

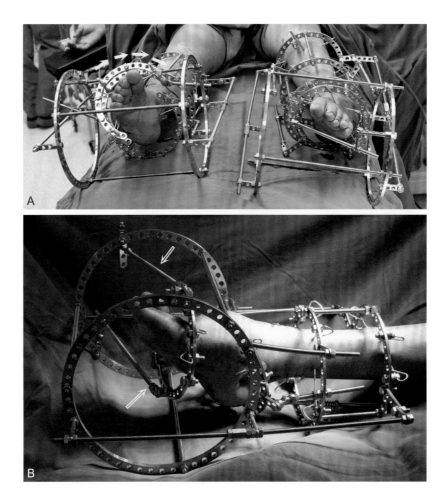

图 8-4-10　A. "风火轮"之大环主要安装在足的正面（绕足的长轴）或侧面。为了有足够的空间，其使用的多是常规用在成人大腿 50 孔以上的大环；B. 以其作为基座，"风火轮"可以从任意一个角度上纠正畸形，尤其是前足的复合畸形。其安装的部件矫正力量更正，注意箭头所指的部件位置和产生的矫正力

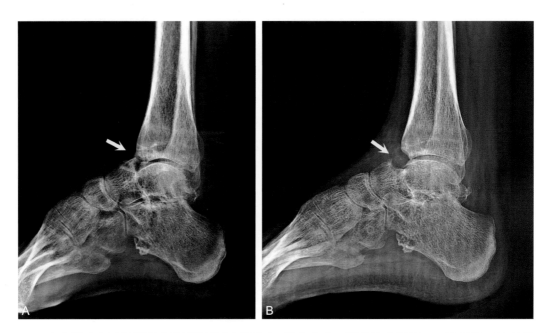

图 8-4-11　A. 患者马蹄高弓足矫形术后骨赘形成（箭头），行走疼痛，踝前撞击明显；B. 关节镜下清理后，骨赘消失（箭头），距骨颈部有了正常的活动空间

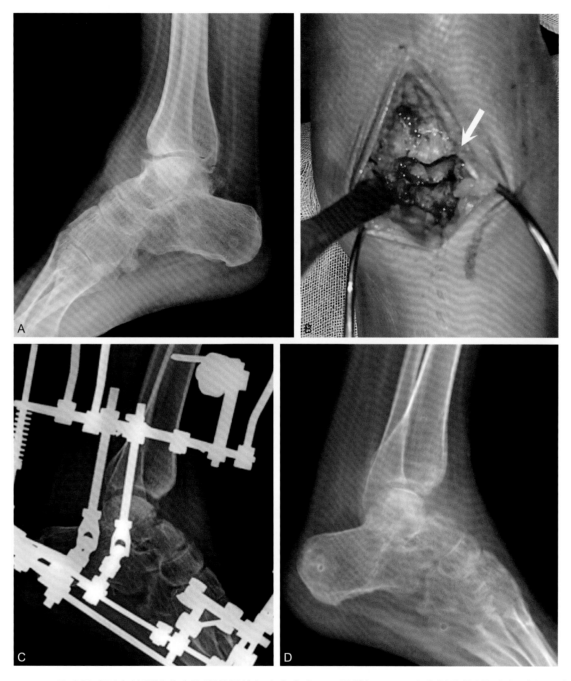

图 8-4-12　A. 马蹄足畸形合并踝关节炎和踝前骨赘行走有疼痛；B. 踝前切开，见鸟嘴样骨赘（箭头），直视下去除；C. 一期同时行 IEF 矫形术，后推前拉，骨赘清除，踝前无撞击，矫形同时牵开踝关节间隙，利于关节面修复；D. 术后 1.5 年随访，患者马蹄足畸形矫正、疼痛明显改善

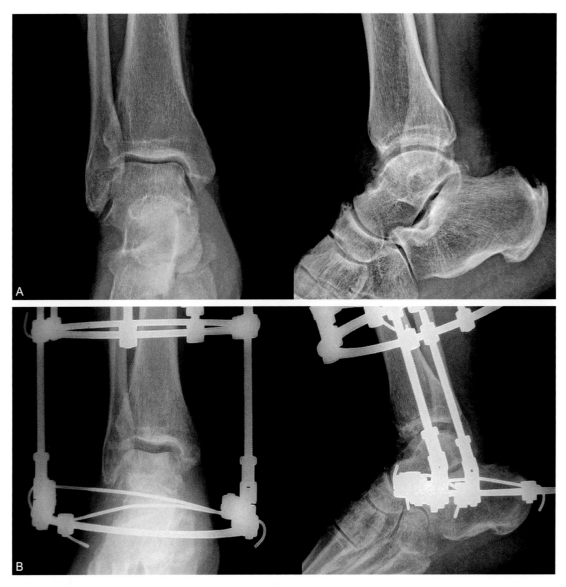

图 8-4-13　A. 该患者足踝无畸形，但有退变性踝关节炎，患者拒绝踝融合和踝置换；B. 未做任何清理术，直接麻醉下安装 IEF，术中牵开 5 mm，术后继续缓慢牵开 5 mm，显示踝间隙牵开充分后，停止并维持该状态 3 个月。患者踝疼痛从术前的 VAS 评分 7 分降为 2 分，术后随访 3.5 年，疼痛依然只有 1～2 分。该手术创伤小，需要继续观察，但至少推迟了踝融合的时间

牵开踝关节间隙约 10 mm，佩戴外固定架期间主动、被动活动踝关节，部分负重行走，外固定维持 3 个月左右后拆除。

　　上述并发症为临床常见，但并非全部。治疗过程中者当规范、精细操作，遇到问题不厌其烦地处理。医患和谐，才能达到满意的疗效。

三、展望

　　本章开头所述，IEF 足踝矫形效果惊人，但并非无改善空间，以马蹄内翻足为例，即使是外形上，也依然有三个主要不足。

　　不足一，后足的畸形不够完美。对于成人

马蹄足而言，距骨和跟骨已发育定型，距骨扁平和跟骨骨性内翻是两种常见的畸形。当马蹄内翻足总体矫正后，后足其实多有内翻畸形，但此时患者多已满意，医生有时也为了避免麻烦、减少创伤而不去做进一步截骨矫正。如果要追求后足形态的进一步正常，跟骨的截骨外移和距骨的相关畸形矫正依然有进一步细做的必要。

不足二，全足畸形整体矫正，但相比于健侧（双足畸形除外）依然小，长度、宽度和全体积都小一个级别，患者虽然双足穿同码鞋，但实则患侧要空旷些。双足如何均衡大小，是个难题。虽然可以通过延长增加足的长度，但相关文献少。术后处理、患者接受度等，无太多经验可以借鉴（图 8-4-14）。

不足三，由于总体矫形效果良好，使得医生和患者对前足的足趾畸形的矫正不够重视，足趾畸形依然值得改进。许多患者 IEF 矫形后留有足趾的爪形趾和其他挛缩畸形，若能细心处理，仍然可以较大幅度地提高患者的满意度

（图 8-4-15）。可以借鉴足踝外科的足趾畸形的各种肌腱转位和融合术。但这样一来，手术会变得更复杂。如何在改善疗效和手术简约这对矛盾中找到平衡，考验着每一个 IEF 矫形医生。这只是外形上的缺陷，如果要论及功能，则有太多的细节值得商榷、探索和提高。

Ilizarov 技术矫正足踝畸形，其效果无法被其他技术替代。但足踝畸形远远不止本章列举的这五种畸形。其他如踇外翻、爪形趾、跖骨短小症、足舟骨畸形、垂直距骨、扁平足等，依然需要足踝外科的各种技术。事实上，近二十年足踝外科突飞猛进，仅仅是踇外翻已经发展到数百种术式之多，儿童扁平足应用距下关节制动术，很好地改善了儿童症状性平足症的效果。成人胫后肌腱失效导致的平足，使用肌腱周围清创、趾长屈肌重建，结合跟骨截骨内移，也有较好的疗效。对腓肠肌挛缩，分析了跟腱纤维的组成，可以在小腿中下段准确地切断外侧束或内侧束缓解跟腱挛缩，使得跟腱松解更加精确化。而对于终末期踝关节炎而言，

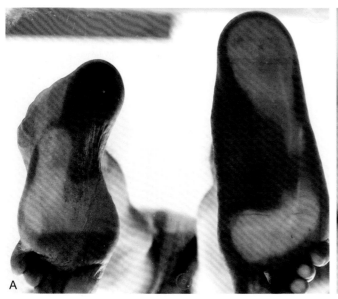
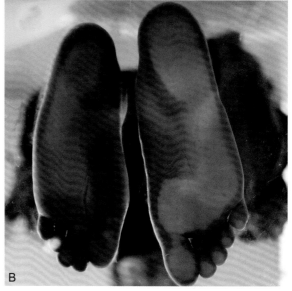

图 8-4-14　A. 成人患者右侧马蹄内翻足站立位下之倒影，左足负重面积正常，右足仅有外侧负重，因此疼痛；B. IEF 矫形结束后，右足的负重面恢复良好，几乎和健侧一样均匀，此时患者疼痛消失，步态满意，唯一的缺憾是右足长度不够

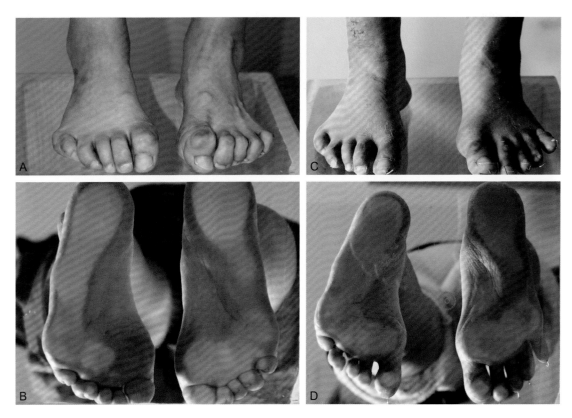

图 8-4-15 A.患者高弓足术前，爪形趾，且近侧趾间关节背侧多有老茧；B.倒影图显示足趾紧抓地面，应力集中；C.矫形松解足趾钢针固定后，其外形改善；D.站立位倒影图显示足趾松展，应力面积接近正常。这种改善使前、中、后足的受力面也有小的影响，因此足趾畸形的矫正，无论在外形上和应力上，都有治疗意义

日本学者应用 Ilizarov 外固定结合胫骨远端斜形截骨术（distal tibial oblique osteotomy, DTOO）治疗晚期内翻性踝关节炎，即使距骨倾斜亦非禁忌，术中增加截骨接触面积，术后可使踝关节基本恢复正常位置，为之提供了另一种思路。踝关节置换、第一跖趾关节置换虽然早期效果并不理想，但相关的基础研究和经验正在慢慢聚合，将来应当如膝髋关节置换一样，会有一席之地。这些都为足踝矫形的进步做出了不可磨灭的贡献。医生对足踝的理解在加深，手术和其他治疗的进步，带来了足踝支具制作上的革新。步态分析和下肢生物力学上的基础研究进一步深入和普及，这些都为足踝矫形添枝加叶，不容从事 IEF 矫形的外科医生小觑。我们应当仔细汲取，集百家之长，才能相得益彰，走向整个足踝畸形的完美矫正。

胫骨横向搬移术

根据 2015 年《国际糖尿病联盟（IDF）糖尿病概览》（第 7 版），我国糖尿病发病率为 9.6%～12.9%，平均 10.6%。而 12%～25% 的糖尿病患者会有糖尿病足。其治愈率与 Wagner 分级相关，3 级以上患者预后较差，全身并发症多。4 级以上未行手术者死亡率高达 54%。

横向搬移（简称横搬）技术起源于库尔干 Ilizarov 中心，最早是腓骨的横搬治疗胫骨缺损，逐渐发展成胫骨横搬的早期构型（图 9-0-1），在治疗糖尿病足、下肢脉管炎和其他特殊疾病上有时有着惊人的效果，有时又无效，有时并发

症很严重，导致医疗纠纷。其原理依然不够明了，现代医学不足以完全解释。甚至用干细胞学说和全身免疫学说也难以解释。其中部分解释是：横搬刺激了局部血液循环增加，带来了各种因子，加速创面的愈合。类似于中医拔火罐，只不过，这是骨的"拔火罐"，作用放大千倍的效果。

Ilizarov 生前也说过"有了血液，就有了一切"，这句话的确是颠扑不破的真理（图 9-0-2）。

横搬主要用来治愈创面（图 9-0-3）。

我国糖尿病足和脉管炎患者数量众多，过

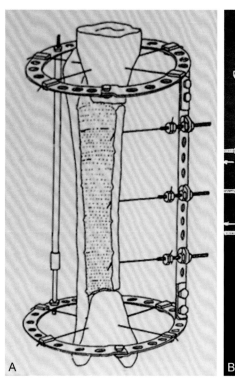

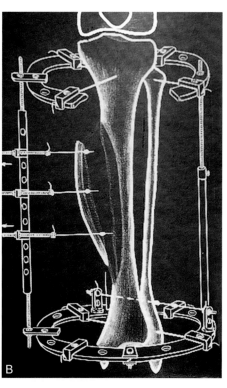

图 9-0-1 这是我们能发现的最早关于横搬的示意图。A. 横搬的概念起源于腓骨长段劈开后横向搬移治疗胫骨的长段缺损；B. 其逐渐演变为胫骨劈开一部分后向小腿内侧搬移的构型。这种构型又逐渐演变成可以治疗糖尿病足、脉管炎和其他慢性缺血性伤病导致的创面，有时也可以用来增加小腿局部的骨容量

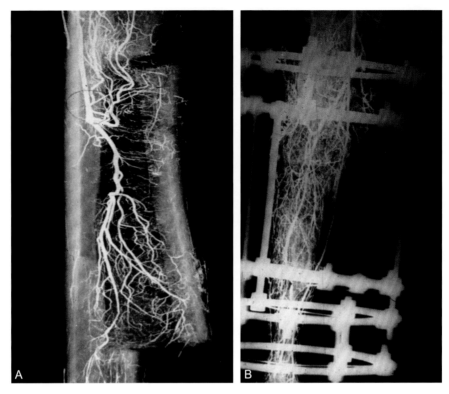

图 9-0-2 A. 横搬产生的局部出现大量的血供和新生血管形成，这是横搬能治愈创面的基本条件之一；B. 其实纵向搬移或延长时，其反应也是大量的肿瘤样血管的形成

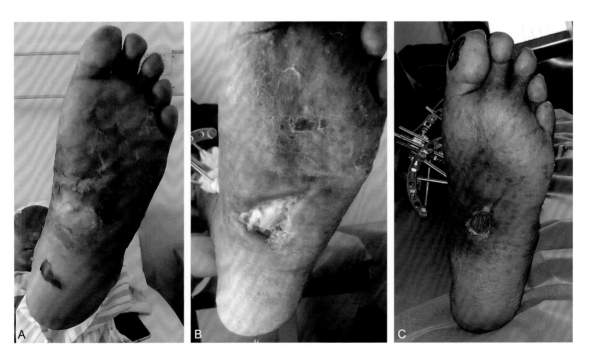

图 9-0-3 A. 这例糖尿病足患者，治疗前足底内侧出现即将破溃的感染；B. 清创横搬换药后 1 个月，创面处肌腱外露，但肌腱周围已经出现肉芽，常理此时应该行皮瓣覆盖肌腱；C. 继续换药 2 个月，肌腱已经被肉芽覆盖，可以继续换药至创面愈合，也可以植皮，但植皮不耐磨，不如继续创面护理，直至生长出原样的足底皮肤为好。可看到鲜红的肉芽在局部再生，伤口明显缩小

去内分泌科、血管外科和骨科谈之色变，因此该技术近年来理所当然地引起了临床的广泛兴趣和质疑。但横搬技术国内外文献报道很少，该技术的操作流程也不一致。大江南北，对该技术有浓厚兴趣的医生比比皆是，对该技术强烈怀疑的也不少，更多的医生在观望和等待。

目前临床上用横搬治疗的主要是三类创面：①糖尿病足；②脉管炎；③其他缺血的难愈性创面。比如：腘动脉断裂后的缺血性（福克曼）挛缩等。

第一节　血管疾病的诊疗常识

无论脉管炎或糖尿病足，必须要常规进行血管情况的评估，并尽可能地行血管重建术，为横搬创造好的条件。

一、血管评估

血管造影仍然是查看血管情况的"金标准"，但有创。而彩色多普勒无创，更常用。临床上，多普勒超声可以检查出动脉狭窄、动脉瘤、动脉栓塞、大动脉炎、静脉血栓、静脉瓣膜功能不全、血管瘤等。和本章相关的是动脉狭窄、动脉栓塞、大动脉炎、静脉血栓四种情况。作为骨科医师，应该了解其报告单描述的基本内容：

1. 动脉狭窄　超声图像上表现为血管走行迂曲，血管壁不规则增厚，内膜的连续性中断、粗糙，动脉分叉处强回声钙化斑或低回声的软块，有时伴有溃疡。彩色多普勒显示局部血流充盈缺损，狭窄部呈五彩镶嵌血流。不仅形态学上可以描述，多普勒还可以通过显示血流动力学的变化来判断狭窄程度，显示动脉狭窄是正常、轻度（0%～19%）、中度（20%～49%）、重度（50%～99%），还是完全（100%）。注意这个判断对我们筛选患者很重要。现在的观点之一是狭窄85%以上的，横搬效果差。

2. 动脉栓塞　动脉内强回声团块占据，与动脉内膜间有线状暗带相隔。隧道状彩色血流，血流可突然中断。

3. 大动脉炎　多累及大动脉及其分支，血管壁呈弥漫性或节段性增厚，血管腔狭窄或完全闭塞，有彩色镶嵌或单色明亮的湍流通过。

4. 静脉血栓　静脉内膜不规则增厚，管腔内可见低回声的血栓占据，有时可见云雾状红细胞漂浮，管腔明显增宽，探头挤压后血管腔不变形，腔内无彩色血流信号充盈。血栓后遗症者，腔内回声血栓机化、狭窄，双轨征，周围可探及侧支血流信号。

除了血管造影、超声、CTA（足急性感染时慎用此项检查）外，血管外科的特殊检查还包括多普勒血流计、踝肱指数和动脉节段性测压、足趾压力测定和趾肱指数、光电容积描记和应变容积描记。足趾压力测定和趾肱指数、光电容积描记和应变容积描记涉及到特殊设备，并不实用。对骨科医师而言，踝肱指数比较简单实用。

踝肱指数（ankle brachial index, ABI）为一侧肢体的最高踝部压力与最高肱动脉压之比。测量方法是患者平卧，用 12 cm×40 cm 气袖分别置于双侧踝部、上臂，用多普勒听诊器或普通听诊器通过测量足背或胫前动脉、胫后动脉及肱动脉压，得到踝部动脉压和肱动脉压之比即为踝肱指数。正常时 ABI≥0.97。0.9～0.97 为临界值，临床上可无或仅有轻微缺血症状。ABI<0.9 可出现明显间歇性跛行、静息痛，甚至坏疽。另外，踝部灌注压也是反映肢体存活率的重要指标，一般 >6.67 kPa（50 mmHg）可以满足末梢肢体的灌注，小于 4.00 kPa

（30 mmHg）时，则发生坏疽。一般情况下，ABI 可以大致反映下肢动脉的狭窄程度，但在糖尿病、严重下肢动脉粥样硬化时动脉壁广泛钙化，当气袖内压力超过动脉压时动脉仍不能关闭，所测压力明显升高，ABI 也会相应升高或正常，造成假象。某些患者同时合并上肢动脉病变，肱动脉压可能降低，也可导致 ABI 假升高或假正常。

从血管外科的角度看，ABI≥1.3 为动脉钙化，0.91～1.3 为正常，0.7～0.9 轻度动脉闭塞，0.41～0.69 中度动脉闭塞，≤0.4 为重度动脉闭塞。对于少数糖尿病患者，即使≥1.0，有时可能仍然有缺血，这是因为部分患者的踝部动脉可能中层硬化，测血压时无法关闭动脉，得出的血压很高，导致 ABI 出现假象。一旦 PAD 诊断，应评估周围血液灌注不足的严重程度，ABI≤0.6 提示严重缺血且创面预后不良。$TcPO_2$ 为皮肤毛细血管弥散至皮肤表面的血氧分压，对判断创面是否能够愈合、截肢平面高低、高压氧治疗和血管重建后效果具有重要的指导意义。正常大于 40～50 mmHg。≤30 mmHg 提示周围血液供应不足，足部易发生溃疡，或已有溃疡难以愈合，≤20 mmHg 足部溃疡无愈合可能。

二、血管重建术

血管外科动脉重建技术为横搬创造了血管再通的条件，属于横搬的前提手术，是"围术期手术"，不能忽视。

动脉重建术主要有四种：一是单纯缝合；二是补片血管成形术；三是动脉移植物间置和旁路转流术，移植材料以自体血管为佳；四是经皮血管腔内成形术（percutaneous transluminal angioplasty, PTA）。前三种是传统技术，第四种是微创技术。缺血足治疗相关的主要是第三种、第四种技术。第三种技术原理等同于骨科常用的显微外科技术，一般骨科医师比较熟悉。而 PTA 是骨科医师不熟悉，但又是非常热门的血

管外科技术。下面重点介绍第四种技术：PTA。

自 20 世纪 60 年代，Dotter 在世界上首次为一位 83 岁下肢动脉硬化闭塞症的女性患者施行 PTA 以来，周围血管疾病的腔内技术迅速发展。在过去的 20 年中，新的技术、新的导管鞘组、新的腔内治疗装置、新的介入材料层出不穷。PTA 是 21 世纪血管外科发展的主要方向，很大范围内可以替代传统的外科技术。作为骨科医师，了解 PTA 技术和其新动态，不仅仅对横搬有用，对显微外科和其他技术，都有很好的借鉴意义。骨科下肢深静脉血栓形成时，血管外科常常置入的滤网即属于 PTA 技术。

PTA 的基本原理：采用导管技术在 X 线导向监视下，以加压的特殊气囊，压榨动脉内壁的粥样斑块，使内膜狭窄的粥样硬化壳被撑扩，甚至破裂。在加压扩张的过程中，动脉中层的弹性纤维、胶原纤维和平滑肌细胞都被过度伸展，使血管扩张。PTA 技术最初主要用于扩张周围动脉的狭窄和短动脉闭塞，但随着高质量的小球囊、长球囊的出现，长段慢性完全闭塞病变同样可以行 PTA，也适用于血管移植物的撑开。PTA 后出现血流限制性夹层或血管弹性回缩者，需行腔内支架植入。

PTA 的一般材料包括：

（1）血管穿刺套管：较为常见的是股 - 主动脉穿刺导管，包括穿刺针、扩张器、导丝和导管鞘（图 9-1-1）。

（2）金属支架：分自膨式支架（图 9-1-2）、球扩式支架、带膜支架、颈动脉保护伞。

（3）下腔静脉滤网：用于预防下肢深静脉血栓脱落导致的肺栓塞。

（4）腔内血栓消除装置：球囊导管对于急性、柔软的血栓较为有效，但对慢性机化的血栓则无效。而糖尿病足和脉管炎导致的小腿血管闭塞，就属于慢性机化血栓。1963 年，Greenfield 设计出一种双腔的导管，能用吸力将血栓吸出。以后的设计包括导管的头部改进、装入能把血栓绞碎的钢刷，利用高速旋转力将

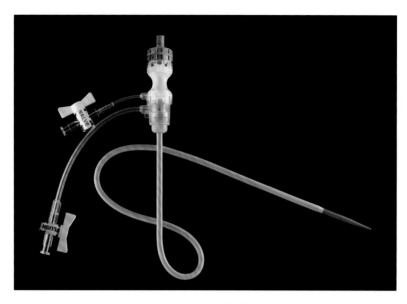

图 9-1-1　血管穿刺套管

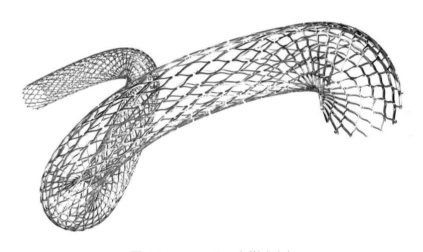

图 9-1-2　Everflex 自膨式支架

血栓磨碎，并吸出。常见的如：静水压冲洗和吸引、激光溶栓术、经皮腔内血栓旋切术、机械性除栓器械、导管溶栓术、机械性网状血栓去除器、血管镜取栓术、血栓消融器、超声腔内消融血栓仪。其中导管溶栓术是经皮穿刺有血栓动脉，插入导管，注射尿激酶（10 万 ~ 50 万单位），配合静脉水压冲洗、吸引，是下肢深静脉血栓的首选除栓方法，也可以用于下肢显微外科手术后动静脉血栓的去栓治疗，和骨科关系密切。

如上所述，狭窄闭塞性疾病的技术、材料和设备发展很快。有一种"内膜下血管成形术"（subintimal angioplasty, SIA），是下肢动脉硬化长段闭塞的一种新的治疗方法，有别于传统的 PTA 技术。不是在血管腔内，而是在血管壁间，形成一夹层通道重建下肢血管。SIA 已经成为长段动脉闭塞的首选治疗方法，最常用于下肢股 - 腘动脉闭塞，近年来已扩展至小腿动脉。比较一致的看法是，对高危不宜做开放性手术的患者，或无合适自体静脉作移植物，估计应用人造血管做重建效果差者，SIA 是首选。其往往通过股总动脉穿刺，成功率为 74% ~ 95%。

第二节　糖尿病足的横搬治疗

糖尿病患者因周围神经病变与周围血管疾病合并过高的机械压力，可引起足部软组织及骨关节系统的破坏与畸形形成，进而引发一系列足部问题，从轻度的神经症状到严重的溃疡、感染、血管疾病、Charcot 关节病和神经病变性骨折，称为糖尿病足。中国糖尿病足患者人数居全球首位（其次是印度、美国、巴西、俄罗斯），预计 1.14 亿的糖尿病患者中 12% ~ 25%（1369 万 ~ 2850 万人）将会合并糖尿病足。这是一个非常可怕的数字！在非创伤截肢病例中，50% 是糖尿病足。糖尿病足和糖尿病的严重程度无关联性。

在高血糖的长期影响下，下肢的动脉血管硬化（包括营养神经的血管），血管壁增厚、弹性下降、血栓形成甚至全血管钙化。感觉丧失是糖尿病足的第一原因，其次才是肢体供血不足。缺血导致坏疽，营养障碍，但是保护性感觉的缺失直接导致了软组织的崩溃、溃疡、感染和坏疽。其足底的溃疡多来自骨性突出的持续压迫或者鞋底的异物，足背和足内外侧的溃疡多来自鞋的压迫。糖尿病引起神经病变的机

制不清，但营养神经的血管供血不足是重要原因。其神经感觉丧失为不可逆性。需要强调的是，其引起的神经病变不仅仅包括感觉神经（这个大家熟悉），也包括运动神经和交感神经。运动神经病变导致爪形趾、锤状趾等畸形发生，而交感神经损伤则导致汗腺分泌功能丧失，其对糖尿病足的影响也许很深远（图 9-2-1）。

糖尿病足的分类有多种，较为常用的是 Meggitt-Wagner 分级法（表 9-2-1）。

表 9-2-1　糖尿病足的 Meggitt-Wagner 分级法

分级	临床表现
0	有发生溃疡的危险因素，但目前无溃疡
1	足部表浅溃疡，临床无感染
2	溃疡较深，常合并软组织炎症，无脓肿或骨感染
3	深度感染，伴有骨组织病变或脓肿
4	局限性坏疽（趾、足跟或前足背）
5	全足坏疽

糖尿病患者动脉硬化的病理改变，与非糖尿病患者无显著性差异，但前者的特征为硬化

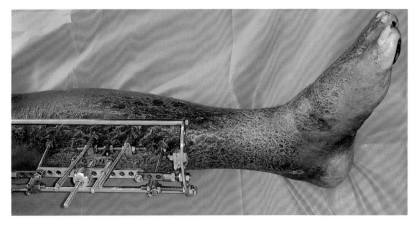

图 9-2-1 一例正在横搬中的糖尿病足。注意皮肤干燥、汗腺功能丧失，实为交感神经病变引起

性病变很少发生于主 - 髂总动脉，而多局限于胫动脉和腓动脉的起始段，远侧的动脉仍然通畅，可以被重建。受累动脉常有内膜钙化，但动脉腔仍然开通。局部扎止血带常不能使这些钙化的动脉闭塞。因此踝肱指数高达 2 以上。

在进行任何手术和横搬手术前，一定要注意创面愈合的前提条件：控制血糖、血管重建、加强抗感染、代谢调节。手术不是万能的。这四点前提不仅骨科医师要非常清晰，还要反复和患者交代，否则容易导致手术失败。

药物治疗，总的原则参考《中国糖尿病足防治指南 2019 版》。除了胰岛素，还需要使用抗血小板治疗防止血小板聚集，预防血栓形成。使用扩血管药物降低外周血管阻力，改善微循环。使用抗凝药物，预防血栓形成，因为不少患者血液呈高凝状态。血管重建前面一节已经叙述，抗感染则按原则进行，代谢调节则贯穿整个治疗。

一、血糖监测和治疗

糖尿病的治疗：糖尿病的内科治疗参见中国 2 型糖尿病防治指南（2020）。简单来说：糖尿病足的患者餐前血糖控制在 8 mmol/L 以内，餐后和随机血糖控制在 10 mmol/L 以内较好。

需要掌握血糖监测方法，包括：①毛细血管血糖监测，包括患者自我血糖监测（SMBG）及在医院进行的床边快速血糖监测。建议所有患者进行 SMBG。② HbA1c，是评估长期血糖控制状况的"金标准"。治疗之初每 3 个月检测一次，治疗达标每 6 个月检测一次。正常参考值：4% ~ 6%。③糖化血清白蛋白（GA），反映糖尿病患者检测前 2 ~ 3 周的平均血糖水平，是评价患者短期糖代谢控制情况的良好指标。正常参考值：11% ~ 17%。④持续葡萄糖监测（CGM），通过葡萄糖传感器监测皮下组织间液葡萄糖浓度变化，可提供更全面的血糖信息。

各时间点血糖的适用范围：

餐前血糖——空腹血糖较高，或有低血糖风险时（老年人、血糖控制较好者）。

餐后 2 小时血糖——空腹血糖已经获得良好控制，但 HbA1c 仍不能达标者；需要了解饮食和运动对血糖的影响。

睡前血糖——注射胰岛素患者，特别是晚餐前注射胰岛素患者。

夜间血糖——经治疗血糖已接近达标，但空腹血糖仍高者；或疑有夜间低血糖者。

其他——出现低血糖症状时应及时检测，剧烈运动前后宜检测血糖。

糖尿病围术期血糖的监控一般要求术前空腹血糖≤8 mmol/L。少数重症及低血糖风险高危患者需要内分泌科协助进行更严格的监控。除血糖外，注意水、电解质紊乱的调整。

术前总体来说予以控制血糖、抗感染、营养支持等全身治疗，一般情况好转后行胫骨横向搬移并清创术（图 9-2-2）。

二、糖尿病足的下肢血流重建

血管如果堵塞，血管外科先行血管重建术再做横搬。血管开通术后患者血运较好，是横搬成功的基础。

由于糖尿病时大多足部动脉和微循环保持通畅，大多数学者主张及时做患肢远侧段动脉转流术。

足部常见的可用作流出道的有足背动脉、足底动脉、足底外侧动脉、足底内侧动脉、跗外侧动脉。目前尚无任何的人造血管可以做足部动脉转流，只能用自体静脉移植。行旁路转流术时，术前应有全面而完善的影像学检查，正确定位远端吻合动脉及吻合口位置，确保流出道的完整性，以术中探查的方式选择吻合位置是不可靠的。尽量避免长段旁路，避免跨过膝关节的旁路。

下肢静脉动脉化、交感神经节阻滞术可作为备选。精细正规的手术操作，可使动脉重建术成功率达 90%。PTA 技术的不断成熟，使得膝水平以下的动脉重建成为可能。近年来，足

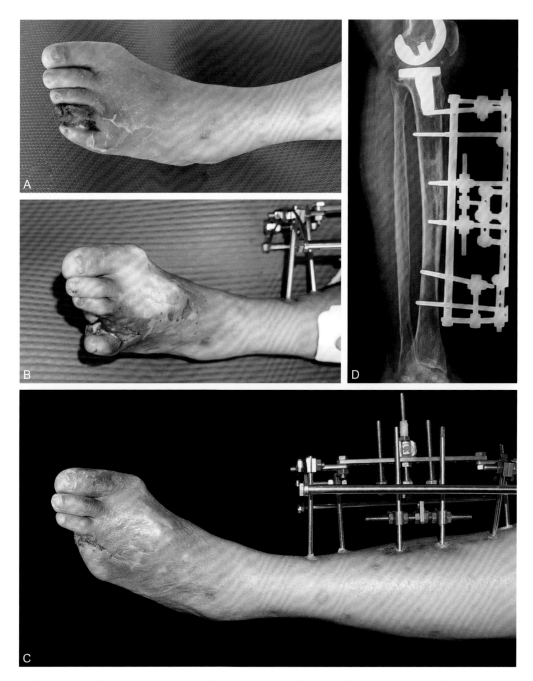

图 9-2-2　**A**. 患者右侧小腿 3 年前因糖尿病足截肢，左侧 2 年前全膝关节置换术后，左足糖尿病足 17 天，Wagnner Ⅱ级；**B**. 清创后横搬、创面敞开换药 6 周，肉芽新鲜、渗出少；**C**. 予以直接缝合创面，横搬后 12 周，创面完全关闭愈合；**D**. X 线片显示横搬骨愈合良好，同时膝关节假体未受影响，左侧肢体因而得到了保留

背"血管体"概念的逐步引入并引导糖尿病足的PTA治疗，获得了一定的疗效。

血管体（angiosome）是澳大利亚Taylor于1987年提出的概念，指的是某一支动脉及其供血区域所有组织和功能组成的一个三维立体结构的综合。血管体概念的提出，将膝以下动脉重建细化，将流出道精确到目标血管，提高了治疗效果。相邻区域的血管体之间通过动脉分支相通，某一区域血管体闭塞时，由邻近区域血管体通过分支循环来供血。这一概念不仅仅对血管重建有用，对皮瓣的切取也有重要的参考意义。根据溃疡发生的部位，可以大致了解病变区域的血管体。如足底的溃疡通常提示胫后动脉病变，足背溃疡通常提示胫前动脉病变，优先重建血管体动脉可以直接改善此部血供。但临床上存在溃疡部位没有流出道的可能，此时旁路转流术的流出道可以选择邻近血管体的流出道，也可以通过侧支循环改善溃疡和创面的愈合。

和开放的旁路转流术相比，PTA有许多优势：①可以重建两条甚至三条流出道，而旁路转流术只有一条。②在直接区域血管体较差的情况下，依然可以操作。③重建弓状动脉，增加不同血管体之间侧支循环的建立，间接增加直接血管体的血供。但两者哪个更有效，临床无大数据共识，从少数中心的报道看，目前旁路转流术的效果依然要优于PTA。

三、手术治疗

无论是糖尿病足还是脉管炎，目前报道的横搬手术技术大同小异。现在的趋势是越来越向胫骨近段、小切口和小骨块开窗。

（一）经典方法

患者于神经阻滞下仰卧位，不上止血带。胫骨中下段内侧，直线或弧形切口（图9-2-3），切口皮下，行长方形胫骨内侧开窗（图9-2-4）。术后7日开始横拉，每天3次，每次2个面，一天1mm，2周后同速回压。连续两个来回后留置外固定3个月后拆除。该手术方法切口较长，术后针道感染等截骨区的并发症风险增加，另外由于靠近足部感染区，其合并伤口感染的可能性也增加。我们之后逐渐改为微创技术。

（二）微创搬移技术（作者推荐技术）

患者于神经阻滞下仰卧位，不上止血带。胫骨中上段内侧面做一长3.5cm的弧形切口。分离组织至骨膜浅面（不切开骨膜），预设5cm×1.5cm的骨窗截骨。牵开两端软组织，用移动窗技术显露骨窗超出切口的部分，用2.0mm或2.5mm钻头跳跃式点状钻孔（钻花最好限深保护骨髓，2.0mm直径的钻花容易断裂，2.5mm

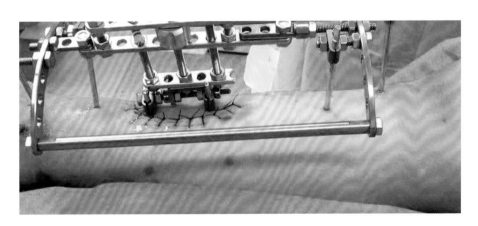

图9-2-3 弧形切口的好处是骨窗内外缘都显露充分，固定骨块的钢针经正常皮肤处拧入

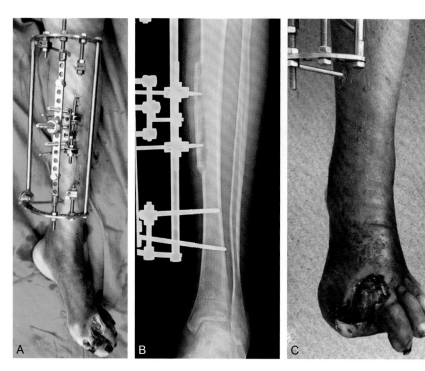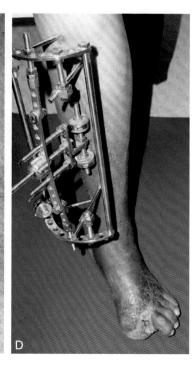

图 9-2-4　A. 患者糖尿病足 Wagner Ⅳ级，清创、截踇趾同时行横搬，纵向切口；B. X 线片显示开窗骨长约 9 cm；C. 搬移和常规换药 21 日后肉芽新鲜；D. 搬移 3 个月后创面自行愈合

的比较好），孔 - 孔间隔 5 mm 左右，骨窗两端各拧入 2 枚 4 mm 半针（单皮质螺纹型），间隔约 3.5 cm，剪短到离开骨面 1.5 cm 长；然后用骨刀沿钻孔撬动搬移骨块使骨窗能上下移动，注意严防损伤髓腔内的骨髓。在距骨窗近、远端约 2 cm 的胫骨上各拧入 1 枚 4 mm 或 5 mm 半针（穿 2 层皮质，双皮质螺纹型），组合安装胫骨横向搬移装置（图 9-2-5）并牢固固定。缝合皮下组织及皮肤，手术切口 75% 乙醇消毒后敷料包扎。注意排孔截骨后，一般打四个周边角凿开后，骨折就连续裂开。中间的骨折块可以不打孔或孔数少一点。这样中间的骨块是有血供的。不用摆锯，那样会对骨膜血供损伤太大。一般半小时完成手术，基本避免了并发症。注意不要在胫骨嵴处截骨，容易导致骨窗处骨折。胫骨远段常靠近足部和感染区域，因此一般不作为首选截骨横搬区域。

四、术后管理和并发症的处理

（一）术后调架和换药

等待 5~7 日软组织初步愈合后开始调节外固定架。前 2 周，每天 1 mm 横拉，分 4 次；2 周后同速回压。2 个月后拆除外固定，改用支具保护。应用皮温枪记录足背中点皮温。VAS 评分。记录呼吸、脉搏、血压、体温四大生命体征，返院复查 X 线片、血常规、红细胞沉降率、C 反应蛋白、肝肾功能、血糖、糖化血红蛋白等，并拆除外固定，疗程共计 1 个月。期间外固定针口处应用 75% 乙醇消毒，95% 乙醇纱布湿敷，无渗血后每 2 天换药一次；足部溃疡用生理盐水冲洗后剪除坏死组织，用乳酸依沙吖啶纱布覆盖创面，每天换药一次直至坏死组织基本消失。新鲜肉芽长出后改用含 bFGF（basic fibroblast growth factor）及 ECG（epidermal

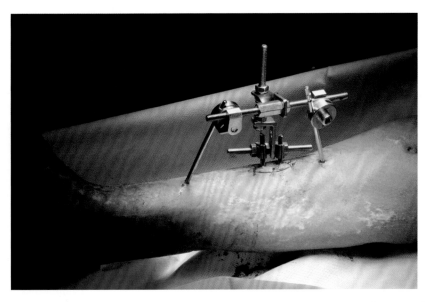

图 9-2-5　微创构型有多种多样，不一而足，此为笔者喜欢的简单构型。和传统构型相比，该构型创伤小，性价比高

growth factor）的药膏换药，促进创面愈合。注意肉芽创面慎用过氧化氢。术后仍然需要控制血糖，戒烟戒酒。有些医生将横拉的骨块拉出来不放回去，认为骨块"隆起"愈合后疗效更好。有些医生用 1∶5000 高锰酸钾来换药，也有人使用烧伤药膏来换药。

（二）全身管理

术中和术后应用抗生素控制全身感染。术后 2 ~ 3 天要监测血糖值，1 周以上不正常的一定要复查，随访专人负责。根据血糖调节胰岛素用量。血管外科和内分泌科的保障很重要。横搬患者不能离开骨科医师的视线。其患者的随访密切程度比一般的矫形患者更要频繁和细心。考虑到糖尿病足的严重性和脉管炎肢体的营养差，频繁随访是很有必要的。术后恢复正常饮食以前仍给予胰岛素静脉推注。恢复正常饮食后可予胰岛素皮下注射。不能进食的患者可给予基础胰岛素。可正常饮食的给予基础胰岛素联合餐时胰岛素。术后需要重症监护患者，通过持续胰岛素静脉注射控制血糖在 7.8 ~ 10.0 mmol/L，中小手术后血糖目标为空腹≤ 8 mmol/L，随机血糖≤10.0 mmol/L。全身炎症反应综合征（systematic inflammatory response syndrome, SIRS）是指任何致病因素作用于机体所引起的全身炎症反应，表现为同时具备以下 2 项或以上：①体温 >38℃，或 <36℃；②心率 >90 次 / 分；③呼吸频率 >20 次 / 分，或动脉血二氧化碳分压 <32 mmHg；④外周血白细胞计数 >12 × 10^9/L 或 <4 × 10^9/L。糖尿病足的患者术前或术后都可以合并 SIRS，此时应严格按照内科诊治要求进行救治。

（三）局部管理

搬移过程中密切注意切口愈合情况。如果出现切口愈合问题，如骨外露和感染，应该立即停止搬移，甚至回搬。等伤口情况好转后继续处理。窦道骨外露一般换药就行，不做皮瓣。局部并发症必须认真对待，包括截骨处骨折和感染。骨折则多为胫骨嵴截骨、胫骨承重部分破坏过多所致，可以按骨折原则进行外固定治疗。针道感染则按针道感染原则处理，必要时拔出和更换半针。截骨处的感染有时广泛而严重，多为患者失去随访、不注意术后创面护理所致（图 9-2-6），处理非常棘手，必须认真清创，皮瓣转移甚至骨搬移才能愈合，有时只能截肢。

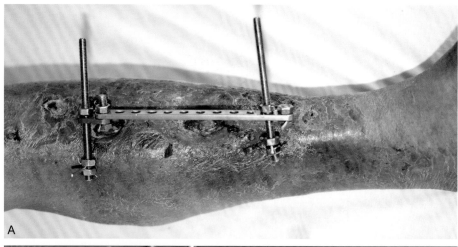

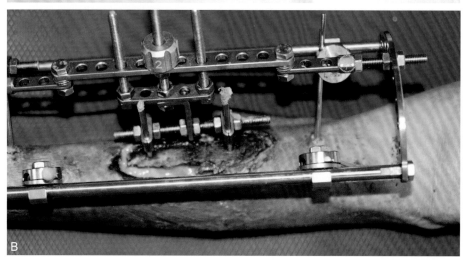

图 9-2-6   A. 患者糖尿病足横搬后未进行血糖监测，未进行饮食控制，针道感染，导致截骨处溃疡。拔出钢针，换药 4 个月，控制血糖后创面自行愈合；B. 患者横搬后失去随访，2 个月后复查，截骨处骨外露，感染严重，最终截肢处理

五、陷阱和技巧

国内花奇凯认为糖尿病足的"老干妈"（年老、干性坏疽、疼痛异常喊着叫"妈"三种情况）横搬效果差，急性感染的效果好。清创的同时应该充分引流，曲龙认为"牛鼻子引流"合并清创效果更好。横搬治疗糖尿病足和脉管炎是"与鬼共舞"，其并发症如果控制不好，效果适得其反，给术者带来很大的麻烦。总结过去有限的经验，我们认为糖尿病足横搬有以下初步禁忌证：

（1）B 超或 CTA 显示胫动脉流出道狭窄≥85%，血管外科无法开通血管。

（2）"老干妈"患者（年老、干性坏疽、疼痛异常单独或合并存在）。

（3）近期有心脑血管意外或高风险者。

（4）小腿搬移处有感染或肿瘤。

（5）合并精神异常无法配合治疗。

（6）蓝趾综合征（blue toe syndrome，垃圾脚、末梢血管血栓形成）。

胫骨横搬治疗糖尿病足疗效确切，疗效似乎与糖尿病足 Wagner 分级无关，但应该重视合并症的治疗，重视多学科合作。好的横搬技术、好的构型减少并发症。同时应重视小腿和足的主干动脉的血流通畅度。

第三节 脉管炎的横搬治疗

脉管炎全称血栓闭塞性脉管炎（thromb-oangitis obliterans, TAO），又称 Buerger's 病，是一种以中小动脉阶段性、非化脓性炎症和动脉腔内血栓形成为特征的慢性闭塞性疾病，主要侵袭四肢，尤其是下肢的中小动脉和静脉，引起患侧远端缺血性改变。患者多为男性，好发于青壮年，绝大多数有吸烟史，常伴有游走性血栓性静脉炎和雷诺综合征。脉管炎病因未明，目前占优势的理论认为，脉管炎是由于吸烟、口腔细菌感染导致的全身免疫异常，引起一系列血管炎症、血栓和闭塞。

一、诊断

发病早期，出现病变肢体末梢微循环破坏，微循环扩张、淤血，临床表现为本症特有的皮肤青紫色（Buerger's color），反复发作的小血管炎症，累及中膜和外膜。后期，管壁及其周围呈广泛性的纤维化，动脉、静脉和神经均被包埋在一起，形成坚硬的条索。

临床表现最突出的是疼痛。轻者休息后缓解，中者间歇性跛行，重者静息痛。夜间为甚。常使患者屈膝抱腿而坐，或将患肢于床沿下垂以减轻疼痛。更有甚者，所有止痛药物失效，甚至每分每秒疼痛导致疼痛性休克。其他症状包括发凉和感觉异常、皮肤苍白或青紫、干燥萎缩、动脉搏动减弱或消失，最终发展为溃疡或坏疽。

临床诊断依据三点：①多数患者为青壮年男性（起病年龄多不超过 45 岁），多有吸烟史，但没有动脉粥样硬化等危险因素；②患肢有不同程度的缺血性表现和游走性血栓性静脉炎表现；③足背或胫后动脉、腕部动脉的搏动减弱或消失。患肢抬高试验（Buerger's 试验）可辅助确诊。

鉴别诊断：需要和动脉粥样硬化闭塞症、动脉栓塞、肢端硬皮综合征、系统性红斑狼疮、结节性多发性动脉炎、类风湿性脉管炎、混合型结缔组织病、抗磷脂综合征、多腺性自身免疫性综合征等鉴别。

二、血管外科诊断治疗

常规治疗包括：

（1）一般治疗：戒烟，控制口腔细菌感染，防止受冷、受潮和外伤。

（2）药物治疗：激素、抗生素、血管扩张剂、前列腺素、抗血小板药物、抗凝等，但疗效无公认。中药如活血通胶囊等也可以使用。

（3）高压氧治疗。

（4）手术治疗：包括局部清创换药、负压吸引、高压氧治疗；选择性动脉腔内灌注尿激酶、链激酶；骨髓来源或自体外周血干细胞移植；腰交感神经切除术；动脉血运重建；截肢术等。

对横搬最重要的是血运重建术式。由于糖尿病患者的血管流出道大多存在，因此行 PTA 或旁路术效果良好。而脉管炎由于流出道的血管也已经广泛狭窄和病变，行 PTA 或旁路术的可能性非常小（不足 5%~25%）。因此血管外科无法为脉管炎的横搬手术创造一个改善血供的条件。横搬几乎是此类患者唯一的改善肢体血供的手段。好在横搬本身即可发挥奇迹般的血管再生效应（图 9-3-1）。

三、横搬手术

脉管炎的横搬技术和糖尿病的横搬技术一致，见前述。但和糖尿病足不同，脉管炎患者

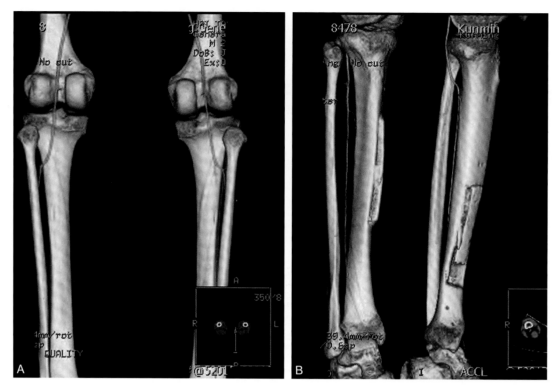

图 9-3-1　A. 患者双侧脉管炎，术前 CTA 显示腘动脉以下显影稀疏；B. 双侧胫骨横搬后，双侧胫后动脉的充盈程度明显改善

术前疼痛更剧烈、更普遍。有的患者吗啡治疗无效；有的坐立不安，几乎每分钟都得走路才能缓解疼痛，而夜间尤甚；有的已经准备好了横搬治疗，但由于疼痛导致休克抢救，只能急诊截肢。我们的经验，横搬对脉管炎的效果要好于糖尿病足，很大的原因是术后患者疼痛立即有效的缓解（此种效果无法用横搬形成牵张成骨解释，因为效果术后两三日就迅速显现，类似于减压的效果，而牵张成骨至少需要 25 日以上），创面逐渐愈合，同时更容易产生远程效应（图 9-3-2）等现象。

四、术后管理和并发症的处理

除无须控制血糖，全身情况容易调整外，其他细节同糖尿病足。

五、讨论

糖尿病患者腘动脉闭塞后如果不能重建旁路，则胫骨横搬效果差，而脉管炎患者腘动脉闭塞后胫骨横搬依然有效。脉管炎患者有年龄特异性，超过 45 岁年龄段则不容易复发，因此胫骨横搬的保肢意义很大。创面干性和湿性也有不同，脉管炎的干性坏疽效果偏好，糖尿病的干性坏疽效果偏差，而湿性的效果好。糖尿病足的患者一定要请血管外科会诊，要先尝试旁路重建或 PTC，重建肢体远端血管的血供。而脉管炎由于流出道狭小或封闭，即使血管外科医师也多束手无策。有些脉管炎患者虽然胫

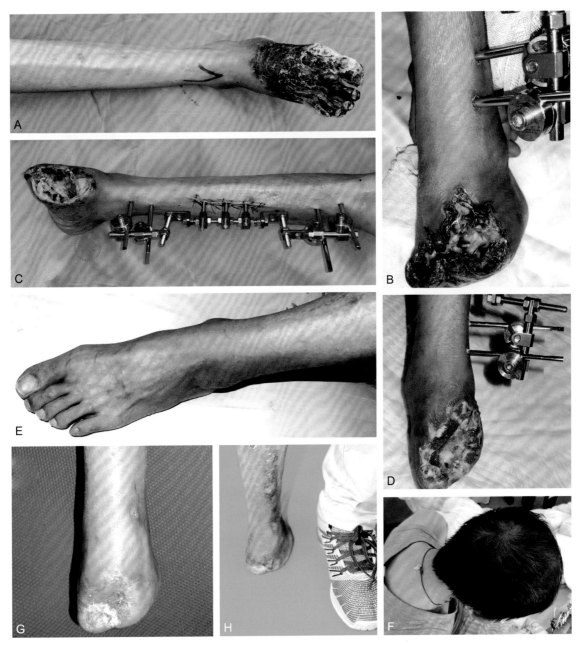

图 9-3-2 A.患者男，49 岁，脉管炎导致右足坏死；B.疼痛 2 年，双小腿以下皮肤静脉干瘪，脱发。截肢后开放创面，同时胫骨横搬，术后 16 日，创面继续坏死，无愈合迹象；C.再次清创，继续每天 1 mm 速度横搬，12 日后（即横搬术后 28 日），创面出现红色肉芽；D.跟骨、距骨的远端关节面上自然生出肉芽 2 mm 厚，该患者原本计划要做交腿皮瓣覆盖跟骨和距骨的远端关节面，因肉芽丰富改为直接点状植皮；E.同时左足的静脉充盈，之前已经干瘪 2 年；F.头发开始停止掉落（之前 2 年每日晨起可以在枕头上发现掉落的头发），患者自述性功能恢复；G.横搬术后 6 个月，创面完全愈合；H.右侧后足能够下地负重行走

骨横搬无法避免截肢，但可以降低截肢平面，也算治疗有效。胫骨横搬对于其他原因导致的缺血患者，如腘动脉创伤后闭塞导致的福克曼挛缩合并创面，依然有较好的疗效，不仅可以促进创面愈合，还可以改善肢体的疼痛和冰冷感（图 9-3-3）。

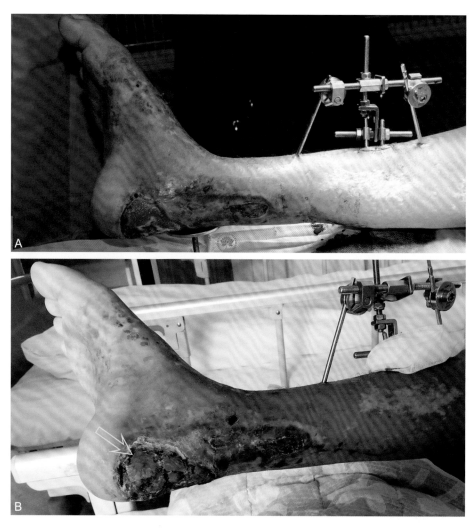

图 9-3-3 A. 患者因腘动脉损伤导致福克曼挛缩合并左足跟处创面不愈合 6 个月。小腿肌肉萎缩，两次植皮无法存活，跟腱外露；B. 横搬同时植皮术后 17 日，皮片大部分存活。患者术前曾有小腿末端发凉，但术后 3 日横搬牵拉未曾开始即感觉全小腿有暖流通过，变得温暖而舒服，为肢体血液循环改善的典型表现

第十章　理念心法

今日世界之文明，主要由西方科学和东方智慧组成。说西方科学是指，物质生活、吃穿住行，无不和科学之进步有关；说东方智慧是指，精神生活之核心：基督教、伊斯兰教、犹太教源于中东，佛教源于印度，道教和儒家思想则源于中国，这些思想成为人类精神支柱已经两三千年了，而其发源地在地理位置上都属于东方。有西方人调侃，人类文明最终还是东方智慧胜出。

第一次工业革命到现在的两三百年是科学快速发展期，成果主要来自于西方。说确切点，是西欧和美国。医学如此，骨科也是如此。人工关节源于英国，AO内固定源于瑞士，髓内钉源于德国，脊柱椎弓根钉源于法国，微创和显微外科主要源于美国。在这样一个大背景下，20世纪50年代，Ilizarov技术在东方一个小镇库尔干的横空出世，完全打破了常规。这种打破引起的不适应和不消化一直持续到今天。

中国明朝开国皇帝朱元璋登上皇位后，尊奉孔子，对孟子却没感觉。直到有一天他读到了孟子的一段话，认为这段话是他一生的写照，感叹孟子果然是大圣人，于是又加奉孟子。这段话是："舜发于畎亩之中，傅说举于版筑之中，胶鬲举于鱼盐之中，管夷吾举于士，孙叔敖举于海，百里奚举于市。故天将降大任于斯人也，必先苦其心志，劳其筋骨，饿其体肤，空乏其身，行拂乱其所为，所以动心忍性，曾益其所不能。人恒过，然后能改；困于心，衡于虑，而后作；征于色，发于声，而后喻。入则无法家拂士，出则无敌国外患者，国恒亡。然后知生于忧患，而死于安乐也。"Ilizarov的一生，

也是孟子这段话的真实写照。

Ilizarov家境贫寒，兄弟姊妹众多，从小颠沛流离，深知百姓疾苦，和孟子中"舜、傅说、胶鬲、管夷吾、孙叔敖、百里奚"如出一辙。当时西欧和美国的骨科医生几乎全部从正规院校毕业，而Ilizarov不过是一个医学专科生，学业中间还因为战争几次搬迁而中断。正所谓英雄不论出处，他毕业后就到最基层的医院，处理大量的从战场转运来的伤残战士。他发现传统的石膏、牵引、内固定对战创伤遗留的肢体畸形、感染、缺损无法获得满意效果。"困于心，衡于虑，而后作"，他在铁锹柄上设计了双环结构，开始和布朗架联合使用，最后完全摒弃之而独立成体系。成名前，他的技术被抄袭、顶替和打压，被认可之路充满艰辛。成名后也总是被仿冒，但从未被超越。"征于色，发于声，而后喻"。Ilizarov继续默默坚持发扬他的系列技术，"然后知生于忧患，而死于安乐也"。一代大医，名垂千古。

不仅Ilizarov本人如此磨难，许多热爱这个技术的医生也有类似经历。一路走来，对这段话的体会比常人更深刻。

我常常想，Ilizarov没有受过当时西方完整的医学教育恰恰是好事。他的头脑保留了原始的纯真。有时候书读多了，人反而"呆"了。在几乎没有外界资料和学术交流的情况下，Ilizarov完成了其天才般的圆环、全针、螺纹杆、关节铰链设计（至今70年，无人能在这四个基本部件上改进一步），可能和他没有被太多的现代西方医学"洗脑"有关。有意思的是，Ilizarov技术在向西方和东方各国传播的

过程中，也打上了鲜明的地域烙印。沿着巴尔干半岛、里海，一路向西到意大利、英国、法国、德国、美国，Ilizarov 的环变得越来越刚硬、坚强、厚重，半针出现了，计算机软件辅助的 Taloy 架出现了，Paley 的八股式的矫形原则出现了，等等，有着鲜明的西方机械唯物主义特征。一路向东，尤其是走向中国的过程中，则出现了夏和桃对其部件的亚洲化，巧力求稳，同步延长，出现了秦泗河肌腱转位、内外固定、快慢结合。而库尔干原地呢？几代相传，亦中亦西。千狗实验、张应力法则是西方的严谨求实，髋重建、头部缺血、横向搬移，想前人之不敢想，做前人之不敢做，是中国画的大写意。

"人间四月芳菲尽，山寺桃花始盛开。"用这两句形容 Ilizarov 外固定技术的几度沧桑，转而风起云涌，真是再贴切不过了。

从 20 世纪 70 年代开始，显微外科、AO 内固定接连登场，走向快速传播和辉煌，接着新关节、新脊柱、运动医学从西方迅速传入播散，骨科的五大亚专科齐头并进。40 年的发展，各种学组你方唱罢我登场，非常热闹。唯有 Ilizarov 外固定技术多年居于深宫，1994 年成立学组后也是昙花一现。这些年，骨科快速发展过程中出现的许多并发症，比如感染、畸形、缺损等问题，越来越多，大家再次把目光投向 Ilizarov 技术，其疗效独特，不可替代，"芳菲尽，桃花开"，姗姗来迟，却发出迷人的芬芳。机缘定数，令人喟然长叹。

外固定是与内固定相对应的一种命名方式，特点是经皮穿钢针于骨，再用杆夹连接，构成新的空间力学稳定体系。Ilizarov 外固定是外固定皇冠上的明珠。在骨折的治疗中，由于优缺点不同，内、外固定本应分庭抗礼、各发千秋，但由于时代和传播的原因，世界上的创伤骨科中内固定蓬勃发展，成为主流，外固定常常是以配角的形式出现。其目的是兼顾骨折固定和软组织闭合，作为某些情况下内固定不适合时候的一种补充。实际上 Ilizarov 外固定的神通远

远不止治疗骨折这么简单，除了闭合骨折、开放骨折，Ilizarov 外固定还可以治疗陈旧骨折、骨缺损、慢性骨髓炎、关节融合、小儿麻痹、马蹄足、侏儒症、糖尿病足、脉管炎足、下颌骨缺损、颅骨缺损、脊柱畸形、关节退变、髋重建、脑卒中后遗症，等等。Ilizarov 技术是临床医生处理棘手问题的"金钥匙"，是其他骨科亚专科失败病例的补救手段，是解决骨科疑难杂症、濒临截肢、肢体残缺畸形的最后"杀手锏"，这种作用在军事上等同于核潜艇，具有二次反击能力，威力强、功能多。

最近总有人喜欢比较膜诱导技术和 Ilizarov 技术在长骨缺损治疗中的优缺点。这种提法不确切，准确说应该是膜诱导技术和骨纵向搬移技术的比较。因为 Ilizarov 技术的包含内容非常丰富，骨搬移只是其中之一，这样的提法"矮化"了庞大的 Ilizarov 技术系列。现在想来，过去大段骨移植我们采用吻合血管的骨移植加皮瓣联合移植治疗的方法，费时费力，供区损伤大，不如 Ilizarov 骨搬移技术。但那个时代，真正懂得 Ilizarov 技术的人并不多。实际上 Ilizarov 技术和显微外科技术发源于 20 世纪 50 年代。由于传播的原因，给人感觉好像 Ilizarov 技术出现得要晚一些。创伤骨科中，复杂的胫骨平台骨折和 Pilon 骨折由于"皮包骨"再加上肿胀的原因，置入内固定后容易导致内植物外露、皮肤坏死和感染，而选用 Hybrid 固定中的外固定多为组合架，其半针粗达 5 ~ 6 mm，且全架稳定性不够。如果能改用 Ilizarov 外固定，或者全部采用 Ilizarov 外固定，巧妙使用其 1.8 mm 全针和橄榄针系统，不仅骨折对位好、软组织闭合容易，术后还能立即部分负重，甚至完全负重，则此两种骨折的治疗效果必然又是另外一番景象。可惜的是，各种经典创伤骨科书籍中，真正使用 Ilizarov 外固定技术固定骨折的篇幅少、声音小。主要的原因还是真正掌握 Ilizarov 技术的医生偏少。

库尔干 Ilizarov 中心主任 Gubin 说过，随

着大家认识程度的加深，Ilizarov 技术发展经历了三个阶段：Ilizarov 器械、Ilizarov 技术、Ilizarov 哲学。哲学一词是英语"philosophy"的翻译，近代传入。中国早有哲学，古代称之为智慧，深深融入在春秋诸子百家和汉以后的儒释道三家之中。相关的智慧并不是到第三阶段才出现的，而是一直贯穿其中，并将引领着该技术延续下去。

一、Ilizarov 器械之天才设计和理念

Ilizarov 器械走向西方和东方的过程中，发展出了形形色色的部件、零件，然而如果留心就会发现：整整 70 年了，无论花样怎么翻新，人工智能如何发达，Ilizarov 的洞孔环、全针、螺纹杆、铰链这四个基本部件依然没有变。有的已经把环改成半环或 C 环或单边了，考虑到稳定性、灵活性，用了一些年又改回来了；有的已经把全针改成粗针、半针，全针配合牵张的操作风格依然是世界主流；有的已经把螺纹杆改成滑杆、计算机控制杆，甚至改成内植物，但考虑到调控性、简便性、经济性，体外的螺纹杆依然屹立不倒。在骨科器械和工具飞速发展的今天，Ilizarov 外固定这四个基本元素不能被世界上这么多聪明人改进一步，真是令人惊讶！而这是他在几乎没有外界资料和学术交流的情况下完成的设计。其中贯穿了两个理念：圆轴固定和刚柔相济。

（一）圆轴固定

先说洞孔环。圆，是宇宙中最稳定而又灵活的构型。因此，星球是圆的，关节面是圆的，Ilizarov 的洞孔环是圆的。圆无轴则散。早在春秋时期，中国就有了当时世界上最精良的战车，其车轮是圆、轮辐和中轴的结合。Ilizarov 的环是中心性固定，其环（圆形）通过克氏针（轮辐）连接到骨（中轴），灵活、稳定。

骨科三大亚专科：脊柱、关节、创伤。器械多多，但能够做到中心性固定的，屈指可数。

脊柱椎弓根钉，是在第一代哈氏棒和第二代卢氏棒的基础上发展起来的，号称第三代脊柱固定技术，在前两代的基础上其稳定性和坚固度大大加强，可以固定、融合、矫形，但是偏心的。关节外科中，髋膝关节假体的柄部，是中心性的，但比较短。创伤骨科所有钢板和螺钉，LCP 也罢，DCP 也罢，全部是偏心。西方此前的经典外固定如 Hoffman 系列、Bastiani 系列，也是偏心的。创伤骨科中唯一中轴固定的内植物是髓内钉。而且是水平面上小于长骨直径的中心性固定，即便有此缺点，和各种钢板相比，髓内钉动不动就是股骨和胫骨干骨折治疗的"金标准"。所以中轴固定的优越性远超偏心固定。Ilizarov 环也是中轴固定，但其水平面直径大于骨干直径，那么其固定的生物力学比起髓内钉会如何？医生可以放心地让 Ilizarov 环形外固定术后患者立即完全负重，而其他任何内、外固定都无此安全系数。

让我们收回目光，再次审视"圆"和"轴"这两个概念，发现其重要性怎么强调也不为过。

圆形固定是 360° 固定。Ilizarov 生前使用最多的依然是全环全针。全环全针有时的确显得笨重，于是有人觉得应该全面改进。半环、单边、双边、不规则……五花八门。殊不知，当他们殚精竭虑把 Ilizarov 架去圆化的同时，骨科的其他领域正在不约而同地走向 360°。比如，脊柱外科发现，仅仅依靠偏心的椎弓根钉固定，不够稳定，于是前柱 cage、钛笼加钢板，前后路固定一起，做到所谓的"360°"融合或固定。关节假体中一度出现了表面置换和无柄置换，但由于中轴不足，假体不稳、并发症多。创伤骨科中，胫骨平台骨折，原来是单钢板固定，后来是双柱、双钢板固定，再后来"三柱理论"，360° 固定。不久后桡骨远端骨折三柱理论，肱骨髁上三柱、髋臼三柱，肱骨、股骨近端骨折强调外侧固定的同时内侧支撑固定，各个部位争先恐后，走向圆形，走向 360°。此时此刻，回首 70 年前 Ilizarov 老圆环，"笨重"点有那么

不好吗？对 Ilizarov 器械的很多"改进"，变成了"改退"。

螺纹杆上的螺纹是螺母的台阶，通过调整螺母，带动环，带动针，最终带动骨完成计划的调整，整个 Ilizarov 器械犹如一个小机器人，简单高效地完成了信息从体外传到体内的过程，性价比很高。而铰链的设计，则是让器械从直来直去走向山路十八弯，从浅海走向深蓝，是 CORA 角概念的源头。个中玄妙，能者自悟。

（二）刚柔相济

Ilizarov 全球闻名不仅仅是因为发明了环形外固定器，而是发明了建立在自然生物法则之上属于他自己的肢体治疗原则——全新的骨科治疗系统，并确立了这个学科的行业文化，其中贯穿着独到的哲学思维。

骨科各亚专科中各种器械都是刚的。全针通过牵张后刚柔相济，以柔克刚。骨的新生，以刚克刚不行，以柔克刚也不行。骨组织本身是有弹性模量的，是刚柔相济。其密度随负重和功能需要而变化万千，借助于骨小梁、哈弗斯系统，做到了以最轻巧的结构，完成最大应力的神奇效率。不锈钢对骨而言太刚，中医夹板又太柔。内植物中的不锈钢材料改成钛，追求与骨的弹性模量接近，就是对刚柔相济的有益尝试。刚柔之间还要随着时间变化而变化。骨折愈合初期固定需要坚强，需要刚，中期需要刚柔相济，后期需要把应力还给骨，需要多点柔。Ilizarov 外固定，可在门诊调整，简单方便。内固定调整则需要麻醉入院，花费多、患者痛苦多。

1969 年第 1 版 AO 巨著 *Manual of Internal Fixation* 是德文版，第 2 版翻译成中文是在 1983 年。当年可谓一石激起千层浪。钢板和内固定原来还有这么多学问！当时提出的解剖复位、坚强加压固定、无骨痂愈合等新概念新方法，让人直呼痛快。过些年后，问题来了。无骨痂愈合后的骨折拆除钢板后的再骨折率高，

不愈合率高。国内许多基层医生在使用中，由于操作不规范，出现了"有骨痂生长"，其拆除钢板后的再骨折率反而不如国外高，为什么？一时无解。后来才发现，骨折是有弹性模量的，坚强固定是罔顾骨折愈合之先刚后柔的"苦苦哀求"，不尊重 Wolff 定律，应力遮挡。追求解剖复位，破坏了太多的软组织和血供。无骨痂愈合，实际上违背了自然规律。骨愈合需要先骨痂，然后应力去骨痂，否定之否定，炼成真骨。AO 学派再总结这些经验，在十多年后提出"BO"理念，重视软组织和血运保护，低弹性模量材料，减少固定物接触……这些概念从欧美再次传入中国的时候，我们发现传统中医的"动静结合，筋骨并重"原则已经等待了"BO"两千年。一切回到原点，回到中国古人的智慧中。

因此，刚柔相济是智慧，是原则。

Ilizarov 外固定，借助于前述的中轴固定和细克氏针，堪称刚柔相济的杰作！其细针牵张后形成的"韧"，既坚强，又有骨生长需要的微动。随时间的推移——早期多环多棒多针固定，中期拆除部分部件，晚期拆除大部分，其固定强度同步于骨折愈合的生理过程，其刚度为适应性，加减操作几乎全部在门诊完成。内固定能做到如此不厌其烦的调整吗？ Ilizarov 技术中涉及到的绝大部分骨折手术、矫形、延长、搬移都是微创操作，切口小。针的插入，尤其是细针的插入，只要注意细节，可以做到微侵袭，对软组织、骨膜、骨髓的破坏非常小。除了外观不美、不够舒适、针道感染这几个普遍缺点之外，其他的缺点比起内固定是少之又少。其微创性比创伤骨科中提出 LISS 器械、MIS 切口、MIPPO 理念，要小得多。其中央性固定、刚柔相济更是诸多内固定难以企及的。

二、Ilizarov技术应用之八字真经

心法是高度浓缩的智慧和哲学，是总原则、总指导、总要诀。心法为纲，技术为目。纲举

则目张。Ilizarov 技术在那个时代异军突起、效果神奇，被一再仿冒和抄袭，以至于 Ilizarov 烦不胜烦，晚年他并不愿意回答学员的问题。犹如武功，招式给你看，内功心法不传。能得多少，看你悟性。即使如此，Ilizarov 还是给后人留下了张应力法则和其中的八字真经，实为应用之心法。

张应力法则："生物组织在持续、稳定、缓慢牵拉下能刺激细胞分裂、组织再生和活跃生长，从而可修复肢体的各种缺损"[《定量牵张后增生（生长）和再生反应是组织的生物学共性》（Ilizarov 效应），此项发明注册载入《苏联国家发明第 355 号》]。笔者认为"血供、持续、稳定、缓慢"这八字韵味无穷。需要细心体会，领悟真谛。"生物组织"是指有"血供"的组织。Ilizarov 曾经说过，"有了血液，就有了一切"。最近几年来胫骨横搬和颅骨横搬的神奇疗效已经超越了现代科学的解释能力。但在哲学上，Ilizarov 的这句话击中要害，在足够的血运中，干细胞、氧、营养、免疫力、内分泌……尽在其中矣。只要遵循八字真经，则任何病情、改动、构型总能取得稳定的效果，否则差之毫厘、失之千里。血供为必要条件，后三者为充分条件。稳定强调刚，持续、缓慢强调柔和韧。四者结合，无往而不利。未能保护血供，成骨不好；不持续，频率不够，成骨不好；不够稳定，构型穿针不妥，佩戴外固定架疼痛，缺乏刚度，针道感染，成骨不好。缓慢意即速率，过快则不长，过慢则早闭。凡此种种，是刚柔相济的详细诠释。

量变与质变是哲学的基本定律，缓慢积累方能出现质的突变。试想我们一个 30 cm 的婴儿长成 1.7 m 的成人，需要 20 年时间，骨和其他组织才能完美塑形。太极拳偶尔快而刚，但大多数时候是缓慢的，春夏秋冬也是缓慢交替的，人类从爬行到直立行走经历了数百万年。"随风潜入夜，润物细无声。"瞬间美好是骨科绝大多数手术的特征，并不适合矫形和搬移。八字真经和疗效息息相关。不深其理，不能活用。

三、秦夏智慧

此处借一首词来表达作者对 Ilizarov 心法的追求与苦恼。

虞美人·春花秋月何时了（朱跃良）

内内外外何时了？奥妙知多少。
刚柔粗细又踌躇，构型不堪简繁动静中。
巧拙快慢应变化，只是随心改。
问君究竟怎取舍？恰似一江春水向东流。

解释：内固定，外固定，各有千秋，各有取舍，各有 Tips & Tricks。若深入下去，奥妙无穷。外固定针和环都有刚柔粗细之分，构型有的繁杂，有的简约，随着治疗的时间段又需要空间的变化。有时巧，有时拙，有时快调，有时慢调。几乎很难把握规律。高手却能随心所欲，初学则云里雾里。

应用心法犹如秘诀，不能不传，又不能滥传。有时原则和方针已经公布了，不懂的人依然当垃圾。说是秘密，即非秘密。秘密终究是天下的，要为天下患者服务。

正统的 Ilizarov 技术逐渐在二十世纪八九十年代传到中国。北京的秦泗河和夏和桃最早领略到了其迷人的魅力。并在长期的学习、应用和大宗病例基础上，逐渐融合了许多东方智慧。

夏和桃博览众家、与时俱进，对传统的 Ilizarov 器械进行了系统研究，对环、锁针器、关节器等许多部件和参数进行了全面改巧，使得其器械和技术更适合东方人的应用。在这个过程中，夏和桃发明了连孔微创截骨器、踝同步延长装置、小型铰链、半针锁定和全针锁定器，保留了原系统中的优秀部件，剔除了笨重组件，为 Ilizarov 器械的中国化和东方化做出了不可磨灭的贡献。时至今日，大江南北的国产 Ilizarov 器械主要参数依然是夏和桃设定的参数。在此基础上，他还发明了三代组合式外固定器械，在简便性上进一步延伸了 Ilizarov 的治疗理念，得到了 Paley 和日韩教授的一致肯定并表示出极大兴趣。

在实际工作的基础上，夏和桃在理论上又提出了再生与控制、适应性刚度的概念，耐人寻味。并且总结出了 IEF 的八句应用原则：

效由心生，器随境转；
人器合一，随心所欲。
治用并举，用练结合；
自然康复，优化重建。

效由心生，医心还是患心？器随境转，如何转？穿针布局、巧力求稳，尽在其中矣。人器合一，如何合？随心所欲，其基础是严谨地按照医疗目的调整肢体和外固定架得到治疗结果。治用并举，注意不是一般的术后辅助康复，而是并举，Ilizarov 说过"行走就是治疗"，其中深意，能者自会。自然康复，优化重建。有无相生，从无到有。可惜数十年来，由于内固定协会和技术的庞大和强力推进，这些外固定理念，真正关心和掌握的医生比较少。金子在沙子中的发光，总是历经浪涛，姗姗来迟。

数十年间，随夏和桃一起在中国奔走呼号的，还有秦泗河。中国的小儿麻痹、畸形、脑瘫患者很多，骨科主流界对这几个病种多不重视。许多患者求医无门。肌腱转位，是一个濒临灭绝的技术。这些年在《坎贝尔骨科手术学》等其他主要著作中，除了神经损伤后的肌腱转位外，少有提及。何时松解，何时转位，转什么，替什么，张力多大……要做出最佳选择并不容易，需要长期和大量的临床实践。这个问题在足踝外科更加突出，因为足踝是诸多肌腱的汇集点。任何一种不平衡，将会导致畸形。Ilizarov 技术在一路向西方的流传过程中，很少有专家注意肌腱这个问题。他们认为缓慢和持续的矫正能解决一切。但组织成分不同，对再生和牵拉的反应不同。骨的再生最稳定和可控，

神经和血管最敏感，过快容易麻木和痉挛，最顽固的当属肌腱。其中，胫后肌腱和跟腱，强大而顽固，吃软不吃硬。如果能有限松解，乾坤挪移，则化不利为有利。秦泗河教授有数万病例的小儿麻痹手术经验，在此基础上发展成了一套肌腱手术体系，应用自如，相得益彰，使得 Ilizarov 技术如虎添翼。

人类虽然已经进化为直立行走，但有些功能依然保留了祖先的特色。比如下肢屈力多大于伸力，内收力多大于外展外翻力，内旋力多大于外旋力。因此小儿麻痹、脑瘫、畸形，多需要松屈补伸，松内补外。在畸形的足踝部分准确、快速地挑出一根胫后、胫前肌腱并不容易。在多年挛缩的膝关节中准确、微创地挑出半腱肌松解转位也并不容易。秦泗河的肌腱转位快捷利落、游刃有余、刀法奇特。古语云"于百万军中取敌首级，犹如探囊取物"，实为东方一绝。他常常一次截骨矫正部分畸形，短钢板结合外固定，剩余畸形用 Ilizarov 技术矫正。缩短疗程，增加舒适度。不死板，不拘泥，软硬兼顾，内外兼用。

肌腱转位和显微外科是 Ilizarov 技术的左膀右臂，这三驾马车相得益彰，全面掌握后能问鼎肢体创伤和畸形中最复杂、最疑难的问题。在前两者的支持下，Ilizarov 技术的疗效翻倍，疗程减半。Ilizarov 技术源于东方，秦氏肌腱转位技术和显微外科技术都弘扬于东方。

40 年肌腱矫正和 Ilizarov 技术应用经验，秦泗河总结出 28 字原则：

医患同位；
时空一体；
有无相生；
难易相成；
因势利导；
再生修复；
自然重建。

医生和患者是战友，共同的敌人是疾病，治疗的战略和战术必须统一。时间点不同，构型布局不同，用时间换空间。有无相生，能生有无者，非有非无，有变无，无变有。难易相成，先易后难。有时难病易治，有时易病难治。因势利导，四两拨千斤，举重若轻。再生修复，大巧若拙，以柔克刚，自然重建。

四、四依四不依

70 多年来，Ilizarov 器械和技术向东西半球流传，出现了种种变化。对于构型、布针和使用习惯，各个国家和地区的医生都有明显的不同。致初学者莫衷一是，无所适从。

笔者认为，初学 Ilizarov 技术者不妨参考如下"四依四不依"原则：

全半相依，依全不依半。

中偏相依，依中不依偏。

多单相依，依多不依单。

快慢相依，依慢不依快。

全针稳定、均匀、坚韧，半针偏刚，拿不准时，优选全针。中心构型、偏心构型，各有妙处，拿不准时，用中心构型。一个平面多环和单环固定，有巧拙之分，拿不准时，优选多环。矫形或牵张有快有慢，拿不准时，用慢不用快。若是初学，按此要诀，宁拙毋巧，稳打稳扎，日久自然心领神会。若是高手，圆融无碍，随心所欲，浑然天成，本无一法。

总的来说，Ilizarov 器械和技术，西拙东巧，本无东西；能领悟奥妙变化者，皆能为我所用。说是内外，本无内外。能充分理解内外固定各自优点者，又岂有门户之分。轻视或夸大，都不利于 Ilizarov 技术的传播。

中国骨科医生跟跑西方已经数十年，当我们绞尽脑汁把 Ilizarov 构型去圆化时，创伤、脊柱、关节正走向 360° 固定。当我们淡忘了中医骨科，奉 AO 为圭臬时，AO 走向 BO，走向"筋骨并重、动静结合"。当我们淡忘了天人合一、标本兼治，细入分子生物学、基因工程、组织工程时，西方从"生物医学模式"走向"生物 - 心理 - 社会医学模式"。好在近年来，中国骨科的有识之士正在认识到自主创新的重要性。

Ilizarov 方法遵循自然法则，去驾驭自然之力，而自然选择进化能创造与优化众生，这是 Ilizarov 技术治疗范围涵盖任何年龄、十几个学科、上百种疾病的理论基础。使用本方法就像下象棋一样，可以建立无计量的自由组合，医生可以高水平地自由发挥攻克各种肢体疑难杂症。应用好 Ilizarov 技术必须经过长期潜心实践、思考，医生应有哲学思维、辩证分析的智慧。

Ilizarov 技术在夏和桃、秦泗河等主导下完成了本土转化，融入了中国智慧，做出了令国际同行赞誉的创新。

自主创新的背后是文化的自信。假以时日，以中国人之勤奋、聪明，必能实现中华民族的伟大复兴。东方智慧和西方科学，相得益彰，Ilizarov 技术更能续放光芒！

参考文献

（按出版时间排序）

[1] 李起鸿. 半环槽式外固定器的研制与临床应用. 中华骨科杂志, 1984, 4(6): 332-336.

[2] 潘少川, 于凤章, 宋艳玲, 等. Ilizarov外固定器及其理论的临床应用. 中华外科杂志, 1991, (5): 296-297.

[3] 李起鸿. 骨外固定技术原理与临床应用. 成都: 四川科学技术出版社, 1992.

[4] Ilizarov GA. Transosseous Osteosynthesis. Berling: Springer-Verlag, 1992.

[5] 秦泗河. 俄罗斯骨科见闻. 中华骨科杂志, 1994, 14 (10): 634-635.

[6] 曲龙, 王爱林, 汤福刚. 胫骨横向搬移血管再生术治疗血栓闭塞性脉管炎. 中华医学杂志, 2001, 81(10): 49-51.

[7] Kirienko A, Villa A, Calhoun JH. Ilizarov technique for complex foot and ankle deformities. New York: CRC Press, 2003.

[8] Paley D. Principle of deformity correction. New York: Springer, 2005.

[9] Rozbruch SR, Ilizarov S. Limb lengthening and Reconstruction Surgery. New York: CRC Press, 2006.

[10] 曲龙. 骨搬移治疗骨缺损——Ilizarov技术的临床应用. 北京: 人民卫生出版社, 2009.

[11] Ruedi TP, Buckley RE, Moran CG. 骨折治疗的AO原则. 上海: 上海科学技术出版社, 2010.

[12] Golyakhovsky V, Frankel VH. Textbook of Ilizarov surgical techniques: bone correction and lengthening. New Delhi: Jaypee, 2010.

[13] Bastiani GD, Apley AG, Goldberg A. Orthofix external fixation in trauma and orthopaedic. London: Springer, 2011.

[14] 秦泗河, 葛建忠, 郭保逢, 等. Ilizarov技术在中国大陆20年(1991—2011). 中国矫形外科杂志, 2012, 20(7): 662-666.

[15] Solomin L. The basic principles of external skeletal fixation using the Ilizarov and other devices. 2nd. New York: Springer, 2012.

[16] 郑学建, 秦泗河, 彭爱民, 等. Ilizarov技术同期治疗胫骨缺损伴并马蹄足畸形. 中华创伤骨科杂志, 2013, 15(10): 35-38.

[17] 夏和桃. 实用骨外固定学. 北京: 人民卫生出版社, 2013.

[18] 秦泗河, 李刚. Ilizarov技术骨科应用进展. 北京: 人民军医出版社, 2014.

[19] 朱跃良, 徐永清. 缓慢的力量——Ilizarov技术在中国微言. 医学与哲学, 2014, 35(10B): 8-10.

[20] Grüneboom A, Hawwari I, Weidner D, et al. A network of transcortical capillaries as mainstay for blood circulation in long bones. Nat Metab, 2019, 1(2): 236-250.

[21] Chen Y, Kuang X, Zhou J, et al. Proximal tibial cortex transverse distraction facilitating healing and limb salvage in severe and recalcitrant diabetic foot ulcers. Clin Orthop Relat Res, 2020, 478(4): 836-851.

[22] 郑学建, 秦泗河, 郭保逢, 等. Ilizarov 踝关节弹性斜拉牵伸器在矫治重度马蹄足畸形中的应用. 中华创伤骨科杂志, 2015, 17(12): 1035-1041.

[23] 朱跃良, 徐永清. 胫骨骨搬移后牵张成骨不良的X线分型和治疗方法. 中华骨科杂志, 2021, 41(11): 669-676. DOI: 10.3760/cma.j.cn121113-20210126-00076.

[24] Zhu YL, Guo BF, Zang JC, Pan Q, Zhang DW, Peng Y, Qin SH. Ilizarov technology in China: a historic review of thirty-one years. Int Orthop. 2021 Oct 13. doi: 10.1007/s00264-021-05238-4. Epub ahead of print. PMID: 34647137.

后 记

　　这本书原本计划六个月写成，结果拖延和修改长达六年。许多图片，涉及到版权、国情和进展，只能重新拍摄、绘制，花费了大量的精力。但经过细致、艰苦的工作，最后终于成稿。

　　本书章节安排的重心在于基本原理、部件、用法和理念，强调Ilizarov技术在骨折、缺损和慢性缺血肢体创面中的应用。对矫形，只涉及了足踝部分，其他部位没有铺开（类似书籍已经不少）。全书力求以点带面，以少求精，讲深讲透。

　　一路走来，特别感谢张庆彬、吕乾、浦绍全、韩庆海、陈向、赵泽雨、夏燊、陈汉芬医生的帮助。特别感谢冯智勇老师和编辑们逐字逐句的审校、核对和细致的排版。

　　深深感谢我们的导师徐永清教授和秦泗河教授多年的教导、鞭策和鼓励。

朱跃良　郑学建